Der schmerzfreie Körper

STEFAN WEGENER

Der schmerzfreie Körper

Arthrostic

Die neue Übungsmethode gegen Gelenkschmerzen und Arthrose

COPRESS

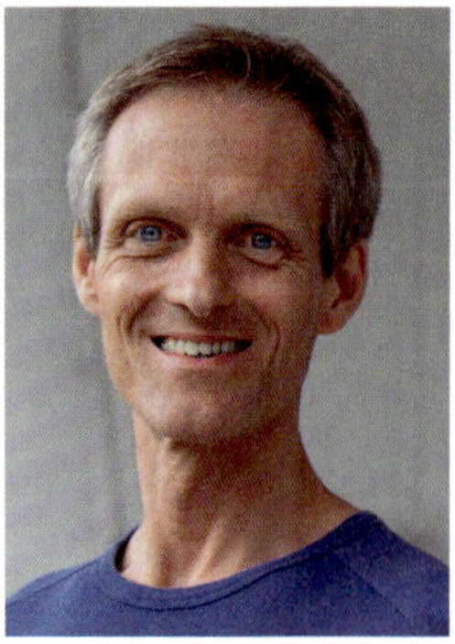

Stefan Wegener ist Physiotherapeut, Personal Trainer und Autor. Er ist Spezialist für Faszien und Bewegungstherapie. Motiviert durch eigene intensive Knieprobleme mit Arthrosebefund, entwickelte er Arthrostic. Er ist heute beschwerdefrei.

Umschlagabbildung und alle Fotos Innenteil vom Autor, außer:
Seiten 10, 11, 13, 14, 15, 16, 17, 20, 21 (oben), 22, 24/25, 28/29, 32/33, 34, 35, 37, 42, 46, 146, 151 sind von der Bildagentur Shutterstock;
Seite 30/31 ist von der Bildagentur Alamy, Foto von Frank Bienewald

Umschlaggestaltung: Stiebner Verlag

Lektorat, Layout/DTP-Produktion:
VerlagsService Dietmar Schmitz GmbH, Heimstetten

Bibliografische Information der Deutschen Nationalbibliothek
Die Deutsche Nationalbibliothek verzeichnet diese Publikation in der Deutschen Nationalbibliografie; detaillierte bibliografische Daten sind im Internet über http://dnb.dnb.de abrufbar.

Printed in the EU

ISBN 978-3-7679-1258-8

www.copress.de

Dieser Titel ist auch als E-Book erhältlich (ISBN 978-3-7679-2090-3).

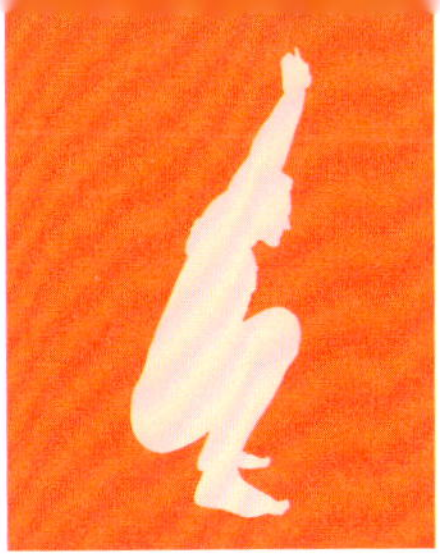

Inhalt

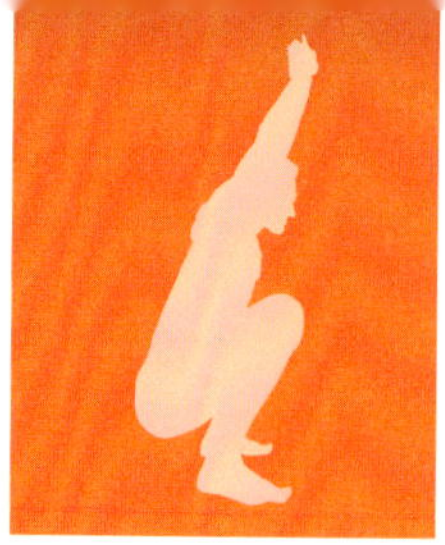

Vorwort

Unbeweglichkeit und Gelenkschmerzen sind verbunden mit einem enormen Verlust an Lebensqualität. Millionen Menschen leiden an Arthrose, und die Tendenz ist steigend. Doch stehen wir »hilflos« daneben und müssen zuschauen, wie unsere alternden Gelenke zunehmend verschleißen und sich unsere Wehwehchen stetig verschlimmern? Nein! Denn meist liegt es an unserer Lebensweise. Der zivilisatorische Komfort ermöglicht dem Menschen ein Leben mit minimaler Bewegung. Doch dadurch wird unser Körper täglich unterfordert. Bewegungsmangel ist heute ein medizinisch anerkanntes Problem. Unbeweglichkeit und schmerzende Gelenke sind nur ein Teil der Folgen. Doch besonders bei Gelenkbeschwerden entsteht ein Teufelskreis. Wie der Fisch das Wasser, so brauchen Gelenke Bewegung, um gesund zu bleiben. Doch wer sich mit Gelenkschmerzen plagt, will sich nicht bewegen. Aber genau dieser selbst auferlegte Mangel an Bewegung verschlimmert den Zustand. Nun sind es nicht mehr nur die Gelenke, bald leidet der ganze Körper unter dem Bewegungsmangel.

ARTHROSTIC bedient sich einer seit Jahrzehnten bewährten Methode aus der Physiotherapie: Gelenkmobilisation in das Bewegungsmaximum. Verschiedene physiotherapeutische Techniken erzielen eine Schmerzlinderung durch die verbesserte Beweglichkeit des betroffenen Gelenks. Bei diesen Therapien werden die Patienten von Physiotherapeuten begleitet.

ARTHROSTIC ist eine neue Übungsmethode, mit der die maximale Beweglichkeit jedes einzelnen Gelenks selbstständig in einem präzisen Programm trainiert wird. Die Übungen sind unkompliziert und für jeden durchführbar. Durch den Aufbau des ARTHROSTIC-Programms erhalten Sie systematisch und mit wenig Zeitaufwand jedes einzelne Gelenk gesund und beweglich. Auch kleine Gelenke wie die Finger- und Zehengelenke werden trainiert. Ergänzt werden die maximalen Gelenkbewegungen durch die Komplementärbewegungen, die ebenfalls der Mobilisation, doch zusätzlich der Aktivierung von Muskelketten dienen. Auch bei bestehenden Gelenkbeschwerden kann ARTHROSTIC eine wichtige Hilfe sein. Denn maximale Gelenkbewegungen haben ebenfalls einen heilenden Effekt, wie die Anwendung in der Physiotherapie beweist.

Noch nie wurde über Arthrose so viel diskutiert wie heute. Arthrose ist eine Volks- und eine Zivilisationskrankheit. Auch wenn das Ziel von ARTHROSTIC die allgemeine Gelenkgesundheit ist, wird der Arthrose besondere Aufmerksamkeit geschenkt. Wissenschaftlich wird in diesem Buch erklärt, warum Arthrose kein Problem der Abnutzung ist. Tatsächlich handelt es sich um einen aktiven Krankheitsprozess. Zudem wird eine logische Theorie aufgestellt, warum Arthrose eine Erkrankung aufgrund von Bewegungsmangel sein könnte. Sie zeigt auch, weshalb in der Physiotherapie maximale Gelenkbewegungen seit Jahrzehnten Arthroseschmerzen so erfolgreich lindern.

Am Ende dieses Buchs beschreibe ich, wie sehr ich mir durch die Anwendung maximaler Gelenkbewegungen selbst helfen konnte und präsentiere Ihnen erstaunliche objektive Ergebnisse.

ARTHROSTIC schließt eine Lücke im Bewegungstraining und Gesundheitssport. Denn ARTHROSTIC ist die einzige selbst durchführbare Übungsmethode, bei der alle Gelenke gezielt in das Bewegungsmaximum mobilisiert werden. Dabei können Sie ARTHROSTIC zu Hause, im Fitnessstudio oder sogar in freier Natur ausführen.

Den schmerzfreien Körper gibt es natürlich nicht. Doch Sie haben viel mehr Einfluss, als Sie es wahrscheinlich für möglich halten!

Ich wünsche Ihnen viel Erfolg und lebenslange Beweglichkeit!

Ein Buch aus Überzeugung!

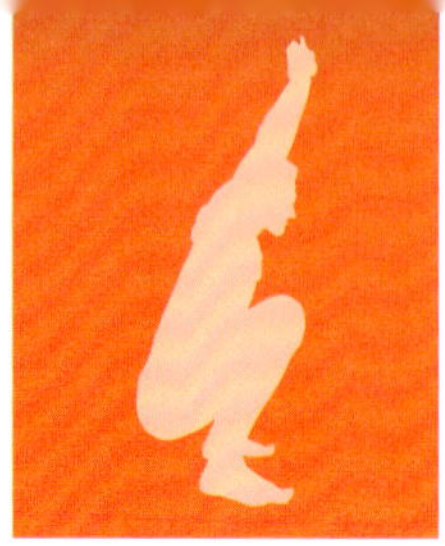

Gelenke, die zu wenig bewegt werden, verlieren mit den Jahren an Beweglichkeit. Kein Mensch ist von Natur aus steif und unbeweglich. Natürlich spielt auch Veranlagung eine Rolle. Frauen sind häufig beweglicher als Männer. Dennoch sind unbewegliche Gelenke primär eine durch Bewegungsmangel erworbene Einschränkung. Wenn dann nicht rechtzeitig aktiv entgegengewirkt wird, können mit zunehmendem Alter gesundheitliche Probleme auftreten.

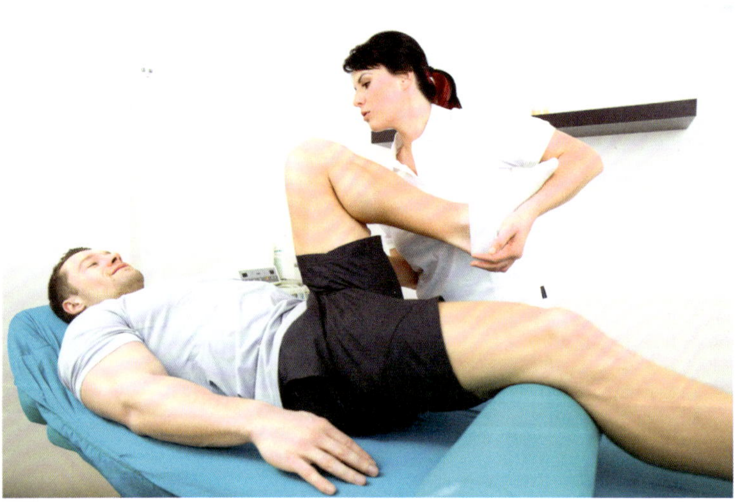

Schmerzlinderung durch das Bewegungsmaximum Es ist sehr wichtig, gezielt die Beweglichkeit jedes einzelnen Gelenks zu trainieren – idealerweise, ehe es zu Beschwerden kommt. Doch auch bei Gelenkproblemen ist Bewegung das wahrscheinlich wichtigste Heilmittel. Gezielte Übungen in Form von Krankengymnastik werden von Ärzten meistens als Erstes verordnet. Viele Übungen werden vom Physiotherapeuten am Patienten durchgeführt. Mit Grundtechniken wie passiver, assistiver (unterstützender) und aktiver Mobilisation wird gezielt im Bewegungsmaximum des betroffenen Gelenks gearbeitet. Ziel ist eine Schmerzlinderung durch verbesserte Beweglichkeit. Oft führt bereits diese Urform der Krankengymnastik zu guten Ergebnissen. Inzwischen haben sich in der Manuellen Medizin viele Techniken entwickelt, bei denen es primär um eine Beweglichkeitsoptimierung geht. Einige Methoden werden von den Krankenkassen durch höhere Sätze gefördert. Eines verbindet die meisten Methoden: Es wird fokussiert an einem möglichst großen Bewegungsumfang einzelner Gelenke gearbeitet. Üblicherweise werden diese Techniken vom Therapeuten ausgeführt.

Die Lücke im Gesundheitssport Im Leistungs-, Gesundheits- und Rehasport wird aus meiner Sicht die Beweglichkeit der einzelnen Gelenke zu wenig gefördert. Dies gilt für die Bewegungstherapie von Gelenkbeschwerden, aber auch besonders für präventive Gymnastik. Ich halte es für herausragend wichtig, das maximale Bewegungsvermögen von Gelenken zu fördern oder auch zu erhalten. Verschiedene therapeutisch wirksame Mobilisationstechniken aus der Physiotherapie (Manuelle Therapie, FBL, Cyriax), bei denen auch im Bewegungsmaximum behandelt wird, weisen in die gleiche Richtung.

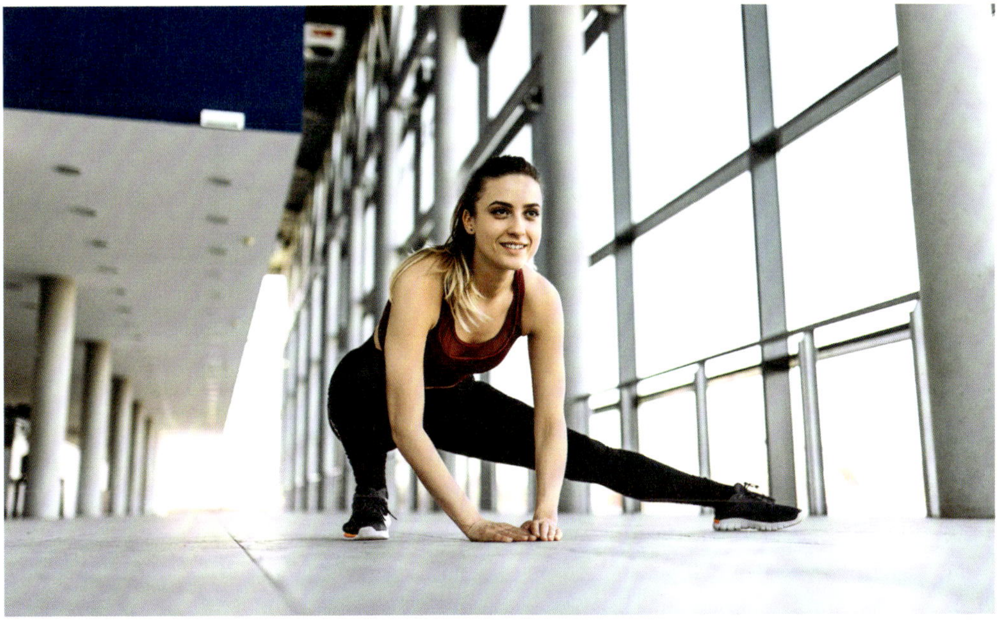

Dieses Thema ist neu Bereits 2016 machte ich mir viele Gedanken zu diesem Thema. Ich dachte über eine gezielte Übungsmethode nach, durch die maximale Gelenkbewegungen trainiert werden. Das Konzept müsste einfach und für jeden anwendbar sein, und jedes Gelenk sollte einzeln beübt werden. Durch intensive Recherche fiel mir auf, dass es scheinbar keine Gymnastik oder Übungsmethode gibt, in der systematisch jedes einzelne Gelenk bis ins Bewegungsmaximum bewegt wird. Stets werden komplexe Bewegungsabläufe durchgeführt, wodurch es zu Kompensationen kommen kann. Bei Bewegungen, in denen mehrere Gelenke zusammenarbeiten, übernehmen die besser funktionierenden Gelenke die Hauptaufgabe. Doch insbesondere die Gelenke, die bereits leicht eingeschränkt sind, müssen ja trainiert werden.

Physiotherapie für zu Hause Physiotherapeutisch werden Gelenkschmerzen und Steifigkeit seit Jahrzehnten durch Bewegungen im Bewegungsmaximum erfolgreich behandelt. Nach über 20 Jahren Erfahrung als Physiotherapeut erscheint es mir wichtig und logisch, das Bewegungsmaximum bereits beschwerdefrei gezielt zu trainieren. ARTHROSTIC habe ich für alle entwickelt, die sich entschieden haben, aktiv Gelenkprobleme und Unbeweglichkeit anzugehen. Aber natürlich auch für all jene, die beweglich und frei von Gelenkbeschwerden bleiben wollen. Seit 2016 wende ich maximale Gelenkbewegungen in der Physiotherapie und im Personal Training an. Auch in meiner täglichen Bewegungsroutine ist ARTHROSTIC von zentraler Bedeutung – mit hervorragenden Resultaten.

ARTHROSTIC bedarf keiner speziellen Hilfsmittel und ist die erste Übungsmethode, in der selbstständig das Bewegungsmaximum jedes einzelnen Gelenks trainiert wird.

Viel Erfolg! Das einfache, spezielle Training für maximale Gelenkbewegungen und die Komplementärbewegungen bilden die neue Übungsmethode für gesunde Gelenke: ARTHROSTIC!

Helfen Sie aktiv Ihren Gelenken, lebenslang beweglich zu bleiben. Viel Erfolg!

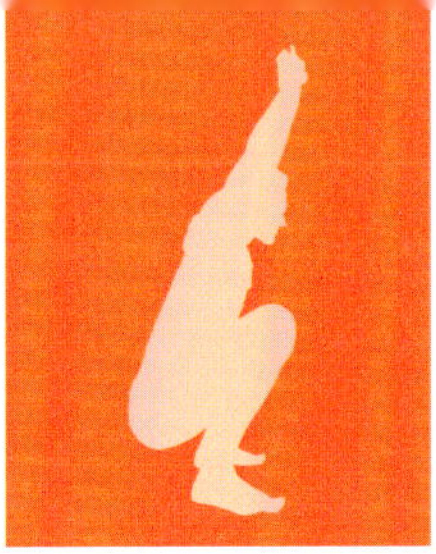

Das gesunde Gelenk

1. Allgemeine Anatomie

Gelenk = lateinisch: *articulatio*; altgriechisch: *árthron* (ἄρθρον)

In der Anatomie ist ein Gelenk eine bewegliche Knochenverbindung. Wenn die Verbindung aus zwei Knochen besteht, wird von einem einfachen Gelenk gesprochen. Die Hüftgelenke oder auch alle Gelenke der Zehen und Finger sind typische Beispiele. Gelenke können sich jedoch auch aus mehreren Knochen zusammensetzen. Diese bezeichnet man als zusammengesetzte Gelenke. So besteht das Ellbogengelenk aus dem Oberarmknochen, der Elle und der Speiche. Das Handgelenk wiederum wird durch die Speiche und drei Handwurzelknochen gebildet, also aus vier Knochen.

Einfache Gelenke sind häufiger als zusammengesetzte Gelenke.

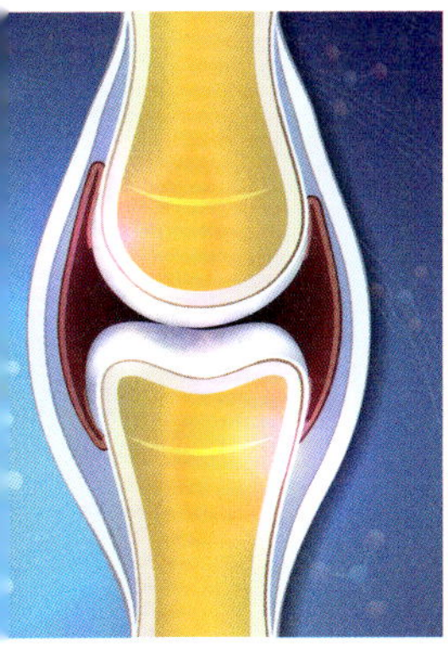

Echte Gelenke

Es werden echte und unechte Gelenke unterschieden. In einem echten Gelenk sind die Gelenkpartner mit sehr druckelastischem hyalinem Knorpel überzogen; zwischen den Gelenkpartnern gibt es einen Gelenkspalt. Zudem verfügt ein echtes Gelenk über eine Gelenkkapsel, durch die ein abgeschlossener Gelenkraum entsteht, in dem sich die Gelenkflüssigkeit (die Synovia oder auch Gelenkschmiere) befindet. Die Gelenkkapsel besteht aus zwei Schichten. Die innere Schicht produziert die Gelenkflüssigkeit. Gelenkkapseln sind unterschiedlich fest und maßgeblich an der natürlichen Beweglichkeit eines Gelenks beteiligt. Bei Arthrose baut sich der Gelenkknorpel ab und der Gelenkspalt wird schmaler. Arthrose gibt es also nur in echten Gelenken.

Unechte Gelenke

Knochen können auch durch Knorpel, Bindegewebe, Muskeln oder auch knöchern verbunden sein. Hier spricht die Anatomie von unechten Gelenken. Die Beweglichkeit in den unechten Gelenken ist eher gering bis kaum feststellbar. Gute Beispiele für unechte Gelenke sind der Rippenknorpel im Brustkorb, die Verbindung der einzelnen Wirbel durch die Bandscheiben, aber auch die kräftige Bindegewebsplatte zwischen Elle und Speiche. Auch die Verbindungen der einzelnen Schädelknochen untereinander (Schädelnaht oder auch Sutur) werden als unechte Gelenke bezeichnet.

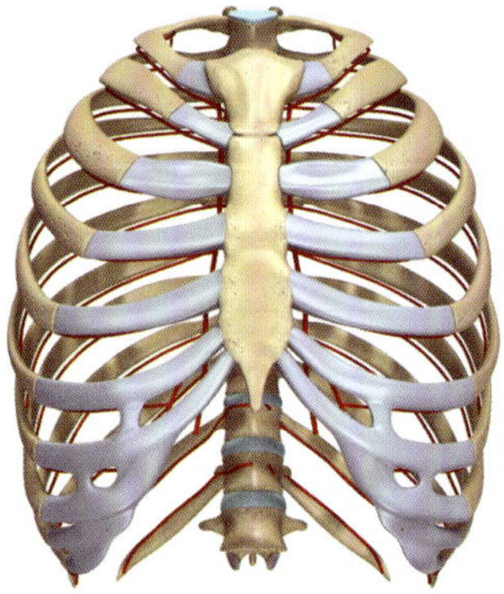

Rippenknorpel

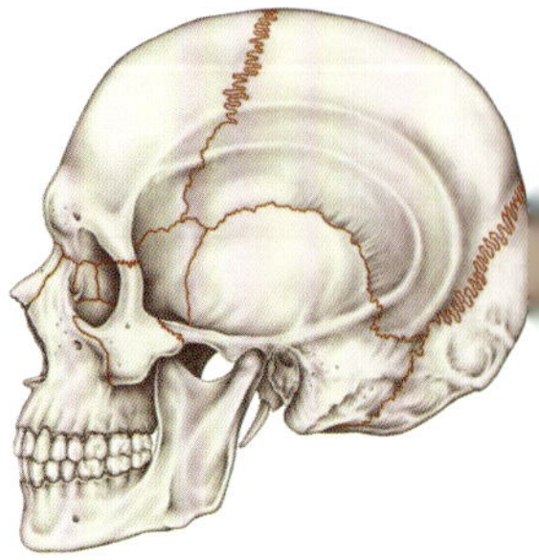

Schädelnaht oder auch Sutur

Freiheitsgrade

Es gibt drei Bewegungsarten, die ein Gelenk ausführen kann: die sogenannten drei Freiheitsgrade eines Gelenks.

- Beugen und Strecken = Flexion und Extension
- Abspreizen und Heranführen bzw. vom Körper weg oder zum Körper hin = Abduktion und Adduktion
- Drehbewegungen = Rotation

Je nach Gelenkform sind ein bis drei Freiheitsgrade möglich.

Gelenkformen

Sechs Gelenkformen werden unterschieden.

1. Beweglichkeit in einem Freiheitsgrad

Scharniergelenk: Im Scharniergelenk sind nur Beugung und Streckung möglich. Es gibt also nur einen Freiheitsgrad. Die Endgelenke der Finger und Zehen sowie das Gelenk zwischen Oberarm und Elle im Ellbogengelenk sind zum Beispiel Scharniergelenke.

Zapfengelenk: Das Zapfengelenk lässt nur Drehbewegungen zu. Nur ein Freiheitsgrad ist möglich. Die Verbindung zwischen Elle und Speiche im Ellbogengelenk sowie das Gelenk zwischen erstem und zweitem Halswirbel sind Zapfengelenke.

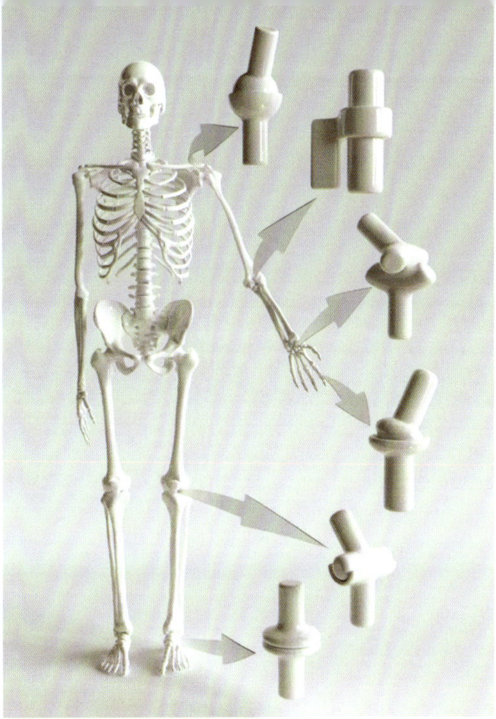

Von oben nach unten:
Kugelgelenk
Zapfengelenk
Sattelgelenk
Eigelenk
Scharniergelenk
Plangelenk

2. Beweglichkeit in zwei Freiheitsgraden
Eigelenk oder Ellipsoidgelenk: In einem Eigelenk können wir beugen und strecken sowie abspreizen und heranführen. Drehbewegungen erlaubt ein Eigelenk nicht, es sind also zwei Freiheitsgrade möglich. Die Handgelenke sind Eigelenke.
Sattelgelenk: Das typische Sattelgelenk befindet sich im Daumen als Verbindung zwischen Handwurzelknochen und dem Daumen-Mittelhandknochen. Auch hier sind keine Drehbewegungen möglich. In Form von Beugung und Streckung sowie Abspreizen und Heranführen des Daumens erlaubt das Sattelgelenk zwei Freiheitsgrade.
Plangelenk oder planes Gelenk: Das plane Gelenk wird in der Fachliteratur nicht grundsätzlich genannt. Es lässt Drehbewegungen sowie die Beugung und Streckung zu. Es kommt beispielsweise zwischen den Fußknochen vor. Die Bewegungen sind hier minimal.

3. Beweglichkeit in drei Freiheitsgraden
Kugelgelenk: Kugelgelenke erlauben die größtmögliche Beweglichkeit. Es sind Beugung und Streckung, Abspreizen und Heranführen und Rotation möglich, also alle drei Freiheitsgrade. Die Schultergelenke und die Hüftgelenke sind die Kugelgelenke in unserem Körper.

2. Die Bedeutung der Faszien

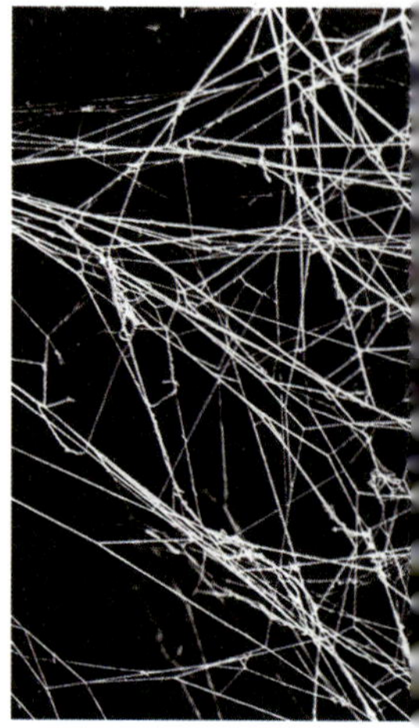

Die Struktur von Faszien kann man sich ähnlich wie diese Nahaufnahme eines Spinnennetzes vorstellen.

Faszien gewinnen im Sport und der Physiotherapie, aber auch in der Medizin an Bedeutung. Wenn vom Bindegewebe gesprochen wird, dann sind Faszien gemeint und umgekehrt. Auf dem ersten internationalen Faszienkongress 2007 einigten sich die Teilnehmer jedoch auf den Begriff Faszien. Endgültig durchgesetzt hat sich der Begriff in der Medizin allerdings noch nicht. Manualtherapeutisch sieht das anders aus. Bereits vor über 100 Jahren sprach der Begründer der Osteopathie, Andrew Taylor Still, von der Bedeutung der Faszien. Spezialisten zählen auch Bänder und Sehnen zum Fasziengewebe.

Warum sind Faszien plötzlich so interessant? Das ist schnell beantwortet: Faszien verfügen über ein hochsensibles Innenleben. Lange hielt man Faszien für eine Art biologisches Füllmaterial im Körper, ohne wichtige Funktionen. Doch bereits zur Jahrtausendwende gab es wissenschaftliche Arbeiten, die auf das Gegenteil hinwiesen. Immer mehr Forschungen führten zu faszinierenden Ergebnissen. Nach und nach wurde klar, dass Faszien alles andere als funktionslos sind.

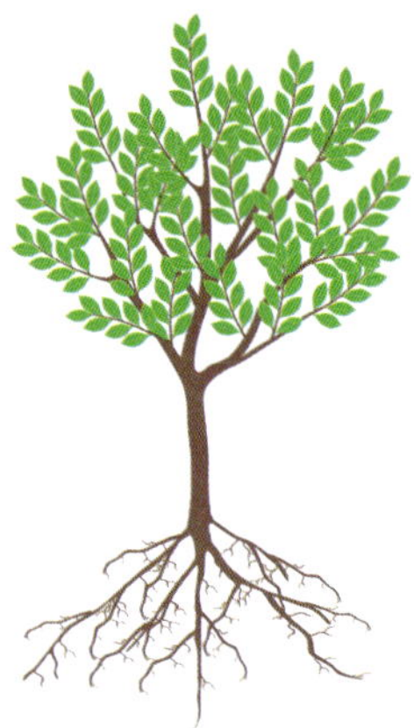

Faszien teilen sich auf, ganz ohne Unterbrechungen. Genau genommen gibt es nur eine Faszie, so wie sich ein einzelner Baum in Ästen und Wurzeln immer weiter verzweigt.

Der Blick ins Innere Faszien enthalten zahlreiche Nervenfasern, die Schmerz vermitteln, oder auch Nerven, die verantwortlich für Koordination und Gleichgewicht sind. Es gibt Blut- und Lymphgefäße, die an der Nährstoffversorgung und dem Flüssigkeitshaushalt beteiligt sind. Die Forschung ist keineswegs abgeschlossen, denn bei vielen Entdeckungen ist die Funktion noch ungeklärt.

Vor einigen Jahren gelang es dem französischen Chirurgen Jean-Claude Guimberteau, mittels neuartiger Kameratechnik in lebendiges Gewebe zu blicken. Vor Operationen holte er sich dafür das Einverständnis der Patienten. Die Ergebnisse veränderten vieles, denn zum ersten Mal bekamen Faszien ein Gesicht. Die Medizin wurde auf die Welt der Faszien aufmerksam. Im Hinblick auf ihre vielfältigen Aufgaben ist es wahrscheinlich, dass Störungen in den Faszien eine mögliche Ursache für zahlreiche Beschwerden sind.

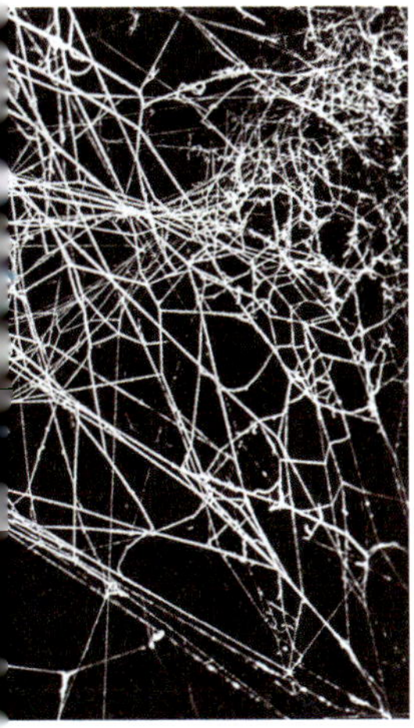

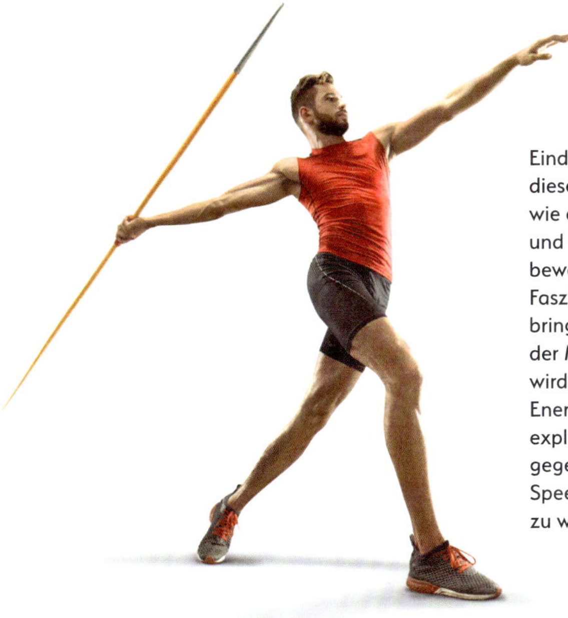

Eindrucksvoll zeigt dieser Speerwerfer, wie er durch Drehung und weite Ausholbewegung seine Faszien auf Spannung bringt. Gemeinsam mit der Muskelspannung wird die gespeicherte Energie in den Faszien explosionsartig freigegeben, um den Speer möglichst weit zu werfen.

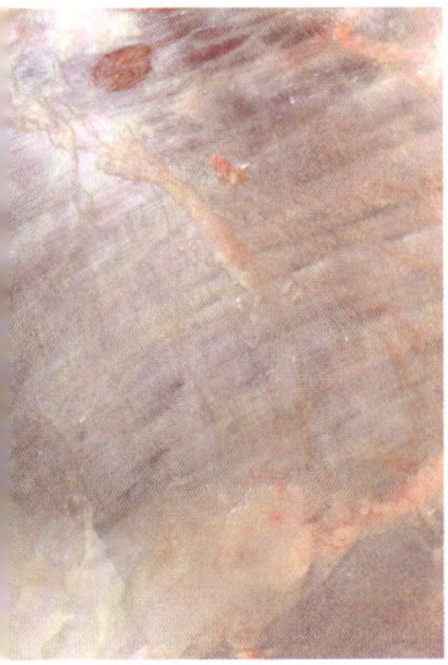

Die weiße dünne Haut auf einem Stück Fleisch ist Fasziengewebe.

Das alles verbindende Netzwerk
Faszien sind eine dreidimensionale, flüssigkeitsgefüllte, netzartige Struktur. Die weiße dünne Haut auf einem Stück Fleisch ist Fasziengewebe. Faszien erstrecken sich in alle Bereiche unseres Körpers. Sie umhüllen uns wie ein Taucheranzug. Und jedes Organ, jeder Muskel, jeder Knochen, jedes Blutgefäß, sogar jede Nervenzelle besitzt eine Faszienhülle. Dabei gibt es keine Unterbrechungen oder einzelnen Schichten. Wie die Wurzeln eines Baums teilen sich die Faszien vom Großen zum Kleinen. Faszien gehen mit dem sie umgebenden Gewebe immer eine Verbindung ein. Auf diesem Weg präsentieren sich Faszien als das alles verbindende Netzwerk unseres Körpers.

Die fasziale Biomechanik Faszien sind von zentraler Bedeutung für die Bewegung. Sie wirken wie Gummibänder in unserem Bewegungsapparat und geben uns elastische Stabilität. Weites Ausholen beim Werfen oder auch das Schwungholen beim Springen basieren darauf, dass die Faszien wie ein Gummiband auf Spannung gebracht werden, um diese Energie dann in der Bewegung zu nutzen. Ohne unsere Supergummibänder wären dauerhaftes Laufen oder zahlreiche Bewegungen im Sport nicht möglich. Gesunde Faszien sind notwendig für gesunde Bewegung.

Die Bedeutung für die Gelenke Kein Gelenk im menschlichen Körper ist allein durch die Knochenform stabil. Ohne die sie umgebenden Strukturen würden die Gelenke einfach auseinanderfallen. Die Gelenkkapsel und die oberflächlichen Faszien inklusive Bänder geben den Gelenken ihre elastische Stabilität. Dabei ist es abhängig von der Funktion, ob die umgebenden Faszien und ihr innerer Aufbau eher auf Stabilität oder auf Elastizität ausgelegt sind. Im Zusammenhang mit den Faszien, als Verbindungsglied der einzelnen Knochen untereinander, wird für unseren Körper oft ein bestimmter Vergleich herangezogen.

Das Tensegrity-Modell Tensegrity ist eine neue Wortschöpfung aus den englischen Worten *tension* (Spannung, Zugspannung) und *integrity* (Zusammenhalt, Einheit). Es beschreibt eine stabile Konstruktion, bei der feste Elemente ausschließlich durch Zugspannung (z. B. durch Seile) zusammengehalten werden. Die festen Elemente, meist sind es Holzstäbe, berühren sich dabei nicht. Nur die Zugspannung erhält die Stabilität. Tatsächlich haben die Faszien, gemeinsam mit der Muskulatur, einen sehr ähnlichen Effekt auf unser Skelettsystem.

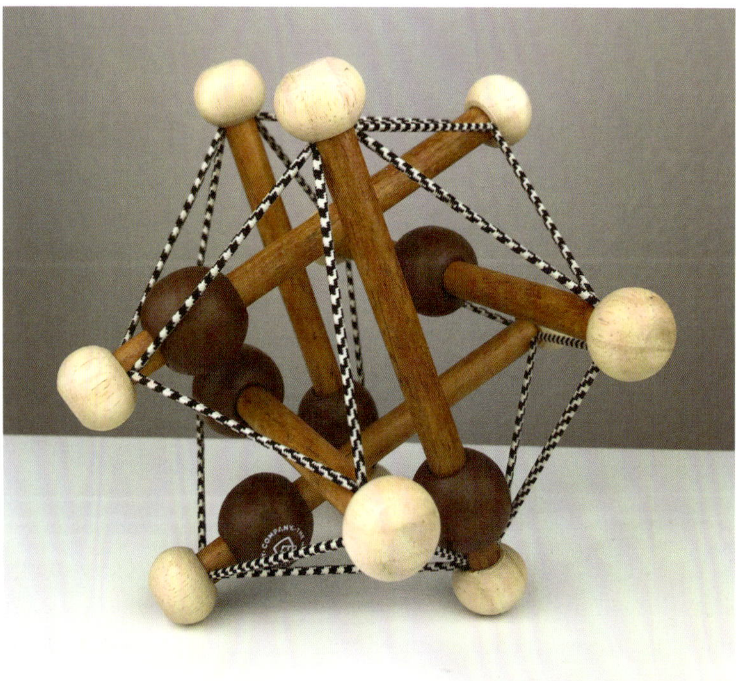

Faszien brauchen Bewegung Um gesund zu bleiben, brauchen Faszien fasziengerechte Bewegung. So muss Faszientraining die Faszien in ihrer Gummibandfunktion nutzen. Springen, dynamisches Dehnen und insbesondere Schwungbewegungen dienen gezielt der Fasziengesundheit. Da Faszien zudem als Stoßdämpfer wirken, haben auch Übungen mit Faszienrollen einen sehr guten Effekt auf das Fasziengewebe.

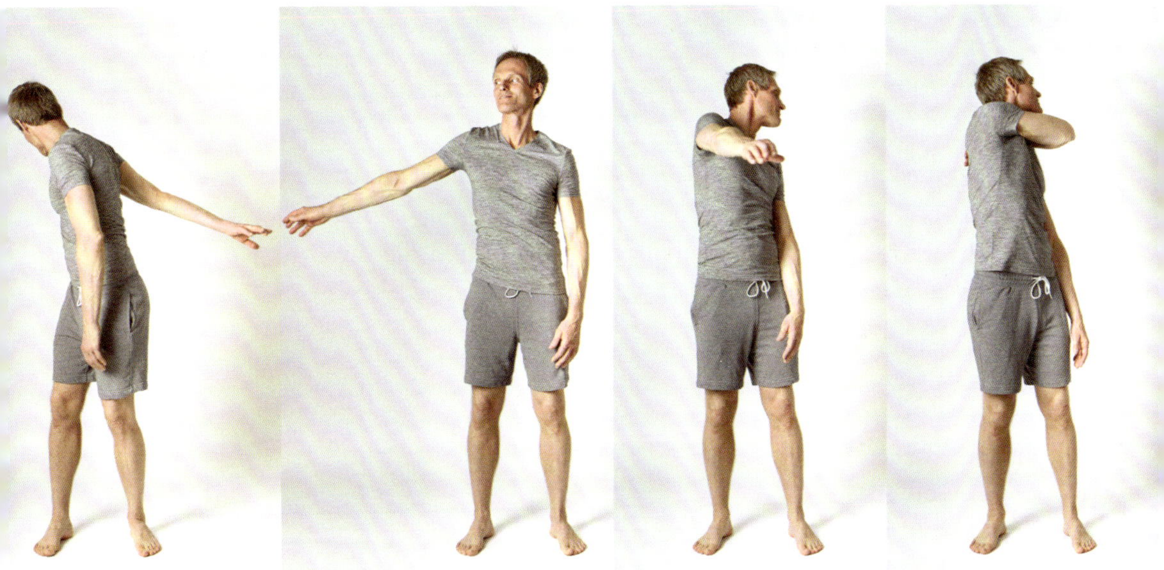

Gelenkschmerzen durch fasziale Störungen Wenn ein Gelenk als schmerzhaft wahrgenommen wird, ist oft nicht das Gelenk selbst die Ursache. Es sind die Strukturen um das Gelenk herum, die durch Schmerz eine Störung im Gelenk vermitteln. Sehr häufig sind gezielte Bewegungen und manuelle Behandlungen der Faszien sehr erfolgreich gegen den Gelenkschmerzen.

3. Gesunde Muskelkraft

Muskelgewebe besitzt die Fähigkeit zur Kontraktion. Es kann sich zusammenziehen. Muskeln kommen in inneren Organen vor (Verdauungssystem, Atemwege) und in den Blutgefäßen. Auch das Herz ist abhängig von permanent funktionierendem

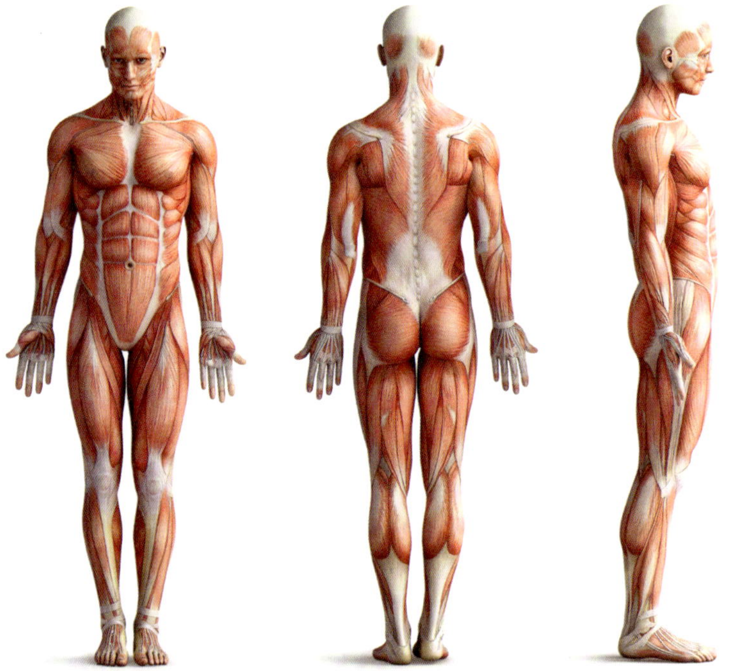

Muskelgewebe. Durch die Skelettmuskulatur sind wir in der Lage, uns zu bewegen.

Schnelle Anpassung Wie kaum ein anderes Gewebe verfügt die Muskulatur über einen sehr schnellen Stoffwechsel. Muskeln passen sich somit sehr schnell an. Bei Ruhigstellung (z. B. nach einer Fraktur) baut Muskulatur zügig ab. Bereits nach einigen Wochen ist der Abbau durch fehlende Nutzung erkennbar. Muskelvolumen und -leistung verringern sich deutlich. Wird Muskulatur vermehrt gefordert (z. B. durch körperliche Arbeit oder gezieltes Krafttraining), findet ebenso schnell der Aufbau statt. Der gute Stoffwechsel sorgt für schnelle Anpassung.

Die Gelenkstabilisatoren Gelenke sind bereits in Alltagssituationen enormen Belastungen ausgesetzt. Schon bei zügigem Treppensteigen oder beim Heben einer Getränkekiste übersteigen die biomechanischen Belastungen im Gelenk das eigene Körpergewicht um ein Vielfaches. Auch wenn die gelenkumgebenden Strukturen (Gelenkkapseln, Faszien) einen stabilisierenden Effekt haben, ist eine gesunde Muskelkraft von zen-

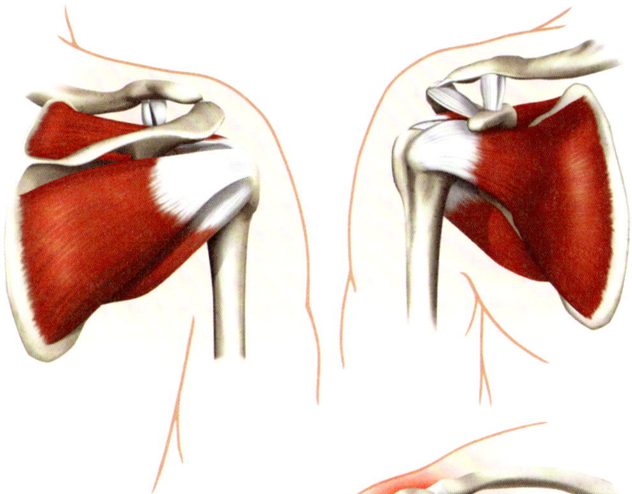

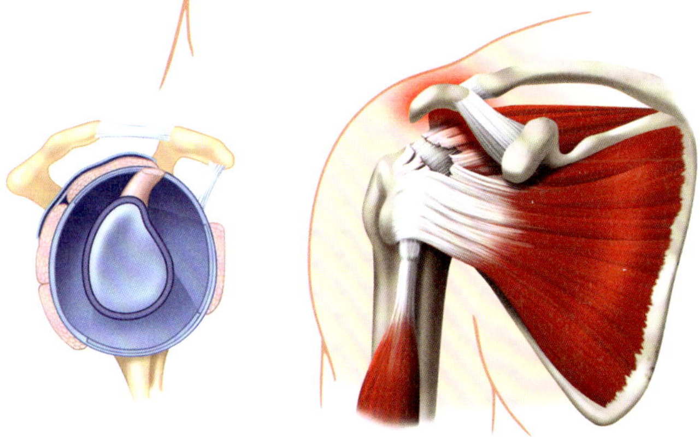

Rutscht das Schultergelenk durch einen Unfall oder eine Krankheit permanent aus der Pfanne, kommt es zu einer Lähmung der Schultermuskulatur. Tatsächlich kann man von einer durchgehend ausgekugelten Schulter sprechen. In keinem anderen Gelenk des menschlichen Körpers kommt es zu diesem Phänomen. Dennoch wird durch dieses Beispiel klar, wie wichtig ausreichende Kraft der Muskeln für unsere Gelenke ist.

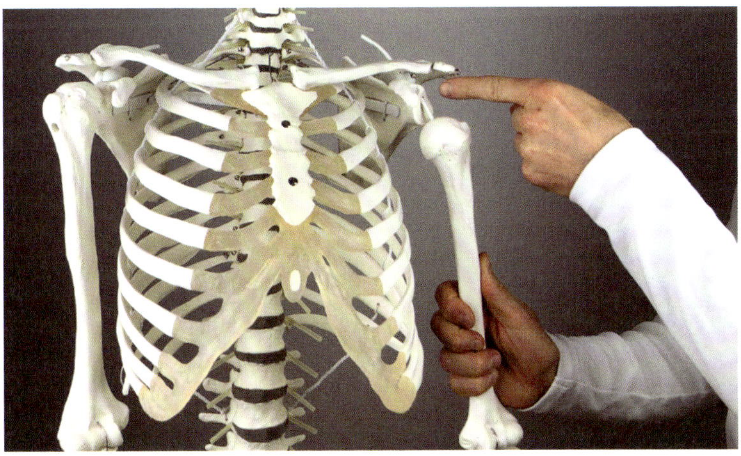

traler Bedeutung. Gleichgewichtsreaktionen sind abhängig von ausreichend kraftvoller Muskulatur. Ebenso werden Gelenke unter Belastung und auch in Ruhe von der Muskulatur in ihrer optimalen Position gehalten.

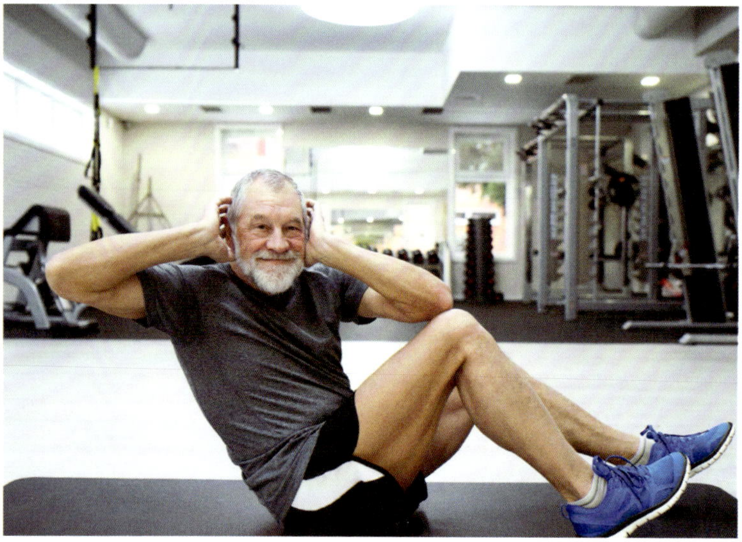

Viele Senioren besuchen heutzutage Fitnessstudios. Neben dem hervorragenden Effekt auf die Muskelkraft und die Gesundheit sind soziale Kontakte ein weiterer Pluspunkt.

Muskeln brauchen Spannung Kraftvoll-gesunde Muskeln brauchen Spannung als essenziellen Reiz. Der Abbau von Muskulatur im Alter lässt sich nicht verhindern. Man kann ihn aber bremsen – und zwar deutlich! Bereits 60 Minuten Krafttraining einmal in der Woche, bei dem jede Muskelgruppe gezielt trainiert wird, wirken phänomenal gegen den altersbedingten Muskelabbau. In zahlreichen Studien wurde dies bestätigt. Doch auch junge Leute dürfen ihre Muskeln nicht vernachlässigen. Wenn ein Muskel nicht gebraucht wird, baut er ab und verliert an Leistung. Tatsache ist auch, dass schwache Muskulatur früher oder später zu Problemen mit den Gelenken führt.

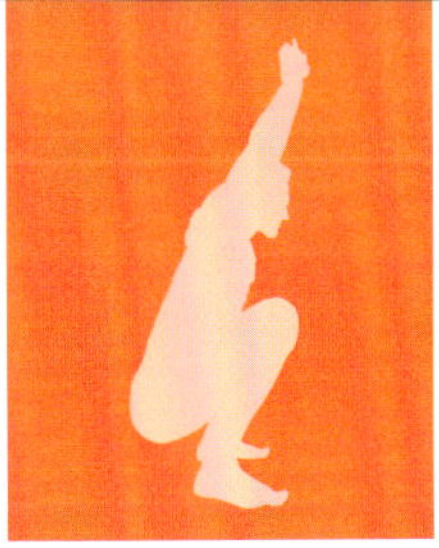

Das kranke Gelenk

1. Volksleiden Arthrose

Arthrose ist ein Volksleiden. Nach einer Studie aus dem Jahr 2016 (*Deutsches Ärzteblatt*) zur Gesundheit Erwachsener in Deutschland wurde bei Personen zwischen 18 und 79 Jahren bei 20,3 % eine Arthrose ärztlich festgestellt. Vor dem 30. Lebensjahr mit einer Häufigkeit von unter 2 % und zwischen 50 und 60 Jahren von 15 %. Ab dem 60. Lebensjahr sollen sogar rund die Hälfte aller Frauen und ein Drittel der Männer betroffen sein (Deutsche Arthrose-Hilfe e.V.). In Deutschland sind jährlich 30 % der Frühverrentungen auf Arthrose zurückzuführen.

Was ist Arthrose? Die Diagnose hat die Wirkung eines Schreckgespenstes, denn Arthrose wird für viele Beschwerden verantwortlich gemacht. Das vom Arthrose-Patienten wahrgenommene Symptom ist Schmerz. Arthrose kann in allen echten Gelenken vorkommen. Sie ist gekennzeichnet durch eine fortschreitende Abnahme des hyalinen Gelenkknorpels. Am häufigsten betroffen sind Knie, Hüfte, Schulter, aber auch die Wirbelsäule.

Begriffsklärung und Gradeinteilung Im Bericht von radiologischen Praxen findet man häufig die Fachworte *Chondromalazie* oder *Chondropathie*. Betrachten wir diese Begriffe genauer, denn in der Medizin haben die Krankheitsnamen immer etwas mit der Erkrankung zu tun. Ausnahmen bilden die Krankheiten, die nach ihrem Erstbeschreiber benannt sind, z.B. Parkinson oder Alzheimer. Medizinische Fachbegriffe bestehen immer aus einzelnen Silben mit wichtiger Bedeutung. Die Silben sind dem Lateinischen oder dem Griechischen entnommen. »Chondro« und »Malazie« stammen aus dem Griechischen. »Chondro« bedeutet Knorpel und »Malazie« Auflösung oder Erweichung. »Pathie« ist griechisch, hat allerdings auch lateinische Wurzeln und bedeutet Krankheit oder Leiden. »Arthron« ist altgriechisch und bedeutet Gelenk. Die Herkunft der Endsilbe »-ose« ist komplizierter. Sie stammt auch aus dem Altgriechischen und steht in der Medizin ebenfalls für Erkrankung. Also erklären sich die Begriffe wie folgt:

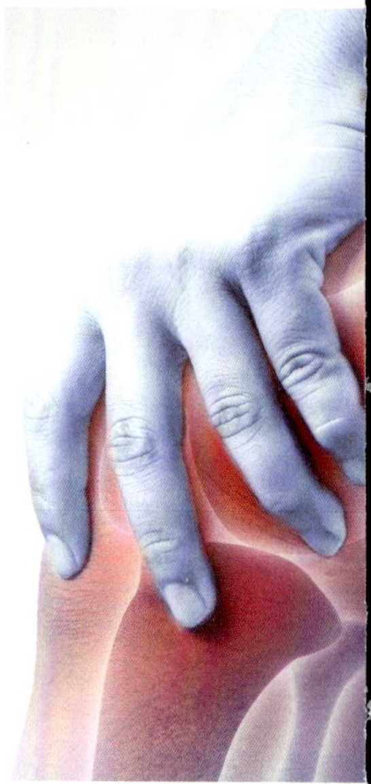

Chondro-malazie: Knorpel-Erweichung
Chondro-pathie: Knorpel-Krankheit
Arthr-ose: Gelenk-Erkrankung

In medizinischen Berichten haben diese Begriffe tatsächlich eine ähnliche Bedeutung. Auch die übliche Einteilung in vier Grade ist vergleichbar. Dies ist eine vereinfachte Darstellung:

- Grad I: Sehr leichter, zum Teil in der Magnetresonanztomografie (MRT) kaum sichtbarer Knorpelschaden.
- Grad II: In der MRT klar sichtbarer Knorpelschaden.
- Grad III: In der MRT ist der Knorpel stark beschädigt.
- Grad IV: In der MRT reicht der Knorpelschaden bis zum Knochen. Bei Bewegung kann sogar Knochen auf Knochen reiben.

Was sind die Ursachen? Als Hauptursache nahm man lange Zeit Verschleiß an. Das erschien auch logisch. So wie sich bei Scheibenbremsen nach und nach der Belag von den Bremsklötzen abnutzt, ging man beim Gelenkknorpel ebenfalls von einem mechanischen Abrieb aus. Nun gibt es allerdings Leistungssportler, körperlich stark arbeitende Menschen oder auch Übergewichtige, die nicht unter Arthrose leiden. Wie kann das sein?

Es geht langsam voran Eines ist heute sicher: **Arthrose ist kein Verschleiß!** Bereits im August 2009 erschien in einem Artikel auf *aerzteblatt.de* ein Bericht über die Bedeutung von Syndecan-4. Ein deutsch-koreanisches Forscherteam berichtete über den aktiven Abbau von Knorpelgewebe. Das Oberflächenmolekül Syndecan-4 ist dafür verantwortlich. Oberflächenmoleküle befinden sich auf der Hülle von Zellen, der Zellmembran. Bei einem Knorpelschaden wird Syndecan-4 vom Knorpel

selbst produziert. Es gibt bestimmte, genetisch veränderte Mäuse, die kein Syndecan-4 bilden können. Diese Mäuse entwickeln definitiv keine Arthrose. Auch bei einem Knorpelschaden baute sich der Knorpel nicht aktiv ab.

Neun Jahre später betonte ein führender Arthroseforscher auf der Sitzung der Deutschen Gesellschaft für Innere Medizin: »Arthrose ist keine Verschleißerkrankung!« Leider gab es lange keine Fortschritte zu den wahren Ursachen für Arthrose, da sie von der medizinischen Forschung wie ein Stiefkind behandelt wird. Klar ist jedoch, dass es sich bei Arthrose um einen aktiven Abbau von Knorpelgewebe handelt (siehe Anhang: Literatur und Quellen).

Eine vereinfachte Darstellung Der gesunde Gelenkknorpel erneuert sich permanent. Knorpelzellen (Chondrozyten), die sich im Knorpelgewebe befinden, sorgen dafür. Dieser Erneuerungskreislauf kann allerdings gestört werden:

- Knorpelzellen erhalten von außen Signale, die ihnen mitteilen, dass alles in Ordnung ist und weiterhin Knorpelgewebe produziert werden soll. Fehlen diese Signale, verändern die Knorpelzellen ihre Aktivität auf dramatische Art.
- Stress für den Gelenkknorpel scheint die Ursache für die fehlenden Signale zu sein. Vermutet werden falsche Belastung, Entzündungen oder auch eine genetische Veranlagung.
- Auf den Knorpelzellen wird nun stressbedingt das Oberflächenmolekül Syndecan-4 produziert.
- Durch Syndecan-4 wird ein Enzym aktiviert. Enzyme lösen im Körper verschiedenste biochemische Reaktionen aus. Sie werden auch Biokatalysatoren genannt. Dieses Enzym zerstört im Knorpelgewebe die Kollagenfasern, die dem Knorpel Stabilität verleihen. **Der Knorpel wird aktiv abgebaut!** Hinzu kommt, dass die Knorpelzellen entweder sterben oder sich in Knochenzellen umwandeln. Das heißt, anstatt gesundes Knorpelgewebe zu produzieren, bilden sie nun Knochengewebe. Die Funktion des Gelenks wird dramatisch geschädigt.

Eine Frage wiederholt sich Wenn man mechanische Reize für den Stress des Knorpelgewebes verantwortlich macht, sind wir wieder bei einer bekannten Frage: Wieso haben viele Sportler, körperlich stark arbeitende Menschen oder auch Übergewichtige keine Arthrose? Allein durch eine genetische Veranlagung lässt sich diese Frage nicht beantworten. Ebenso diskutiert wird chronisch erhöhter Druck in Gelenken durch schlecht gedehnte Faszien und Muskeln. In einer Studie vergrößerten niederländische Forscher den Gelenkspalt von arthrotischen Kniegelenken bei mehreren Probanden durch Drahtgestelle um 5 mm. Der Druck im Kniegelenk wurde reduziert. Die Probanden konnten ihre Kniegelenke während der Studie im Alltag normal nutzen. Und tatsächlich wurde das Knorpelgewebe dicker. Auch fünf Jahre nach der Studie war das Knorpelgewebe dicker als vor der Behandlung. Allerdings war der Knorpel bereits im Begriff, sich wieder abzubauen. Es ist umstritten, ob sich tatsächlich der hyaline Gelenkknorpel gebildet hat oder eine andere, im Gelenk weniger funktionelle Knorpelart (Faserknorpel). Zudem ist wieder von Abrieb, also Verschleiß die Rede. Und laut aktueller Forschung ist Arthrose ja kein Verschleiß. Dennoch scheinen die Druckverhältnisse im Gelenk eine wichtige Rolle zu spielen. Allerdings müsste das Gewebe tatsächlich eine enorme Druckerhöhung verursachen. Denn Arthrose gibt es gehäuft auch in Gelenken, die unter normalen Umständen nur wenig Druck ausgesetzt sind, zum Beispiel im Daumensattelgelenk (Rhizarthrose).

Syndecan-4 Pharmazeutisch wird daran geforscht, Syndecan-4 so zu beeinflussen, dass es seine zerstörerische Wirkung nicht entfalten kann. An Mäusen gab es schon erste Erfolge. Ein entsprechend wirksames Medikament wäre tatsächlich ein Durchbruch. Doch bis durch diese Tierversuche anwendbare Medikamente für den Menschen entstehen, können laut den Forschern noch Jahrzehnte vergehen.

Das Oberflächenmolekül Syndecan-4 kann von einer Vielzahl von Zellen hergestellt werden. Es besitzt normalerweise einen positiven Einfluss auf die Wundheilung und auf Entzündungen. Fehlt Syndecan-4, kommt es beispielsweise zu einer verzögerten Heilung von Hautwunden oder zu einem schlechteren Verlauf von Darmentzündungen.

Erlauben Sie mir eine Theorie? Ich erlaube mir dazu eine Theorie, ohne Studien und ohne wissenschaftlichen Beweis. Natürlich erhebe ich keinerlei Anspruch auf Richtigkeit. Allerdings erscheint mir meine Theorie durchaus logisch. Bitte bilden Sie sich Ihre Meinung.

Was war zuerst: Der Knorpelschaden oder fehlende Signale? Es gibt zur Zeit nur Vermutungen, welche Stressfaktoren dafür sorgen, dass positive Signale für die Knorpelzellen ausbleiben. Tatsächlich ist es naheliegend, die Ursachen in einer Beschädigung des Knorpels zu suchen, also durch starke mechanische Beanspruchung oder auch durch Entzündungsprozesse. Doch führt die Produktion von Syndecan-4 grundsätzlich zu Arthrose? Es hat den Anschein. Doch das würde ja bedeuten, dass bereits der kleinste Knorpelschaden immer in einer Arthrose endet. Kann die Natur ein Gewebe geschaffen haben, das sich bei der kleinsten Verletzung selbst zerstört? Ist es nicht wahrscheinlicher, dass Syndecan-4 normalerweise mitverantwortlich ist für die Heilung von Knorpelschäden? Warum aktiviert Syndecan-4 stattdessen ein knorpelzerstörendes Enzym? Wie war das noch? Knorpelzellen brauchen bestimmte Signale, um gesundes Knorpelgewebe zu produzieren. Bisher werden diese Signale in der Forschung definitiv noch nicht verstanden. Könnte es nicht sein, dass diese Signale bereits fehlen, wenn noch gar kein dramatischer Knorpelschaden vorliegt? Erscheint es nicht sogar logisch, dass kleine Knorpelschäden normalerweise repariert werden? Wir würden davon natürlich nichts oder nur wenig mitbekommen. Ähnlich wie eine Schürfwunde bei der Gartenarbeit, die wir erst bemerken, wenn wir sie sehen. Das Knie zwickt vielleicht ein wenig, aber es gibt keinen Grund, zum Arzt zu gehen. Geschweige denn, ein MRT durchführen zu lassen. Dieser kleine Knorpelschaden würde unbemerkt bleiben, denn er würde einfach heilen. Die einzige Voraussetzung wären in meiner Theorie die positiven Signale, die den Knorpelzellen sagen: Bildet neues Knorpelgewebe. Repariert euch! Doch was muss passieren, damit diese positiven Signale an die Knorpelzellen gesendet werden?

Das alles ist nur eine Theorie. Doch nun lehne ich mich noch etwas weiter aus dem Fenster!

Findet sich die Lösung im natürlichen Verhalten? Ist die Antwort wirklich im Labor zu suchen? Kann es vielleicht sein, dass die Antwort gar nicht so kompliziert ist? Müsste es nicht eigentlich eine Lösung geben, die – einfach so – in der Natur zu finden ist?

Ursprünglich lebende Menschen sind auch heute noch abhängig von perfekt funktionierenden Gelenken. Eine sehr gute Beweglichkeit ist Voraussetzung für ihren Alltag. Sie benötigen beispielsweise ihre Finger und Hände für verschiedenste feinmotorische Arbeiten. Und die tiefe Hocke ist, wie man es auch häufig noch in Asien oder Afrika sieht, eine normale Arbeitsposition. Oft sind Alltagssituationen nicht komfortabel. Natürlich gibt es Werkzeuge. Aber viele unbequeme Tätigkeiten erfordern immer wieder die Beweglichkeit aller Gelenke. Und ich glaube, dass darin der Schlüssel liegt! Gelenke brauchen Bewegung. Doch in unserer zivilisatorischen Gesellschaft werden Gelenke nur noch in einem gewissen Rahmen genutzt. Natürlich müssen wir uns bewegen. Das ist klar. Doch unsere Gelenke müssen nicht mehr leisten, was sie eigentlich können, oder wofür sie wahrscheinlich sogar geschaffen wurden. Verständlicherweise versucht der Mensch, sich das Leben immer mehr zu erleichtern. Regale sind auf Augenhöhe, Toiletten werden erhöht, und durch festes Schuhwerk mit Einlagen müssen unsere Füße kaum noch etwas leisten. Selbstverständlich ist Komfort auch gut. Doch ich glaube fest, dass wir uns damit auch schaden.

Was wäre, wenn unsere Gelenke Bewegung brauchen? Und zwar Bewegungen, die jedes Gelenk im Maximum nutzen. In Schwellen- und Entwicklungsländern ist Arthrose statistisch quasi unbekannt. So schlimm die Lebensumstände dort sind, bleibt trotzdem die Frage, warum das so ist. Diese Menschen müssen die meisten Alltagsaufgaben zwangsläufig mit erheblichem körperlichem Einsatz durchführen. Selbst Menschen in fortgeschrittenem Alter bewegen sich deutlich mehr und nutzen ihre Gelenke in Positionen, die hier bei uns für Senioren kaum vorstellbar sind.

Was wäre, wenn diese Bewegungen im Maximum der Signalgeber sind? Was wäre, wenn unsere Gelenke regelmäßig den Beweis brauchen, dass sie tatsächlich genutzt werden? Als ich nach körperlichen Beschwerden verstärkt zum Sport zurück-

Wenn Maschinen nicht zur Verfügung stehen, muss in der Landwirtschaft körperlich gearbeitet werden. Dieser betagte Bauer arbeitet wie selbstverständlich in einer mustergültig ausgeführten tiefen Hocke.

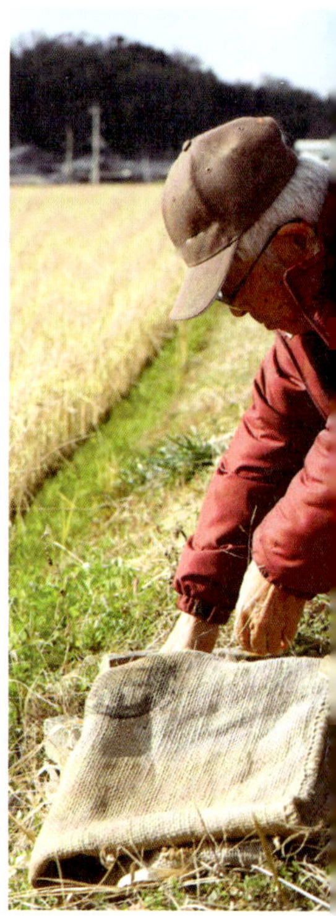

fand und mich mit neuen Theorien zu gesunder Bewegung auseinandersetzte, waren maximale Gelenkbewegungen ein wichtiger und logischer Teil meines Trainings. Am Ende dieses Buchs beschreibe ich, wie ich mich selbst therapierte, und überrasche mit erstaunlichen Ergebnissen.

Ein mögliches Erklärungsmodell Im Mutterleib wird unser gesamtes Skelett zunächst aus Knorpelgewebe angelegt. Erst später bildet sich nach und nach aus dem Knorpelgewebe Knochengewebe. Selbst bei der Geburt sind einige Teile noch nicht verknöchert. Beispielsweise ist der Schädel notwendigerweise verformbar, damit er durch den Geburtskanal passt. In der Arthroseforschung wird spekuliert, ob die Umwandlung von Knorpelzellen zu Knochenzellen ihren Ursprung in diesem embryonalen Programm hat. Meiner Meinung nach ist jedoch eine biologische Reaktion, die wahrscheinlich von der Natur für Gelenkverletzungen gedacht war, ebenfalls möglich. Ja, vielleicht sogar logischer?

Nehmen wir an, vor 5000 Jahren verletzte ein Mann seinen Ellbogen so stark, dass eine Heilung tatsächlich ausgeschlossen war. Zwar wird der Mann über einen langen Zeitraum unter Schmerzen versucht haben, seinen Ellbogen beweglich zu halten. Doch mit der Zeit zwang ihn der Schmerz, seine Versuche aufzugeben. Er nutzte seinen Ellbogen immer weniger und vermied jede Bewegung. Nun fand ein faszinierender Prozess statt. Über einen Zeitraum von Monaten und Jahren versteifte der Ellbogen. Wahrscheinlich in einem Winkel von etwa 90 Grad. Der enorme Vorteil war Schmerzfreiheit. Und der Mann konnte seinen Arm trotz der Einschränkung wieder nutzen. Wenn es diesen Verknöcherungsprozess nicht gäbe, hätte er bei jeder Bewegung des verletzten Ellbogens lebenslange Schmerzen ertragen müssen. Dieser Prozess findet erstaunlicherweise auch im gesunden Gelenk statt, wenn es nicht mehr bewegt wird.

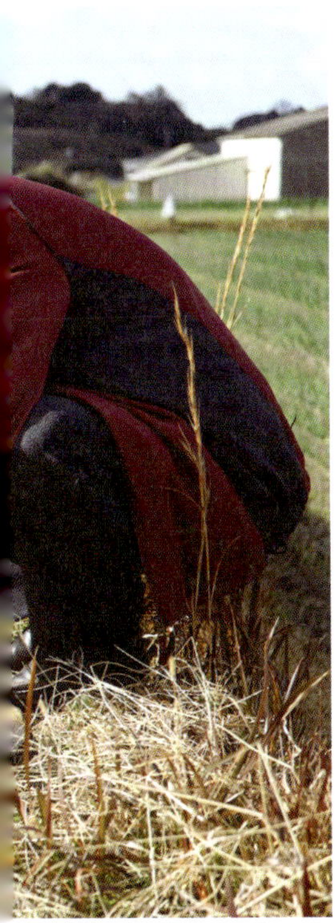

Ich hatte einen Patienten, der mit Mitte 40 Opfer eines Starkstromunfalls wurde. Unglaubliche 70 % der Hautoberfläche waren verbrannt. Wie durch ein Wunder überlebte er und kämpfte sich mit unfassbarem Willen zurück ins Leben. Er erzählte mir, dass er ein Jahr lang in einem Schutzanzug steckte, in dem er sich nicht bewegen konnte und durfte. Als er mit Physiotherapie begann, waren einige Gelenke fast versteift. Besonders in den Ellbogen hatte er nur noch 5 bis 10 Grad Bewegungsspielraum. Unter starken Schmerzen brach der Physiotherapeut nach und nach die Blockaden auf. Einige Blockaden wurden sogar unter Narkose gelockert. Die volle Beweglichkeit kam in beiden Ellbogen zwar nie wieder, auch aufgrund der Verbrennungsnarben der Haut. Jedoch reichte es für den Alltag. Gerade noch rechtzeitig kam es hier zur Mobilisation der Ellbogengelenke.

Ein anderes, interessantes Beispiel ist ein Sadhu, ein heiliger Mann in Indien. Im Jahr 1973 streckte er, als Zeichen seines Kampfes gegen sein Ego, den rechten Arm in die Luft und beschloss, ihn nie wieder zu senken. Auch schloss er die Hand zur Faust und öffnete sie nie mehr. Hier kam es zum vollendeten Versteifungsprozess. Schulter-, Ellbogen-, Hand- und Fingergelenke sind regelrecht verknöchert. Eine Wiederherstellung von auch nur minimaler Beweglichkeit ist absolut ausgeschlossen.

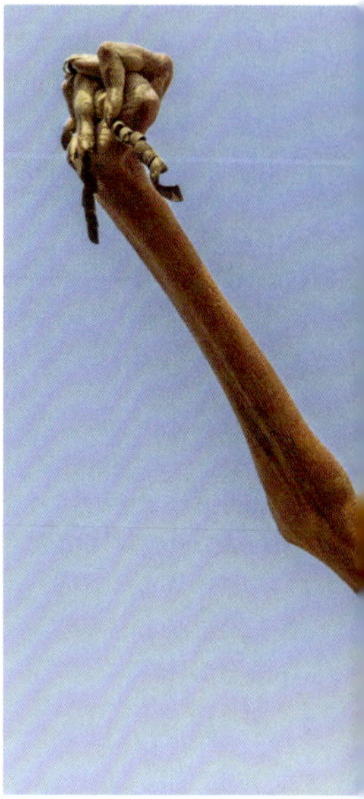

Unkontrolliert wuchsen die Fingernägel in der geschlossenen Faust weiter. Die Muskulatur ist verschwunden, denn sie wird nicht mehr gebraucht. Bewegung ist in den Gelenken nicht mehr möglich, sie sind verknöchert.

Was wäre, wenn die Natur nicht damit gerechnet hat, dass sich der Mensch jemals so wenig bewegt? Könnte es nicht sein, dass Arthrose eine Vorstufe der Versteifung ist? Bedenken Sie: Knorpelgewebe wird abgebaut. Knorpelzellen werden zu Knochenzellen und produzieren Knochengewebe. Erwecken diese Prozesse nicht den Eindruck einer beginnenden Verknöcherung? Ich habe selbst sehr oft erlebt, wie Gelenke mit fortgeschrittener Arthrose zunehmend ihre Beweglichkeit verlieren. Man muss in diesem Fall definitiv von einem krankhaften Zustand sprechen. Denn der Versteifungsprozess findet in einem weitgehend gesunden Gelenk statt. Das Gelenk wird noch genutzt und bewegt. Wenn allerdings meine Theorie stimmt, wird es nur zu wenig bewegt. Das Versteifungsprogramm ist verwirrt von der geringen Bewegung. Und ich glaube, dann passiert es: Die positiven Signale bleiben aus! Wenn dann auch nur der kleinste Knorpelschaden hinzukommt, wird das Versteifungsprogramm aktiviert. Könnte das nicht möglich sein? Ist Arthrose eine beginnende Gelenkversteifung?

Tatsächlich kann ich mir nur schwer vorstellen, dass noch kein Wissenschaftler auf diese Idee gekommen ist. Doch manchmal wird das Einfachste einfach übersehen.

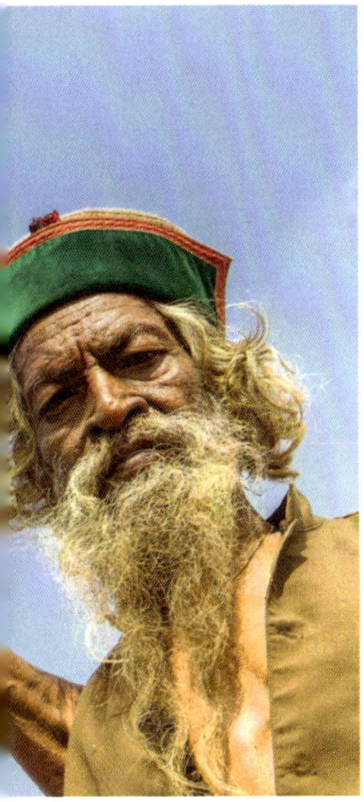

Foto: Frank Bienewald

Kann die Lösung denn so einfach sein? Was wäre wenn meine Theorie tatsächlich stimmt? Dann ergeben sich natürlich folgende brennende Fragen: Lässt sich das Versteifungsprogramm möglicherweise stoppen? Können wir die positiven Signale reaktivieren? Können wir sogar die Knorpelzellen reaktivieren, ihnen mitteilen: produziert Knorpelgewebe, **regeneriert** euch? Das wäre natürlich unglaublich! Und die Lösung wäre dann – einfach so – in der Natur oder im natürlichen Verhalten zu finden: Bewegung! Und ich glaube, dass es im Speziellen maximale Gelenkbewegungen sind. Denn diese Bewegungen werden auch im allgemeinen Reha- und Gesundheitssport oft übersehen. Das Bewegungsmaximum einzelner Gelenke in alle Bewegungsrichtungen wird nur selten gezielt trainiert. Einzig in der physiotherapeutischen Einzelbehandlung wird mit maximalen Gelenkbewegungen gearbeitet. Doch Physiotherapie ist im Normalfall auf einige Wochen begrenzt.

Schmerzen durch Arthrose Der Knorpelabbau im Gelenk ist nicht schmerzhaft. Der Gelenkknorpel besitzt keine Nerven zur Schmerzübertragung. Die Gelenkinnenhaut ist schmerzempfindlich. Doch das kann nicht die Hauptursache für Arthroseschmerzen sein. Manche Patienten mit minimaler Arthrose leiden unter großen Gelenkschmerzen. Und andere Patienten mit deutlich fortgeschrittener Arthrose sind manchmal sogar schmerzfrei. Die umliegenden Strukturen, also die Muskeln und die Faszien, können ebenfalls Schmerz übertragen. Besonders im Fasziengewebe wurden zahlreiche Schmerzfasern nachgewiesen. Und da sich Faszien in alle Bereiche des Körpers erstrecken und sie die Gewebe untereinander verbinden, ist es wahrscheinlich, dass es sich oft um einen myofaszialen (Muskeln und Faszien betreffenden) Schmerz handelt. Manuelle Faszientherapie erweist sich bei Arthroseschmerzen als sehr wirkungsvoll. Und in diesem Zusammenhang wirkt sich natürlich auch Faszientraining sehr positiv aus. Bewegung ist für mich immer die beste Lösung. Auch aus eigener Erfahrung gehören fasziale Schwungbewegungen bei mir meistens in eine Arthrose-Behandlung. Bei Menschen mit Bewegungsmangel wirken oft schon allgemeine Maßnahmen zur Bewegungssteigerung schmerzlindernd.

Arthrotische Gelenke sind in der Bewegung meistens eingeschränkt. Damit verbunden kommt es zu Schmerzen im Alltag. In Anlehnung an meine Theorie würde sich das Gewebe im Rahmen des Versteifungsprozesses zunehmend verkürzen und verfestigen. Dass die Gelenkkapsel bei Arthrose tatsächlich schrumpft, ist wissenschaftlich bekannt. Dies würde auch erklären, weshalb ein künstliches Gelenk zu einer Verbesserung der Schmerzsymptomatik führen kann. Durch die freie Beweglichkeit wird dem Gewebe suggeriert, dass plötzlich wieder alles in Ordnung ist. Doch die Erfolge mit künstlichen Gelenken sind sehr unterschiedlich. Während neue Hüftgelenke meist zu guten Ergebnissen für die Patienten führen, ist der schmerzlindernde Effekt anderer Gelenkprothesen oft mangelhaft bis schlecht. Bevor es zu einem derart großen operativen Eingriff kommt, ist es besser, aktiv gegen die Versteifung vorzugehen. Es ist ein schmerzhafter, notwendiger, aber auch wirkungsvoller Prozess. Ich durfte es am eigenen Leib erfahren. Es ist wichtig, sich klarzumachen, dass dieser Schmerz genau genommen ein falsches oder von uns missverstandenes Signal unseres Körpers ist.

Nach Operationen oder auch nur durch Bewegungsmangel entstehen Bewegungseinschränkungen. Das ist eine Tatsache. Diese Einschränkungen therapeutisch zu lösen, um die normale Beweglichkeit wiederherzustellen, ist immer mit Schmerzen verbunden. Jedoch sind Schmerz und Schmerz sehr unterschiedlich. Wer sich jemals etwas gebrochen hat, weiß, dass es Schmerzen gibt, die definitiv keinerlei Bewegung zulassen. Und es gibt Schmerzen, die zwar Bewegung zulassen, aber sehr unangenehm sind. Wahrscheinlich hat die Natur uns eine Bremse gegeben. Wahrscheinlich haben wir nur verlernt, unseren Körper richtig zu lesen. Widersprüchliche Aussagen führen zu Verunsicherung: »Gehen Sie in den Schmerz« oder »Gehen Sie bloß nicht bis zum Schmerz« sind zu hören.

Werfen wir einen Blick auf die Natur. Ein verletztes Tier versucht instinktiv, so schnell wie möglich in die Bewegungsnormalität zurückzukehren. Ganz sicher unter Schmerzen. Hier wirkt der Schmerz tatsächlich wie eine Bremse. Die Schmerzintensität zeigt dem Tier, wie weit es gehen kann. Ist der Schmerz unerträglich stark, wird ein »Gang« zurückgeschaltet. Und wenn der Schmerz mit den Tagen oder Wochen nachlässt, wird

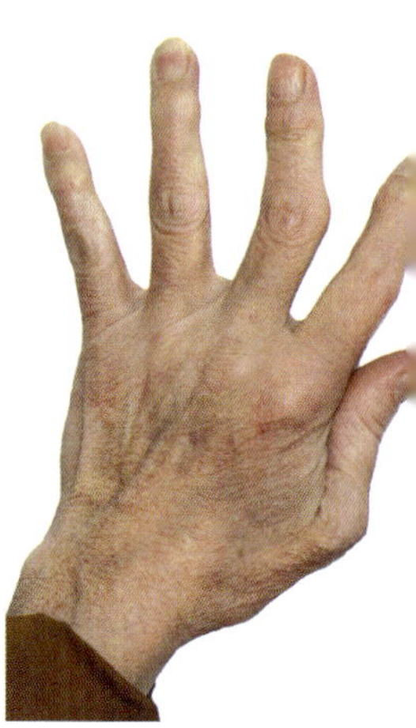

wieder mehr »Gas« gegeben. Für den Menschen ist es nicht einfach, den richtigen Umgang mit Schmerz wieder zu lernen. Wichtig ist: Schmerz muss kein Alarmsignal sein, sondern kann auch nur als Bremse dienen.

Resümee Warum entsteht Arthrose? Sind es Ernährungsfehler, zu hohe Druckverhältnisse im Gelenk oder liefert sogar meine Theorie die Ursache? Zur Zeit sind alle Theorien nur Spekulation. Doch dadurch, dass kompetente Kollegen die geltenden Arthrosetheorien infrage stellen, wird wichtige Pionierarbeit geleistet. Denn dadurch hat sich bereits die Einstellung zu Arthrose in der Bevölkerung, aber auch in der Ärzteschaft verändert. Und ganz gleich, ob nun tatsächlich eine der Theorien zur Entstehung von Arthrose richtig ist: In der Quintessenz sind sich alle Neudenker einig – Arthrose braucht Bewegung!

2. Andere Gelenkleiden

Erkrankungen des rheumatischen Formenkreises sind Autoimmunerkrankungen. Bei Autoimmunerkrankungen richtet sich das körpereigene Immunsystem gegen körpereigenes Gewebe. Es gibt zahlreiche verschiedene Formen von Rheuma. Häufig sind auch innere Organe betroffen.

Bei Gelenkbeschwerden wird zunächst an Arthrose gedacht. Tatsächlich ist Arthrose die mit Abstand häufigste Gelenkerkrankung, und noch nie stand Arthrose so sehr im Blickpunkt.

Doch auch andere Erkrankungen in den Gelenken sind möglich und auch gar nicht so selten. Auf die wichtigsten wird in diesem Kapitel kurz eingegangen.

Rheuma

Die *rheumatoide Arthritis (RA)* ist die wichtigste rheumatische Gelenkerkrankung. Sie verläuft schubweise und führt besonders an den Händen zu auffälligen Deformationen. RA kann bis heute nicht geheilt werden. Üblich ist eine medikamentöse Therapie. Auch chirurgische Eingriffe werden bei starken Fehlstellungen durchgeführt. Ebenso haben Fastenkuren sowie eine vegetarische oder sogar vegane Lebensweise positive Auswirkungen auf den Krankheitsverlauf.

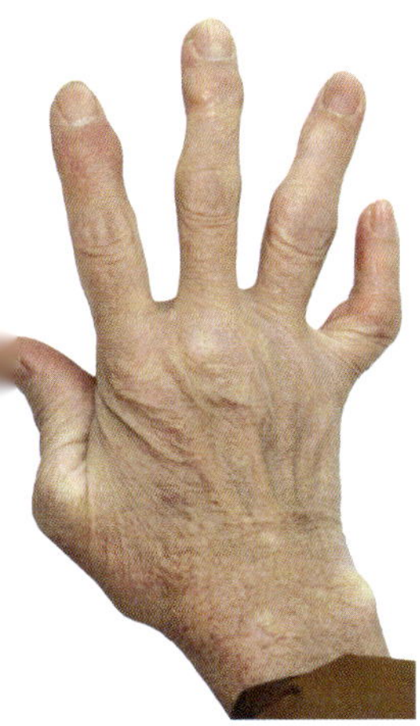

Gicht

Gicht ist eine schubartig verlaufende Stoffwechselstörung, bei der sich Harnsäurekristalle in Gelenken und im Gewebe ablagern. Dies führt zu Knochen- und Knorpelveränderungen und bei unzureichender Behandlung langfristig zu einer Niereninsuffizienz. Ein akuter Gichtanfall betrifft meist nur ein Gelenk. Es zeigt starke Entzündungszeichen, ist geschwollen, gerötet, erwärmt und extrem berührungsempfindlich. Gicht wird medikamentös behandelt sowie durch eine Anpassung des Ernährungsverhaltens.

Gelenkfehlstellungen

Gravierende Gelenkfehlstellungen sind meist angeboren. Eine häufige Fehlstellung ist die *Hüftdysplasie*. Sie kommt bei Säuglingen vor und kann meist konservativ durch eine bestimmte Wickeltechnik therapiert werden. Schwächer ausgeprägte Formen können jedoch übersehen werden und durch Fehlbelastungen zu Langzeitschäden führen.

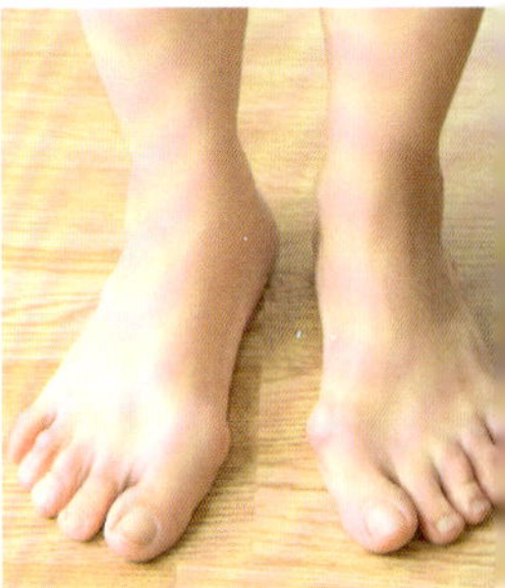

Hallux valgus

Weniger bekannt ist, dass auch der *Hallux valgus* eine angeborene Erkrankung ist. Es wird lediglich diskutiert, ob falsches Schuhwerk die Fehlstellung zusätzlich verstärkt. Doch auch jahrelang falsches Bewegungsverhalten kann über die Jahrzehnte zu bleibenden Gelenkfehlstellungen führen.

Hypermobilität

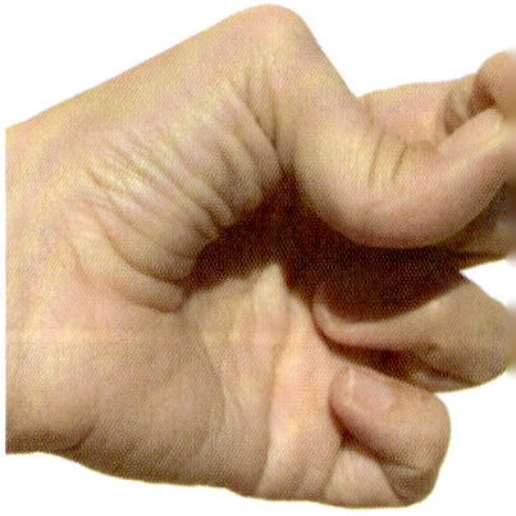

Dieser Daumen zeigt klare Zeichen von Hypermobilität. Beschwerden müssen deswegen nicht entstehen.

Hypermobilität ist eine Beweglichkeit über die Norm hinaus. Sie kann einzelne Gelenke betreffen oder auch generalisiert auftreten. Selten entsteht Hypermobilität durch eine krankhafte Bindegewebsschwäche (z. B. Ehlers-Danlos-Syndrom oder Marfan-Syndrom). Sehr viel häufiger ist eine übernormal ausgeprägte Beweglichkeit der Gelenke mit ungeklärter Ursache. In diesem Fall ist Hypermobilität nicht als Erkrankung zu verstehen. Lebenslange Beschwerdefreiheit ist nicht unüblich. Es ist jedoch empfehlenswert, sich stets sportlich zu betätigen, um ein stabiles Muskelkorsett zu garantieren.

Frozen Shoulder

Die Frozen Shoulder ist eine schmerzhafte Schultersteife. Bei der sekundären Form ist die Ursache bekannt (z. B. Verkalkung, unerkannte Frakturen, Verletzungen der Muskulatur, entzündliche Reizzustände). Die primäre Form verläuft in drei Stadien und hier ist der Erkrankungsgrund tatsächlich noch ungeklärt. Das erste Stadium kennzeichnet sich zunächst durch Schulterschmerzen, gefolgt von zunehmenden Bewegungseinschränkungen. Im zweiten Stadium nimmt die Versteifung zu, während der Schmerz oftmals geringer wird. Im dritten Stadium ist der Schmerz meist verschwunden, die Schulter ist jedoch steif und unbeweglich. Durch die Schmerzfreiheit nimmt die Beweglichkeit wieder zu. Oft bleiben nur geringe Einschränkungen zurück. Der Krankheitsverlauf zieht sich über Jahre hin. Dennoch ist die Prognose gut. Nur 15 % der Betroffenen leiden unter Einschränkungen. Die Therapie ist vorwiegend konservativ durch Krankengymnastik und Bewegung allgemein. Bei Bedarf können Schmerzmittel eingenommen werden.

Impingement-Syndrom

Das Wort »Impingement« kommt aus dem Englischen und bedeutet »Aufeinandertreffen, Zusammenstoß«. Orthopädisch betrachtet kommt es zum Zusammenstoß anatomischer Strukturen. Am häufigsten findet ein Impingement in der Schulter durch eingeklemmte Sehnen statt, insbesondere der Sehne des Supraspinatus-Muskels. Typischerweise kommt es beim Heben des Arms über die Seite zum sogenannten »schmerzhaften Bogen«. Im unteren Punkt ist die Bewegung schmerzfrei, in der Mitte kommt der Schmerz, der in der oberen Position wieder verschwindet. Beim seltener auftretenden Impingement der Hüfte findet ein Zusammenstoß zwischen dem Hüftgelenkskopf und der Hüftgelenkspfanne außerhalb der normalen Gelenkmechanik statt. Bewegungsschmerzen, besonders bei der Hüftbeugung, sind typisch.

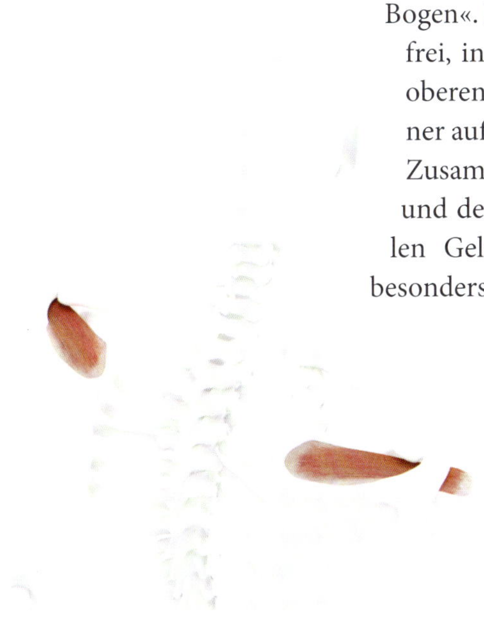

Auf dieser Darstellung ist gut zu erkennen, dass der Supraspinatus-Muskel durch einen knöchernen Tunnel verläuft. Bei einer entzündlichen Schwellung im Muskel oder der Sehne kann es zu einer Einklemmung und in der Folge zum Impingement-Syndrom kommen.

Gelenkschmerzen ohne Ursache

Dieser Punkt ist sehr wichtig! Tatsächlich wird häufig keine klare Ursache für Gelenkschmerzen gefunden. Patienten klagen beispielsweise über Knieschmerzen, doch in bildgebenden Verfahren (Röntgen, MRT, CT) findet der Arzt keine Auffälligkeit. Die Ursache ist meistens Bewegungsmangel über einen langen Zeitraum oder auch durch einseitige Belastungen. Gezielte Bewegung bewirkt in diesen Fällen wahre Wunder.

3. Zivilisatorische Bewegungseinschränkungen

Wenn der zivilisatorisch lebende Mensch nicht körperlich arbeitet, ist der Alltag mit minimalem Bewegungsaufwand möglich. Im verständlichen Streben, dem Menschen das Leben zu erleichtern, gibt es zahlreiche Entwicklungen, die auf Bewegungsreduktion ausgelegt sind. Manche Leute fahren dann tatsächlich morgens 500 Meter zum Bäcker mit dem Auto. Eine Reduzierung der Bewegung führt jedoch zwangsläufig auch zu einer Reduzierung unserer Beweglichkeit. Gelenke, die nicht regelmäßig in ihrem natürlichen Umfang bewegt werden, verlieren mit den Jahren die eigentlich angeborene Fähigkeit, das Bewegungsmaximum zu erreichen. Verlust an Beweglichkeit ist keine normale Folge des Alterungsprozesses. De facto ist es ganz einfach: Wer beweglich bleiben will, muss sich bewegen!

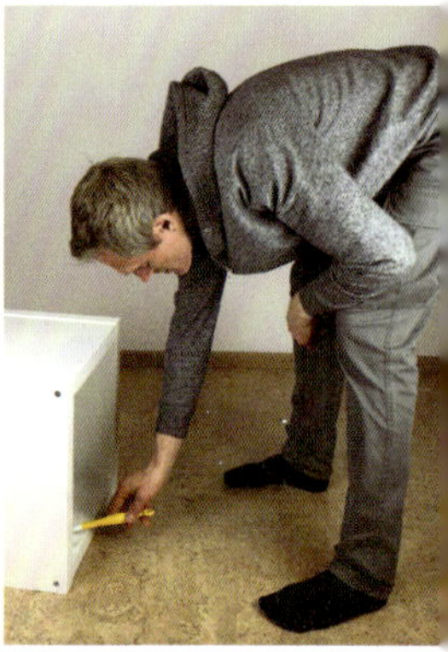

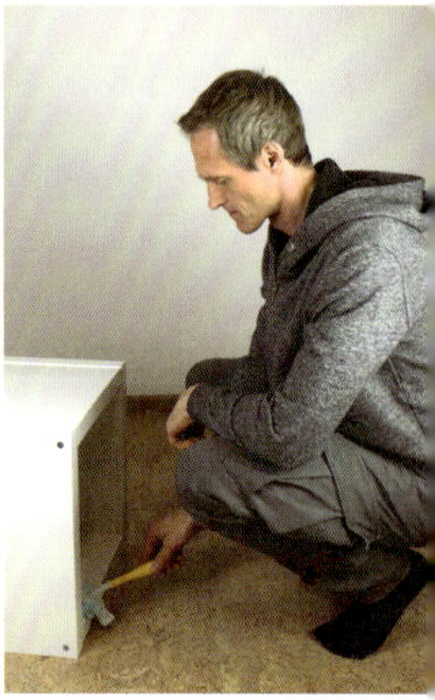

Bewegung ist nicht gleich Bewegung Dass wir uns bewegen müssen, ist inzwischen den meisten Menschen bewusst. Dennoch kommt es oft zu Missverständnissen, wie diese Bewegung aussehen sollte. Ich stehe oft selbst vor dem Problem, meinen Kunden oder Patienten verständlich zu erklären, dass Bewegung nicht gleich Bewegung ist. Oft höre ich: »Ich gehe jeden Tag zwei Stunden mit dem Hund. Und auch sonst habe ich wirklich den ganzen Tag zu tun, ob nun im Haushalt oder im Garten.« Viele Menschen bewegen sich tatsächlich regelmäßig. Allerdings werden unbewusst die Bewegungen vermieden, die einem schwerfallen. Und dadurch werden Gelenke vernachlässigt.

Jeder hat Lieblingsbewegungen Sie können sich problemlos nach etwas bücken und dabei die Kniegelenke kaum beugen? Wenn sich diese Angewohnheit durchsetzt, ist es möglich, dass Sie über Jahre Ihre Kniegelenke nicht mehr komplett gebeugt haben. Komplett ist hier das Schlüsselwort. Natürlich setzt sich jeder regelmäßig hin und steht wieder auf. Vielleicht gibt es sogar eine besonders tiefe Couch. Doch selbst da fehlen die letzten 20 Grad Kniebeugung. Diese scheinbare Kleinigkeit kann jedoch mit den Jahren zu Einschränkungen in der Beweglichkeit führen und somit auch Beschwerden verursachen. Vielleicht bücken Sie sich auch nach unten, indem Sie Ihre Kniegelenke komplett beugen? Hier kommen dann oft die Beweglichkeit Ihrer Hüftgelenke oder Ihr unterer Rücken zu kurz.

Wir verlernen Bewegung Aus Bequemlichkeit verlernen wir Bewegung. Denn wir alle waren mal sehr beweglich. Für Kinder ist es selbstverständlich, in Positionen zu spielen, die für die meisten Erwachsenen einem intensiven Beweglichkeitstraining gleichkämen. Doch diese Beweglichkeit verlieren wir aus eigenem Verschulden. Natürlich nicht vorsätzlich. Schuld ist unsere zivilisatorische Lebensweise. Aber auch unsere Bequemlichkeit. Denn würden wir uns weiter wie ein Kind bewegen, könnten wir uns tatsächlich diese Beweglichkeit bis ins hohe Alter erhalten. So können im asiatischen Raum auch Senioren die tiefe Hocke oft noch problemlos ausführen. Shaolin-Mönche sind zwar ein extremes, aber sehr gutes Beispiel dafür. Das Training beginnt meist in der Kindheit und wird tatsächlich nie beendet. Deshalb

Ganz selbstverständlich spielt das kleine Mädchen in der tiefen Hocke. Und auch das ältere Mädchen spielt in einer Haltung, die kaum ein Erwachsener als bequem empfinden würde.

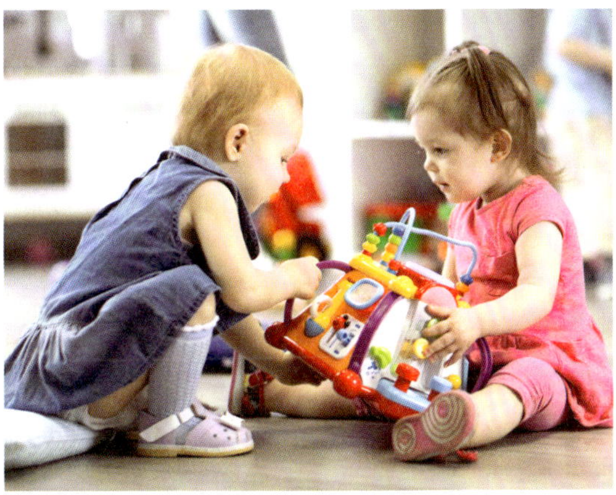

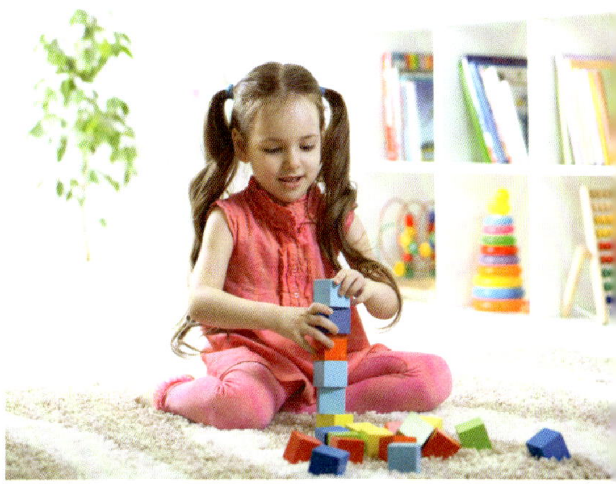

sind auch im hohen Alter noch unglaubliche Leistungen möglich. In der Fitness, aber auch besonders in der Beweglichkeit scheinen Shaolin-Mönche ihr hohes Alter kaum zu spüren.

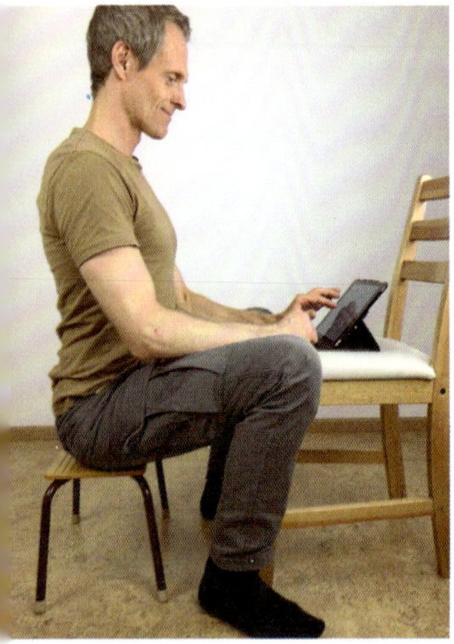

Machen Sie sich das Leben schwer Wichtig ist die Einsicht, dass zu viel Komfort schlecht für unsere körperliche Gesundheit ist. Doch damit sind wir täglich konfrontiert. Probieren Sie, den Komfortversuchungen des Alltags zu widerstehen und nicht immer die bequemste Lösung zu wählen. Nehmen Sie nicht den Fahrstuhl und benutzen Sie nur jede zweite Treppenstufe. Wenn Sie beruflich viel sitzen müssen, wechseln Sie die Sitzpositionen. Nutzen Sie auch beispielsweise eine sehr niedrige Sitzgelegenheit und versuchen Sie trotzdem gerade zu sitzen. Das mag anfänglich unbequem erscheinen. Doch Sie werden sich schnell daran gewöhnen. Wichtig sind wechselnde Positionen.

Wichtig sind wechselnde Positionen!

Welche Gelenke sind betroffen? Tatsächlich hängt alles von der regelmäßigen Nutzung Ihrer Gelenke ab. Diese sollte möglichst vielseitig sein. Einseitige Belastung und Überbeanspruchung wirken sich meist negativ aus. Fliesenleger haben häufig Kniebeschwerden, obwohl sie doch ihre Kniegelenke reichlich nutzen – jedoch stets in der gleichen Position und natürlich viel zu lang. Hier besteht ganz klar eine Überbeanspruchung. Jedoch fehlen auch Bewegungen. Die Kniegelenke werden viel gebeugt. Doch zu Drehbewegungen kommt es häufig nicht. Auch werden oft die Fingergelenke unterschätzt. Die werden doch ständig genutzt, oder? Ja und nein! So finden viele Bewegungen der Finger in der Mittelposition der Gelenke statt.

ARTHROSTIC ist für alle Gelenke Es ist wirklich wichtig, *alle* Gelenke zu bewegen. Darum ist ARTHROSTIC auch für alle Gelenke entwickelt worden. Wenn Sie dem ARTHROSTIC-Programm folgen, können Sie kein Gelenk vernachlässigen. Nehmen Sie sich die Zeit und bleiben Sie beweglich!

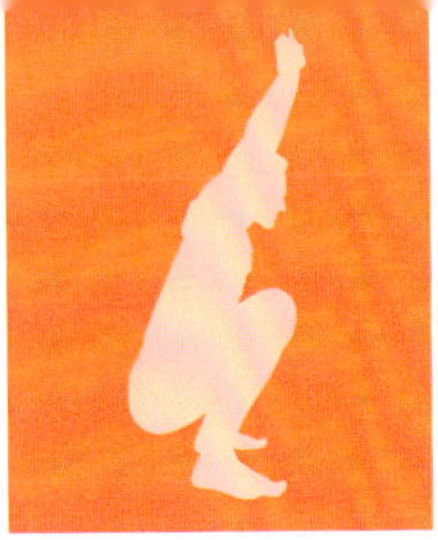

Die Theorie zu ARTHROSTIC

1. Was sind maximale Gelenkbewegungen und Komplementärbewegungen?

Maximale Gelenkbewegungen

Bei der neuen Übungsmethode ARTHROSTIC werden alle Gelenke in alle Bewegungsrichtungen maximal bewegt. Ausgangspunkt sind die Bewegungen, die ein Gelenk natürlicherweise beherrscht. Während das Bewegungsvermögen eines Scharniergelenks relativ eingeschränkt ist – es kann sich nur beugen und strecken –, verfügt ein Kugelgelenk über ein großes Spektrum an Bewegungsmöglichkeiten.

In der Anatomie ist für alle Gelenke festgelegt, wie groß das normale Bewegungsausmaß ist. Das *aktive* Bewegungsausmaß ist bei jedem gesunden Gelenk geringer als das *passive*. Machen Sie selbst einen kleinen Test: Das Hüftgelenk lässt eine maximale Beugung von 140 Grad zu. Wenn Sie sich auf den Rücken legen und das gebeugte Bein aus eigener Kraft zum Körper ziehen, kommen Sie an einem bestimmten Punkt nicht mehr weiter. Das ist Ihre aktive maximale Beugung im Hüftgelenk. Wenn Sie mit beiden Händen das Knie umfassen und Ihr Bein zum Körper ziehen, kommen Sie deutlich weiter. Das ist Ihre passive maximale Beugung im Hüftgelenk.

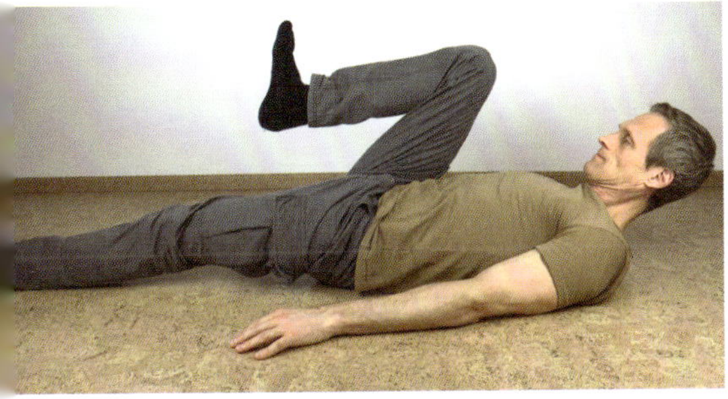

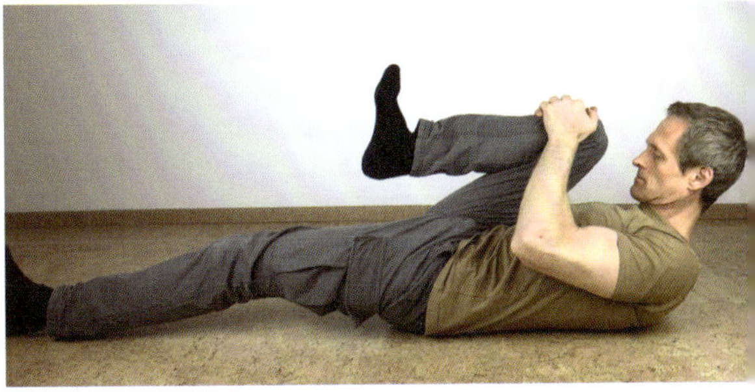

Üblich in der Physiotherapie In der physiotherapeutischen Behandlung von Gelenken wird immer am maximalen passiven, aber auch am maximalen aktiven Bewegungsausmaß gearbeitet. Bei Gelenkproblemen bedient sich der Physiotherapeut als Heilmaßnahme stets des klassischen, manuellen Durchbewegens beim betroffenen Gelenk. Verschiedene spezielle Behandlungstechniken haben ebenfalls das Ziel, die Beweglichkeit zu verbessern. Die Notwendigkeit, ein Gelenk in das Maximum seiner Beweglichkeit und auch in alle Bewegungsrichtungen zu mobilisieren, ist in der Physiotherapie seit Jahrzehnten ein zentrales Therapieziel bei Gelenkbeschwerden.

Das Konzept der maximalen Gelenkbewegungen folgt diesem Prinzip und der Erfahrung, dass maximale Gelenkbewegungen sowohl vorbeugend als auch heilend auf alle Gelenke wirken.

Ihre Beweglichkeit ist der Ausgangspunkt Die einzelnen Übungen sind gut verständlich und leicht durchführbar. Sicher werden Sie anfangs nicht in jedem Gelenk optimal beweglich sein. In diesem Fall ist der momentane Stand Ihrer Beweglichkeit der aktuelle Maßstab. Trainieren Sie also bei jeder Übungseinheit mit Ihrem individuellen derzeitigen Bewegungsmaximum. Bei kontinuierlicher Anwendung wird sich Ihre Beweglichkeit langsam, aber stetig verbessern.

Es darf nicht schmerzhaft sein! Der Begriff Bewegungsmaximum bedeutet keineswegs, dass Sie sich irgendwie in die maximale Gelenkposition »hineinquälen« sollen. Maximale Gelenkbewegungen **dürfen nicht schmerzhaft** sein. Es ist jedoch normal, wenn Sie bei den Übungen ein leichtes Ziehen verspüren. Gerade so, wie Sie es auch von einer kräftigen Massage oder von Dehnübungen kennen. Versuchen Sie nicht, gewaltsam Erfolge zu erzwingen. Sie brauchen Geduld! Bei konsequenter Anwendung von ARTHROSTIC werden Sie auch nach Jahren immer wieder Teilerfolge haben. Ihre Gelenke brauchen naturgemäß lange Zeit, um sich an neue Anforderungen anzupassen.

Zwei Formen von maximalen Gelenkbewegungen Es wird zwischen aktiven maximalen Gelenkbewegungen (amG) und assistiv-passiven maximalen Gelenkbewegungen (apmG) unterschieden. Assistiv bedeutet unterstützend. Bei einigen Übungen unterstützt die Schwerkraft die Bewegungsrichtung, was die Formulierung passiv-assistiv ausdrückt. Jedes Gelenk wird isoliert bewegt.

Es gibt Abweichungen Es sollen keine weiterlaufenden Bewegungen entstehen. Die einzelnen Bewegungsrichtungen werden isoliert beübt, z. B. nur die Außenrotation im Schultergelenk. Das ist nicht immer möglich. Bei einigen Übungen entstehen Mischbewegungen, die am Resultat jedoch nichts ändern. Meist existiert für jedes Gelenk und jede Bewegungsrichtung eine aktive und eine assistiv-passive maximale Gelenkbewegung. Es kommen gelegentlich jedoch mangels geeigneter Übungen auch nur eine aktive oder nur eine assistiv-passive maximale Gelenkbewegung vor. Auch das verändert die Wirksamkeit nicht. Ziel ist die bestmögliche Beweglichkeit jedes einzelnen Gelenks.

Vier Übungstage Die maximalen Gelenkbewegungen verteilen sich auf drei Übungstage. Hinzu kommen ein vierter Tag mit den Komplementärbewegungen und ein Tag Pause:

- TAG 1: Komplementärbewegungen
- TAG 2: Arme und Hände
- TAG 3: Kopf und Rumpf
- TAG 4: Beine und Füße
- TAG 5: Pause

Komplementärbewegungen

Die Komplementärbewegungen sind Kombinationsbewegungen, durch die mehrere Gelenke in einer Übung gleichzeitig mobilisiert werden. Es sind Übungen, die sich besonders gut eignen, um die beteiligten Gelenke an das Maximum ihres Bewegungsvermögens zu bringen. Es entsteht eine Mischung aus aktiven und assistiv-passiven Bewegungen und es kommt bewusst zu weiterlaufenden Bewegungen. Ebenso werden Muskelketten aktiviert und gekräftigt. Sie werden zusammen an einem Übungstag durchgeführt.

2. Der Unterschied zu Dehnübungen und Mobility

ARTHROSTIC ist eine neue Übungsmethode für die Beweglichkeit aller Gelenke. Auf den ersten Blick erkennt man die Unterschiede zu anderen Trainingsformen der Beweglichkeit nur schwer. Doch diese kleinen Unterschiede sind besonders wichtig.

Dehnübungen Das Ziel von Dehnübungen ist eine Verbesserung der Elastizität und der Länge von Faszien und Muskeln (myofasziale Strukturen). Dazu müssen die myofaszialen Strukturen auseinandergezogen, gedehnt werden. Bei klassischen Dehnübungen sind fast immer mehrere Gelenke involviert, da eine Dehnung sonst nicht möglich ist.

Und darin liegt das Problem. Denn dadurch werden bei weit über 90 % der Menschen die Gelenke nicht an ihr Maximum bewegt. Die Unterschiede bei den Übungen liegen tatsächlich im Ziel. Bei Dehnübungen geht es um eine Verbesserung der myofaszialen Strukturen in ihrer Gesamtheit. Bei maximalen Gelenkbewegungen hingegen dreht sich alles um die umgebenden Strukturen der einzelnen Gelenke. Hier besteht ein Unter-

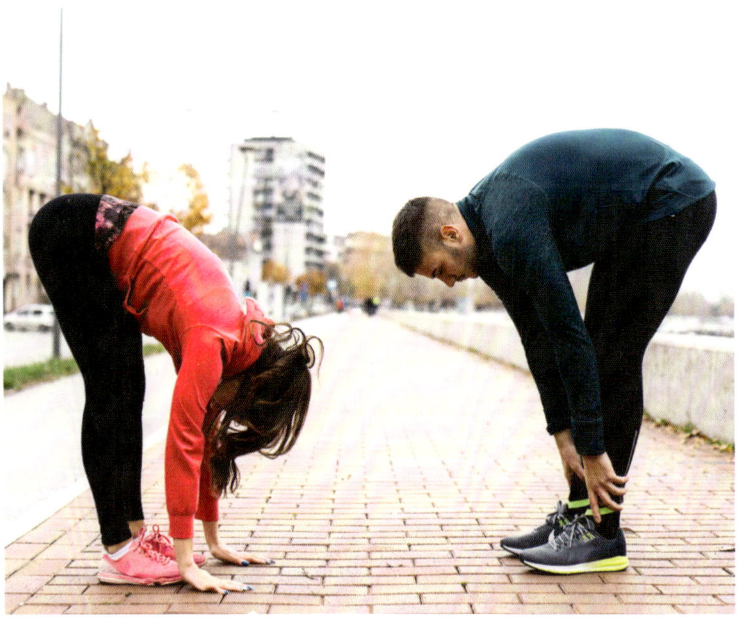

Trotz der guten Flexibilität dieser Frau wird in keinem Gelenk die maximale Beweglichkeit erreicht. Weder die Hüftgelenke noch die Wirbelsäule sind maximal gebeugt. Die hinteren myofaszialen Strukturen verhindern dies.

schied in der Zielsetzung und damit auch im gesundheitlichen Effekt für den Bewegungsapparat. Eine Dehnung der myofaszialen Ketten muss bei maximalen Gelenkbewegungen sogar unbedingt vermieden werden.

Natürlich ist beides wichtig: Ein regelmäßiges und gezieltes Elastizitätstraining oder Faszientraining ist von elementarer Wichtigkeit für die allgemeine körperliche Gesundheit. Doch mit Dehnübungen erzielt man nicht den gleichen Effekt für die Gelenkgesundheit wie mit ARTHROSTIC-Übungen.

Mobility Es ist gerade einmal zehn Jahre her, dass einige Pioniere eine neue Form von Beweglichkeitstraining propagierten. Sportler wurden darauf aufmerksam und erkannten die Wichtigkeit. Es waren komplexe, zum Teil tierähnliche Bewegungsmuster. Nach and nach entstand daraus ein neues Training zur Beweglichkeit: Mobility. Deshalb sieht man auch in Fitnessstudios zunehmend Mitglieder, die an ihrer Flexibilität arbeiten – eine hervorragende und dringend notwendige Entwicklung. Mobility ist ebenfalls ein Training zur Gelenkbeweglichkeit, allerdings unter Einbeziehung der myofaszialen Strukturen. Mobility-Training besteht meist aus aktiven Übungen. Im Fokus steht die Programmierung des Nervensystems durch das Erlernen gesunder Bewegungsabläufe. Obwohl alle Gelenke gezielt bewegt werden, steht die maximale Beweglichkeit einzelner Gelenke bei vielen Übungen im Hintergrund. Häufig sind die Bewegungsabläufe komplex und erfordern bereits eine recht gute Beweglichkeit.

Bei ARTHROSTIC werden alle Gelenke aktiv und/oder passiv in ihr Maximum mobilisiert. Das ist der klare Fokus. Die Bewegungsabläufe sind möglichst einfach. Die Komplementärbewegungen von ARTHROSTIC sind vom Mobility-Training inspiriert. Doch auch die Komplementärbewegungen sind einfache Übungen. ARTHROSTIC ist für jeden ausführbar. Ergänzend möchte ich klarstellen, dass Mobility eine der besten und wichtigsten Entwicklungen im Fitnesssport der letzten zehn Jahre darstellt.

3. Weiterlaufende Bewegungen

Bewegungen werden stets so ausgeführt, dass sie für uns möglichst einfach sind. So überträgt unser Körper komplexe Bewegungsabläufe immer auf mehrere Gelenke. Auch dann, wenn nur wenige Gelenke diese Bewegung ausführen könnten.

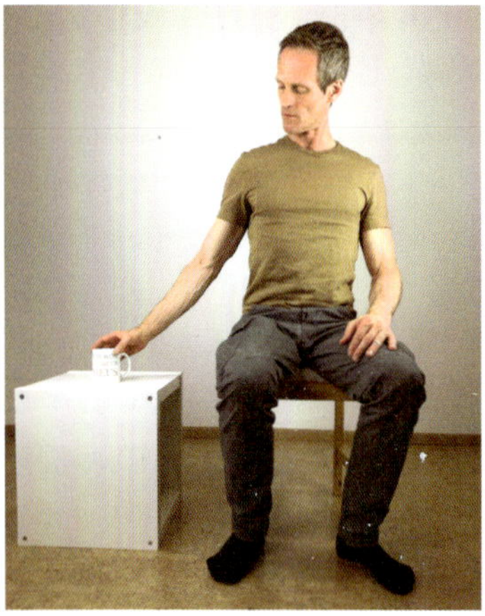

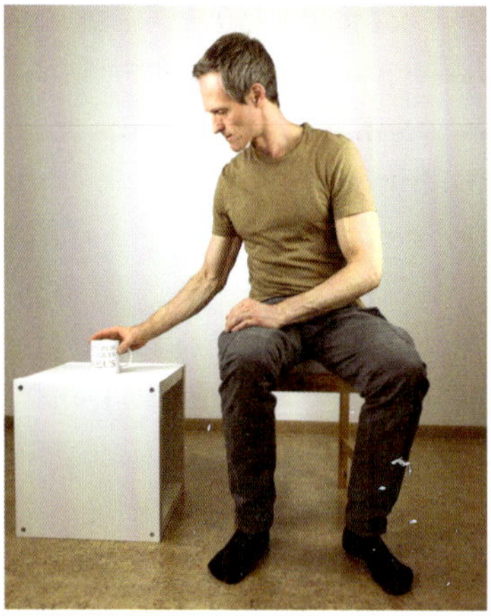

Auf beiden Bildern greife ich zu einem Becher, der rechts neben mir auf einem kleinen Tisch steht. Auf dem linken Bild bewege ich meinen Oberkörper nicht. Ich greife ausschließlich durch eine Auswärtsdrehung im Schultergelenk und eine Streckung im Ellbogen zu dem Becher. Normalerweise würde unser Körper die Bewegung auf viele Gelenke verteilen. Auf dem rechten Bild ist zu sehen, wie der Rumpf, die Schulter und der Schultergürtel zusammenarbeiten. Kein Gelenk wird ins Maximum bewegt. Die Bewegung erfordert weniger Energie.

Die mittlere Gelenkposition In den meisten Gelenken zeigen unsere Muskeln die größte Kraftentwicklung in der mittleren Gelenkposition, das heißt, auch einfache Tätigkeiten werden in dieser Position als am wenigsten anstrengend empfunden. Um diese Position im alltäglichen Bewegungsverhalten möglichst oft zu erreichen, werden Bewegungsabläufe immer auf mehrere Gelenke übertragen.

Gespeicherte und erlernte Bewegungsmuster In unserem genetischen Programm sind bereits zahlreiche Bewegungsmuster gespeichert, um häufige Bewegungsziele möglichst einfach zu erreichen. In diese Bewegungsmuster sind möglichst viele Gelenke involviert. Um etwas vom Boden aufzuheben, gehen wir beispielsweise in die leichte Kniebeuge, beugen unsere Hüftge-

Die Ruderbewegung gegen Widerstand ist eine hervorragende Übung zur Kräftigung der Rückenmuskulatur. Doch häufig wird der Rücken nicht gerade gehalten, um die Arme möglichst weit nach hinten zu ziehen. Es kommt zu einer sehr typischen weiterlaufenden Bewegung in den oberen Rücken. Die Übung ist in dieser Form falsch ausgeführt, verfehlt ihre Wirkung und kann sogar schädlich sein.

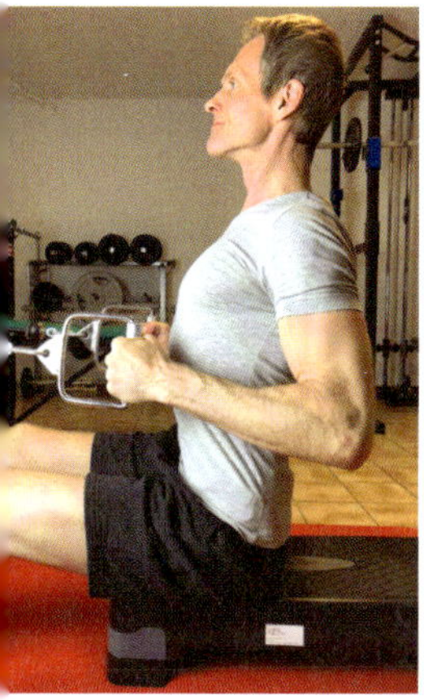

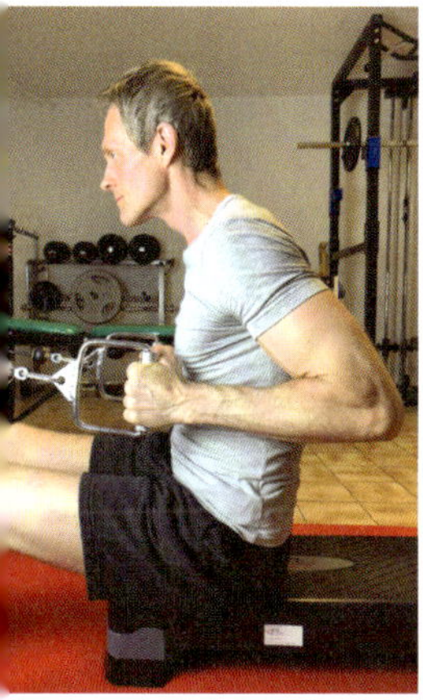

lenke, beugen den Rücken und strecken einen Arm in Richtung Ziel. Dies ist tatsächlich die einfachste Art, das Bewegungsziel (etwas vom Boden aufzuheben) zu erreichen. Ganz automatisch läuft die Bewegung von einem Gelenk auf das nächste Gelenk über. *Es kommt zu weiterlaufenden Bewegungen.*

Es gibt keine falschen Bewegungen Grundsätzlich sollten wir es unserem Körper überlassen, die sinnvollste Körpernutzung für ein Bewegungsziel zu finden. Denn es gibt keine falschen Bewegungen. Unser Körper ist für diese Mischbewegungen konstruiert. Nur bei monotonen Bewegungsabläufen oder bei hohen Belastungen sollten wir unsere Bewegungen kontrollieren.

Weiterlaufende Bewegungen im Gesundheitssport Weiterlaufende Bewegungen können im Gesundheitssport erwünscht oder unerwünscht sein. Das Fasziensystem umgibt uns wie ein Taucheranzug. Um Faszien effektiv zu trainieren, müssen diese auf Spannung gebracht werden. Möglichst viele Gelenke sollten involviert sein. Weiterlaufende Bewegungen sind beim Faszientraining nicht nur erlaubt, sondern ausdrücklich erwünscht (z.B. bei faszialen Schwungbewegungen). Beim funktionellen Krafttraining finden komplexe Bewegungsabläufe statt. Mehrere Gelenke sind beteiligt, und bei einigen Übungen kommt es absichtlich zu weiterlaufenden Bewegungen. Häufig ist es jedoch sinnvoll, bestimmte Muskelgruppen gezielt zu trainieren. Hier geht es um isolierte Bewegungsabläufe, weiterlaufende Bewegungen sind dann unerwünscht. Man spricht von Ausweichbewegungen, und der Zielmuskel wird nicht effektiv trainiert.

ARTHROSTIC Maximale Gelenkbewegungen verfolgen das klare Ziel, Gelenke in den maximalen Positionen zu beüben. Bei den einzelnen Übungen in den häufig ungewohnten maximalen Gelenkpositionen können anfänglich Ausweichbewegungen, also weiterlaufende Bewegungen, vorkommen. Diese sollten unbedingt vermieden werden. Bei den Komplementärbewegungen hingegen sind weiterlaufende Bewegungen erwünscht. Es sind gezielte komplexe Bewegungsabläufe, die die körperliche Beweglichkeit im Ganzen trainieren.

4. Körperhaltung

Durch den aufrechten Gang unterscheidet sich der Mensch von den Primaten, seinen genetisch engsten Verwandten, und von der übrigen Tierwelt. Nur so konnten sich die Hände des Menschen zu Werkzeugen mit feinmotorischer Perfektion entwickeln, wahrscheinlich einer der wichtigsten evolutionären Vorteile in der menschlichen Entwicklung. Die ersten eindeutigen Hinweise auf den aufrechten Gang sind 3,6 Millionen Jahre alt. Es sind fossile Fußabdrücke von Australopithecinen. Uns, den Homo sapiens, gibt es seit etwa 300 000 Jahren. Und mit den Jahrtausenden entwickelte sich unser Skelett zu der wahrscheinlich optimalen Lösung für den aufrechten Gang. Doch wie bei keinem anderen Säugetier (trotz dieser optimalen Konstruktion) besitzt beim Menschen die aktive Haltung eine solche Bedeutung.

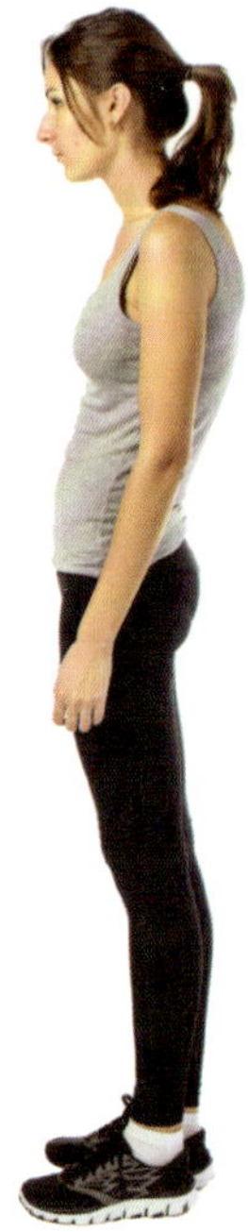

Der Haltungsverfall des modernen Menschen Der aufrechte Gang ist mit geringer Muskelaktivität möglich. Die Fähigkeit, sich mit minimalem Energieaufwand fortbewegen zu können, war vor Jahrtausenden wahrscheinlich sogar überlebensnotwendig. Allerdings mussten unsere Vorfahren ihren Körper auch regelmäßig bis an seine Grenzen nutzen. Wir mussten Gewichte heben, uns strecken, um an Nahrung heranzukommen, wir mussten laufen, springen und klettern. Das veränderte sich mit zunehmendem zivilisatorischem Komfort. Gefordert ist unser Körper heutzutage nur noch wenig. Selbst bei körperlicher Arbeit sind die Anforderungen einseitig. Die Vielfalt fehlt. Und genau das ist tatsächlich einer der wichtigsten Gründe, weshalb es zu einer Art Haltungsverfall kommt. Denn gesunde Haltung ist abhängig von einer gesunden Wirbelsäule, flexiblen Faszien und einer kräftigen Muskulatur.

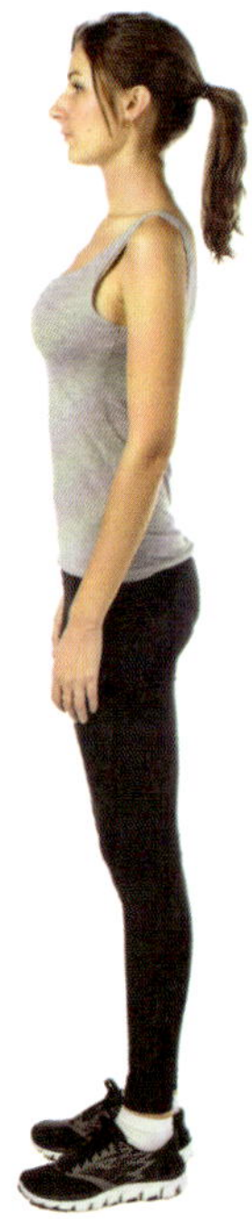

Eindrucksvoll demonstriert dieses Modell den Unterschied zwischen passiver und aktiver Haltung.

Haltung ist eine Aktivität Wie das Wort schon sagt, ist Haltung etwas, was aktiv ge-**halten** werden muss. Haltung ist eine muskuläre Aktivität. Wenn man sich in der Haltung der Passivität hingibt, können Haltungsfehler und Langzeitschäden, wie chronische Rückenleiden, auftreten.

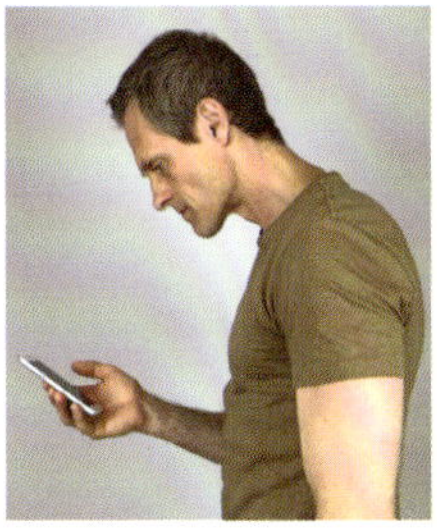

Die heutige Haltung Meist beginnen Haltungsschäden im Schultergürtel und durch die Kopfposition. Sitzende Tätigkeiten, inaktive Freizeitgestaltung (Fernsehen, Computerspiele) und auch die Nutzung von Smartphones fördern schlechte Sitz- und Standpositionen mit geneigtem Kopf, runder Brustwirbelsäule und nach vorn gezogenen Schultern. Besonders durch Smartphones beginnt dies heutzutage schon im Kindesalter.

Die Bedeutung der Handposition Bei normaler aufrechter Haltung zeigen die Handflächen zueinander. Bei den meisten Menschen zeigen die Handflächen jedoch tendenziell nach hinten. Ein klares Zeichen dafür, dass die aufrichtenden Faszien und Muskeln eine geringere Spannung haben als die myofaszialen Strukturen, die uns krumm machen. Probieren Sie es aus:

- Stellen Sie sich aufrecht hin und drehen Sie die Handflächen nach hinten. Sie werden spüren, wie die Schultern nach vorn wandern und der Rücken krumm wird.
- Verändern Sie nun die Handposition und lassen Sie die Handflächen zueinander zeigen. Der Einfluss auf eine aktive Aufrichtung ist deutlich spürbar.
- Wenn Sie die Hände maximal nach außen drehen, werden Sie bemerken, wie sich Ihre Schultern noch weiter nach hinten bewegen und sich Ihre Rückenmuskulatur anspannt. Diese Position ist natürlich übertrieben, hilft aber den Einfluss der Hände auf die Haltung deutlicher wahrzunehmen.

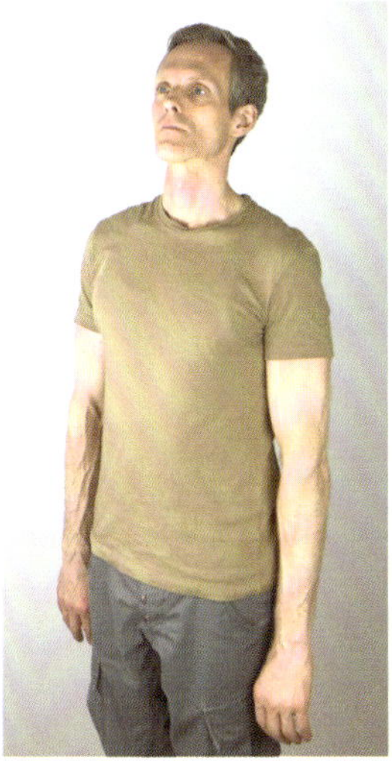

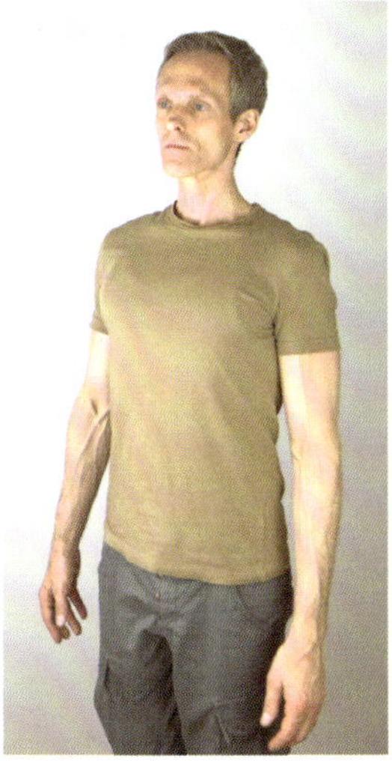

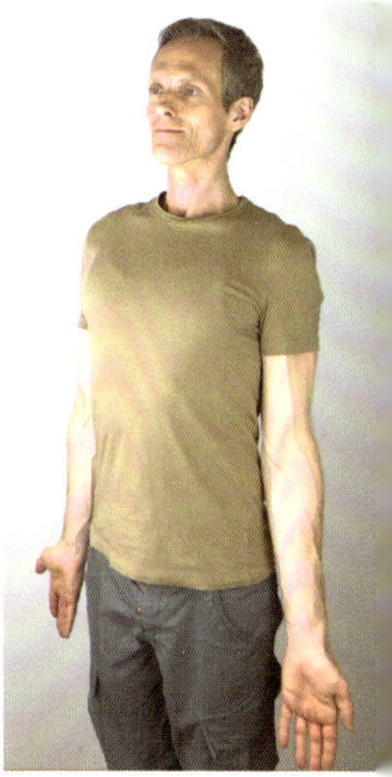

Haltung soll dynamisch sein Selbstverständlich dürfen Sie auch mal krumm sitzen oder sich bei langem Stehen entspannt an eine Wand lehnen. Haltung ist eine dynamische Aktivität. Da wir uns in unserer zivilisatorischen Lebensweise jedoch selten aktiv aufrichten, ist es von größter Bedeutung, dieses Aufrichten bewusst wahrzunehmen und zu trainieren. Versuchen Sie bei Ihrem nächsten Spaziergang, die Handflächen zueinander zeigen zu lassen und den Brustkorb aufzurichten. Lassen Sie beim Sitzen nicht den Kopf und die Schultern hängen – natürlich nicht immer, aber doch so oft wie möglich.

Die Wirkung auf unsere Psyche Die Psychosomatik befasst sich mit der Wirkung geistiger Störungen auf die Gesundheit unseres Körpers. Doch so wie unser Geist unseren Körper beeinflussen kann, beeinflusst unser Körper auch den Geist. Beziehen wir das einmal auf die Körpersprache. Wenn wir uns jemandem unterlegen fühlen, einen Misserfolg einstecken mussten oder traurig sind, ziehen wir automatisch die Schultern nach vorn, werden krumm und senken den Kopf. Das sind uralte Verhaltensweisen, die noch mit Grundinstinkten zusammenhängen. Nachgewiesen wurde jedoch, dass dies auch umgekehrt funktioniert. Ein aktives Aufrichten, eine gerade Kopfposition und ein vorwärts gerichteter Blick haben tatsächlich Einfluss auf unser Befinden. Denn die nervale Verbindung zwischen Geist und Körper funktioniert auch in diese Richtung, selbst wenn wir in diesem Moment gar nicht so empfinden. Unsere Haltung suggeriert unserem Gehirn, dass wir uns gut und stark fühlen. Die Wirkung ist tatsächlich spürbar. Probieren Sie es aus. In Prüfungssituationen, bei wichtigen Gesprächen oder ganz allgemein kann Ihnen dieses Wissen tatsächlich eine Hilfe sein. Ein weiterer wichtiger Grund, aufrecht durchs Leben zu gehen.

ARTHROSTIC mit Haltung Führen Sie jede ARTHROSTIC-Übung bewusst durch. Stets wird in der Übungsbeschreibung auf eine aktive Haltung hingewiesen. Wenn Sie diese aktive Haltung vor jeder ARTHROSTIC-Übung bewusst wahrnehmen, hat ARTHROSTIC durch das fast tägliche Training einen wichtigen Einfluss auf Ihre Aufrichtung. Sie werden die Veränderung spüren!

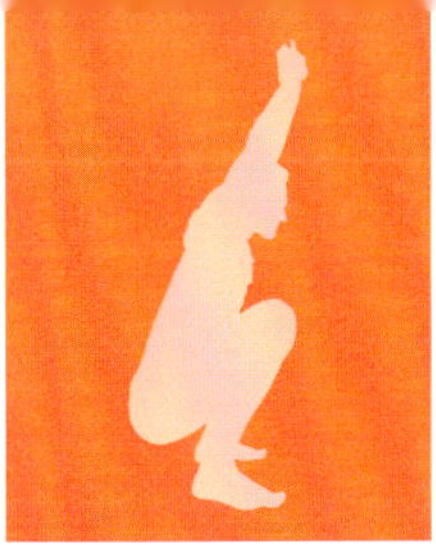

Die richtige Ausführung der ARTHROSTIC-Übungen

1. Aktive und assistiv-passive maximale Gelenkbewegungen

Allgemeine Ausführung Alle maximalen Gelenkbewegungen sind so gewählt, dass die Ausführung möglichst unkompliziert ist. ARTHROSTIC ist eine Übungsmethode, die für jeden entwickelt wurde. Sowohl die Ausgangs- als auch die Zielpositionen sind für wenig sportliche Menschen durchführbar.

Anleitung und Bilder Jede ARTHROSTIC-Übung wird durch eine Beschreibung und durch Bilder präzise erklärt. Lesen Sie aufmerksam die Anleitung und studieren Sie die Bilder. Nehmen Sie sich stets die Zeit, sich auf die Übung zu konzentrieren und ganz bei der Sache zu sein. Überfordern Sie sich nicht. Mit der Zeit wird sich Ihre Beweglichkeit verbessern.

Varianten Bei einigen maximalen Gelenkbewegungen gibt es verschiedene Varianten. Die ***Variante 1*** beschreibt die schwerste, aber auch effektivste Ausführungsvariante. Nur wenn Ihnen die Variante 1 tatsächlich nicht gelingt, wählen Sie die ***Variante 2*** oder bei einigen Übungen auch die ***Variante 3***. Wenn Sie Ihr ARTHROSTIC-Programm mit der Variante 3 begonnen haben, versuchen Sie immer wieder nach einigen Monaten, ob Sie jetzt die Variante 1 oder 2 ausführen können. Möglicherweise hat sich inzwischen Ihre Beweglichkeit ausreichend verbessert.

Kurze Wiederholungen Am Ende der Übungsbeschreibungen steht meist der Satz: »Führen Sie kurze Wiederholungen aus«. Gemeint ist damit: Das Training des Bewegungsmaximums durch die ARTHROSTIC-Übungen wird durch kurze Wiederholungen verstärkt. Kurze Wiederholungen sind langsam **federnde** oder **wippende** Bewegungen in der maximalen Gelenkposition, das heißt, Sie bleiben **nicht statisch** im Bewegungsmaximum, sondern führen kurze Wiederholungen aus.

Einen Vergleichsmaßstab liefert der Unterschied zwischen dynamischen und statischen Dehnungen. Bei statischen Dehnübungen bewegen Sie sich in eine Dehnposition und bleiben in dieser Position (statisch) für 20 bis 30 Sekunden. Bei dynamischen Dehnübungen bewegen Sie sich in die Dehnposition und führen in dieser Position federnde oder wippende Bewegungen durch, um den Dehneffekt zu verstärken. Das Nachfedern der kurzen Wiederholungen verstärkt den gelenkmobilisierenden Effekt der maximalen Gelenkbewegungen. Bei kurzen Wiederholungen finden nur sehr kleine Bewegungen statt. Die kurzen wippenden Wiederholungen in der maximalen Gelenkposition sollen nur wenige Zentimeter betragen. So entstand auch der Name: Kurze Wiederholungen.

Falls nicht anders beschrieben, führen Sie stets **zehn** kurze Wiederholungen aus.

Aktive maximale Gelenkbewegungen, amG Bei den amG wird das aktive Bewegungsmaximum trainiert. Es ist jenes Bewegungsmaximum, das Sie durch Muskelkraft maximal erreichen können. Durch die amG wird nicht das absolut mögliche Bewegungsmaximum des beübten Gelenks erreicht.

Assistiv-passive maximale Gelenkbewegungen, apmG Bei den apmG wird die Zielbewegung vergrößert. Entweder helfen Sie, das Bewegungsausmaß zu vergrößern, z. B. indem Sie ein Bein zum Körper ziehen, um die Hüftbeugung bis zum Maximum zu verstärken. Oder die Schwerkraft verstärkt die Zielbewegung, wenn beispielsweise in Rückenlage das Bein von selbst nach außen fällt, wodurch sich die Auswärtsdrehung im Hüftgelenk bis zum Maximum vergrößert. Durch die apmG wird das absolute Bewegungsmaximum des beübten Gelenks erreicht.

2. Komplementärbewegungen

Die Komplementärbewegungen sind komplexe, jedoch unkomplizierte Bewegungsabläufe.

Allgemeine Ausführung Die Komplementärbewegungen werden als komplette Bewegung ausgeführt. Führen Sie die Komplementärbewegungen langsam und kontrolliert aus. Sie dürfen keinen Schwung holen, um die Endposition zu erreichen.

Endposition halten Soweit es nicht anders beschrieben wird, halten Sie die Endposition für etwa 1 Sekunde (sagen Sie beispielsweise laut: »Einundzwanzig«). Die Wiederholungszahl entnehmen Sie der Anleitung.

Anleitung und Bilder Die Ausführung der Komplementärbewegungen wird textlich genau beschrieben. Fotografische Darstellungen unterstützen das Gelesene. Versuchen Sie, die Positionen so gut wie möglich, jedoch ohne große Anstrengung zu erreichen. Überfordern Sie sich nicht. Mit der Zeit wird sich Ihre Beweglichkeit verbessern.

3. Übungskonzept

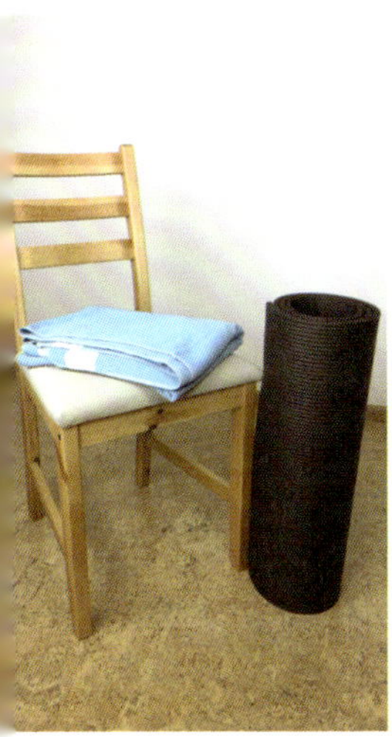

Außer einem Stuhl, einem mittelgroßen Handtuch und einer rutschfesten Unterlage, auf der Sie gut liegen können (z. B. eine einfache Yogamatte), benötigen Sie für alle maximalen Gelenk- und die Komplementärbewegungen keinerlei Equipment. Eine ARTHROSTIC-Übungseinheit dauert etwa 10 bis 15 Minuten.

Das Übungskonzept Das Übungskonzept selbst verteilt sich auf fünf Tage:

- TAG 1: Komplementärbewegungen
- TAG 2: Arme und Hände
- TAG 3: Kopf und Rumpf
- TAG 4: Beine und Füße
- TAG 5: Pause

Sie beginnen mit den aktiven maximalen Gelenkbewegungen. Dann folgen die assistiv-passiven maximalen Gelenkbewegungen. Zudem orientieren sich die Trainingseinheiten an der Ausgangsstellung (Stehen, Sitzen, Liegen). Zunächst werden alle stehenden Übungen durchgeführt, dann alle sitzenden und zuletzt alle Übungen im Liegen. Dabei liegt der Fokus auf der Durchführung der Tagesübungen (z. B. Tag 4, Beine und Füße), das heißt, es werden **nicht** zunächst alle Übungen für die Hüftgelenke, dann für die Kniegelenke, dann für die Fußgelenke und dann für die Zehengelenke durchgeführt. Das Konzept orientiert sich stattdessen an der Ausgangsstellung und der Trennung zwischen aktiven und assistiv-passiven maximalen Gelenkbewegungen. Der Tag 4, Beine und Füße, würde also wie folgt aussehen:

1. Alle aktiven maximalen Gelenkbewegungen der Hüftgelenke, der Kniegelenke, der Fußgelenke und der Zehengelenke im Stehen.
2. Alle aktiven maximalen Gelenkbewegungen der Hüftgelenke, der Kniegelenke, der Fußgelenke und der Zehengelenke im Sitzen.
3. Alle aktiven maximalen Gelenkbewegungen der Hüftgelenke, der Kniegelenke, der Fußgelenke und der Zehengelenke im Liegen.
4. Alle assistiv-passiven maximalen Gelenkbewegungen der Hüftgelenke, der Kniegelenke, der Fußgelenke und der Zehengelenke im Stehen.
5. Alle assistiv-passiven maximalen Gelenkbewegungen der Hüftgelenke, der Kniegelenke, der Fußgelenke und der Zehengelenke im Sitzen.
6. Alle assistiv-passiven maximalen Gelenkbewegungen der Hüftgelenke, der Kniegelenke, der Fußgelenke und der Zehengelenke im Liegen.

Die Übungsreihenfolge wird im Kapitel »Das ARTHROSTIC-Programm« ab Seite 138 durch Fotos der einzelnen Übungen des entsprechenden Tages dargestellt.

TAG 1 und TAG 5 Am Tag 1 führen Sie die Komplementärbewegungen aus. Führen Sie die Komplementärbewegungen in der Reihenfolge von 1–6 durch. Am Tag 5 pausieren Sie mit ARTHROSTIC.

Gelegentlich zeigt sich ein Unterschied zwischen rechts und links. Das rechte Kniegelenk ist beispielsweise stärker eingeschränkt als das linke Kniegelenk. Führen Sie in diesem Fall einen zusätzlichen Durchgang für das schlechtere Gelenk durch.

Einbindung in den Alltag Sie kennen Ihre Schwachpunkte, wissen, in welchen Gelenken es zwickt oder wo Sie sich steif fühlen. Wenn Sie einige ARTHROSTIC-Übungen als besonders wohltuend oder auch wichtig empfinden, können Sie diese im Laufe des Tages immer wieder in Ihren Alltag einbauen, beispielsweise auch am Arbeitsplatz.

Kombination mit den faszialen Schwungbewegungen Das Übungskonzept von ARTHROSTIC wurde so entwickelt, dass es perfekt zur finalen Übungsphase 5 in meinem Buch »Fasziale Schwungbewegungen – Das neue Bewegungskonzept für gesunde Faszien« (siehe Literaturverzeichnis) passt. Die faszialen Schwungbewegungen eignen sich optimal, um Ihre Faszien fit und gesund zu erhalten. Beide Konzepte verteilen die Bewegungen von Armen, Rumpf und Beinen auf drei Tage. Hinzu kommt Tag 1 mit den Komplementärbewegungen. Wenn Sie beide Übungskonzepte nutzen wollen, führen Sie an den Trainingstagen zunächst die faszialen Schwungbewegungen aus und dann die ARTHROSTIC-Übungen.

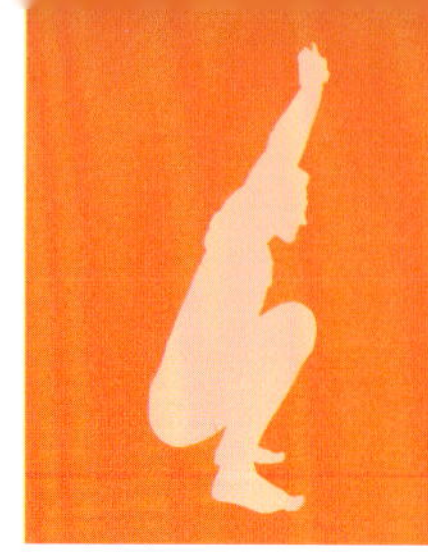

Die ARTHROSTIC-Übungen

Maximale Gelenkbewegungen

Die Übungsblöcke sind von 1 bis 55 durchnummeriert. Die einzelnen Übungen der Blöcke gehören in der Ausführung immer zusammen und können eine oder mehrere Übungen beinhalten. Die Nummerierung wird für das ARTHROSTIC-Programm benötigt.

1. Kiefergelenke

amG Die Kiefergelenke können in jeder Ausgangsposition beübt werden. Halten Sie die Halswirbelsäule jedoch möglichst in neutraler Position. Für die Kiefergelenke werden **keine apmG** ausgeführt.

1 Mundöffnung/ Abduktion im Kiefergelenk

- Öffnen Sie den Mund, so weit Sie können. [1]
- Das ist Ihre maximale Mundöffnung.
- Führen Sie in der maximalen aktiven Mundöffnung kurze Wiederholungen aus.

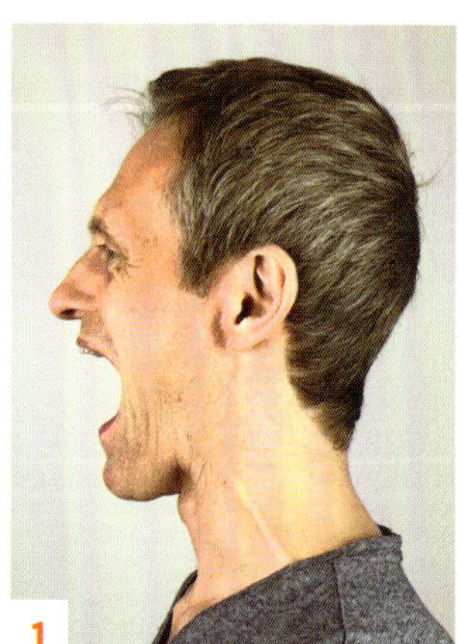

1

2 Vor- und Rückbewegung des Kiefers/ Protrusion und Retrusion

- Halten Sie den Mund entspannt geschlossen.
- Schieben Sie nun die untere Zahnreihe vor die obere Zahnreihe. [2]
- Der Unterkiefer wird so weit wie möglich nach vorn geschoben.
- Ziehen Sie nun die untere Zahnreihe hinter die obere Zahnreihe. [3]
- Der Unterkiefer wird so weit wie möglich nach hinten gezogen.
- Führen Sie diese Bewegung im Wechsel aus und achten Sie darauf, dass Sie den Unterkiefer weit nach vorn schieben und zurückziehen.

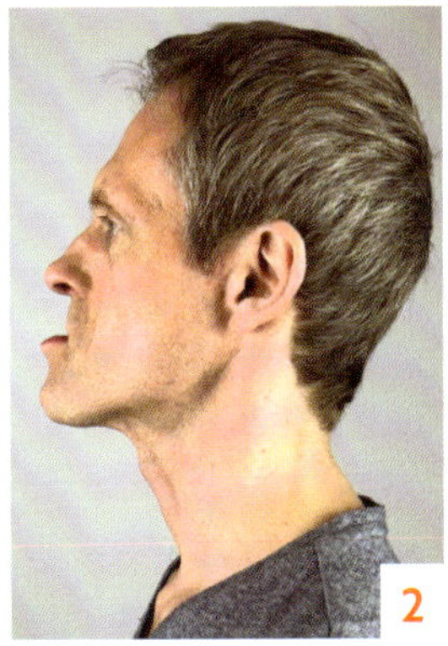
2

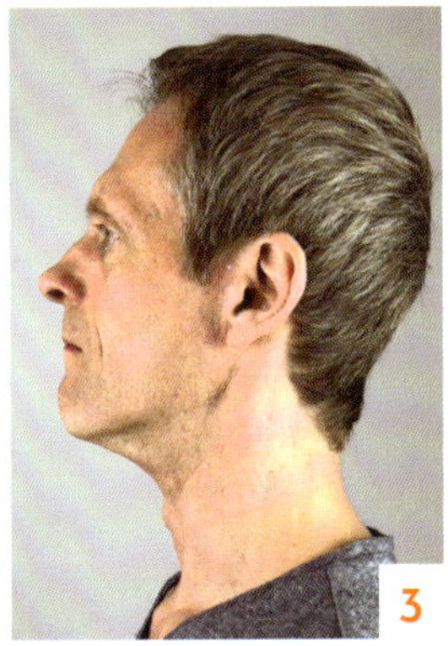
3

3 Seitwärtsbewegung des Kiefers/ Laterotrusion und Mediotrusion

- Halten Sie den Mund entspannt geschlossen.
- Bewegen Sie nun im Wechsel den Unterkiefer seitlich hin und her, also maximal nach rechts und nach links. [4] [5]

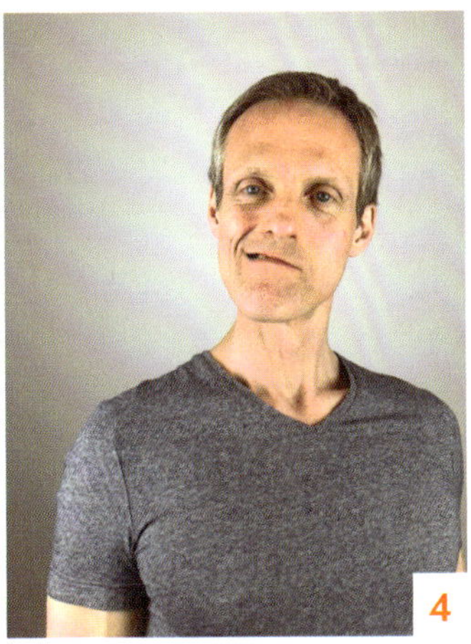
4

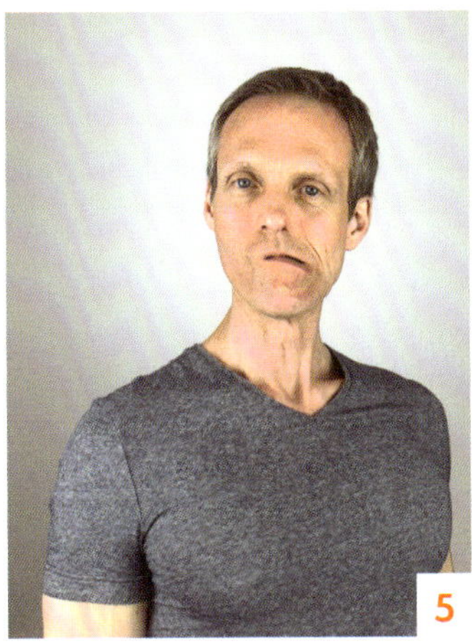
5

- Achten Sie darauf, dass Sie die Bewegung maximal ausführen.

2. Wirbelsäulengelenke

Halswirbelsäule

Durch das Gewicht des Kopfes (durchschnittlich 6 Kilogramm) entsteht eine **Mischung** aus amG und apmG. Zwischen beiden Bewegungsformen wird bei der Halswirbelsäule kein Unterschied gemacht.

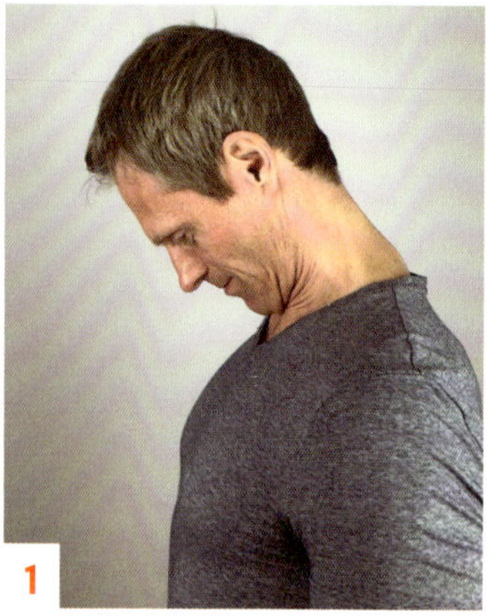

1

4 Beugung der Halswirbelsäule/ Flexion

- Stehen Sie aufrecht.
- Nun beugen Sie den Kopf maximal nach vorn. [1] Der Oberkörper *bleibt aufrecht*. Nur der Kopf schaut maximal nach unten.
- Führen Sie in der maximalen Beugung der Halswirbelsäule kurze Wiederholungen aus.

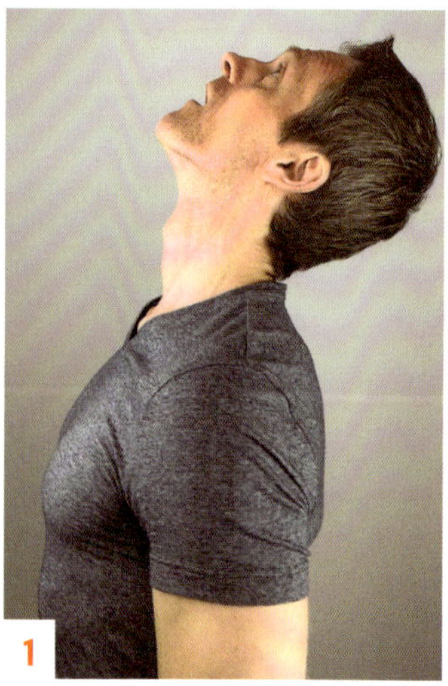

1

5 Streckung der Halswirbelsäule/ Extension

- Stehen Sie aufrecht.
- Nun strecken Sie den Kopf maximal nach hinten. [1] Lehnen Sie den Oberkörper nicht zurück. Legen Sie den Kopf maximal in den Nacken. Halten Sie den Mund locker *geöffnet*.
- Führen Sie in der maximalen Streckung der Halswirbelsäule *langsame* kurze Wiederholungen aus.

ÜBUNGSINFOS: Allgemein

- Die maximale Streckung der Halswirbelsäule ist für die meisten Menschen ungewohnt. Tasten Sie sich daher vorsichtig an das Maximum heran. Es darf kein Schwindel entstehen.

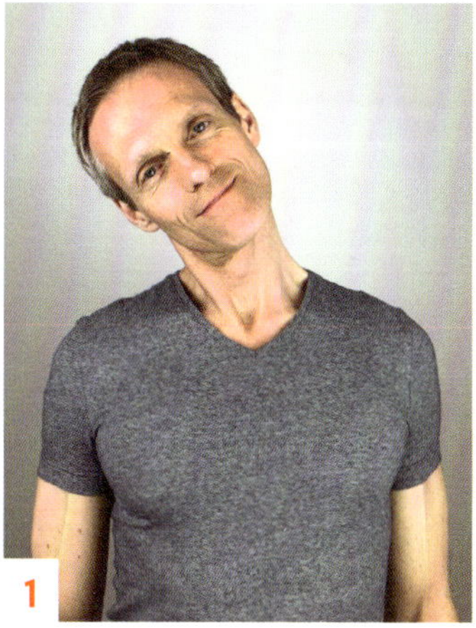

1

6 Seitneigung der Halswirbelsäule/Lateralflexion

Beispielbeschreibung nach rechts

- Stehen Sie aufrecht. Die Arme lassen Sie locker neben dem Körper hängen.
- Nun legen Sie den Kopf zur rechten Seite. [1] Die Schultern bleiben entspannt und der Oberkörper bleibt aufrecht.
- Führen Sie in der maximalen Seitneigung der Halswirbelsäule zur rechten Seite kurze Wiederholungen aus.
- Führen Sie die Übung zur linken Seite aus.

ÜBUNGSINFOS: Weiterlaufende Bewegungen und Kompensationen

- Ziehen Sie bei der Seitneigung nach rechts die linke Schulter nicht nach oben. Die Schultern bleiben waagerecht.

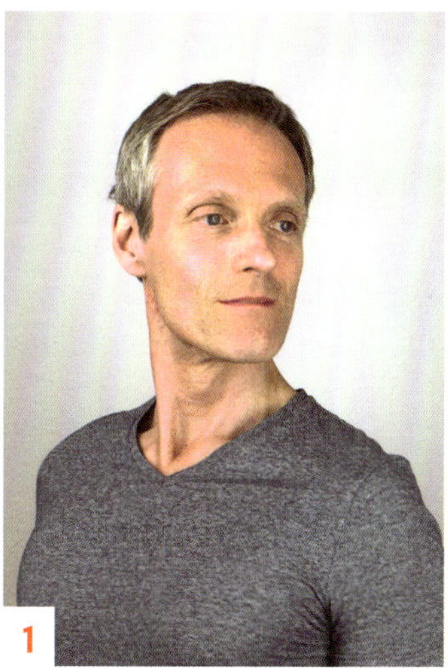

1

7 Drehung der Halswirbelsäule/Rotation

Beispielbeschreibung nach links

- Stehen Sie aufrecht. Die Arme lassen Sie locker neben dem Körper hängen.
- Nun drehen Sie den Kopf zur linken Seite. [1] Die Schultern bleiben entspannt. Versuchen Sie, eine isolierte Drehung des Kopfes nach links auszuführen.
- Führen Sie in der maximalen Drehung der Halswirbelsäule zur linken Seite kurze Wiederholungen aus.
- Führen Sie die Übung zur rechten Seite aus.

ÜBUNGSINFOS: Weiterlaufende Bewegungen und Kompensationen

- Achten Sie darauf, dass sich der Oberkörper nicht mitdreht. Ziel ist eine isolierte Kopfdrehung.

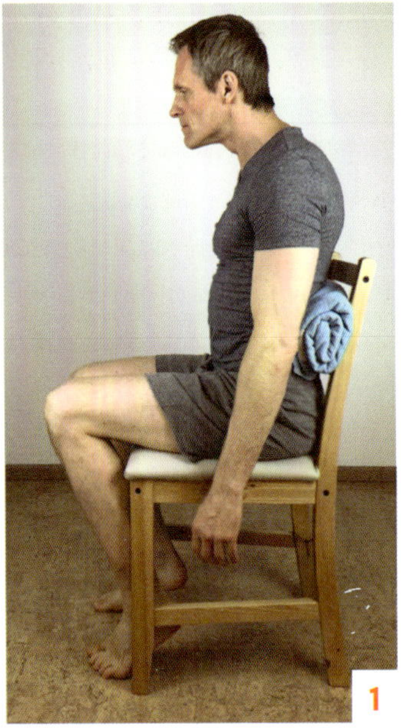

1

8 Beugung der Brustwirbelsäule/ Flexion

Die Übung für die Beugung der Brustwirbelsäule ist eine **Mischung** aus amG und apmG. Durch das Gewicht des Schultergürtels wird die Beugung der Brustwirbelsäule assistiv-passiv unterstützt. Um das Bewegungsmaximum zu erreichen, müssen Sie jedoch aktiv die Beugung verstärken.

- Setzen Sie sich ganz nach hinten auf einen Stuhl und legen Sie ein gerolltes Handtuch in den Bereich der Lendenwirbelsäule, sodass ein Hohlkreuz entsteht. [1]
- Nun machen Sie sich krumm. Lassen Sie die Schultern hängen. Der Blick ist vorwärts gerichtet. Sie bleiben im Hohlkreuz, mit dem Rücken an der Stuhllehne. Das ist die maximale Beugung der Brustwirbelsäule.
- Führen Sie in der maximalen Beugung der Brustwirbelsäule kurze Wiederholungen aus.

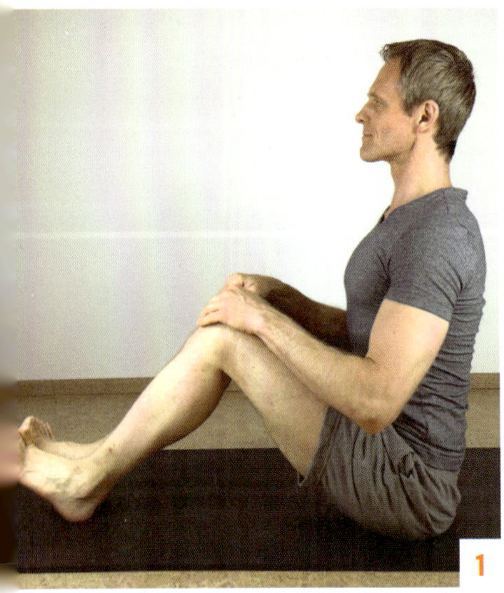

1

9 Streckung der Brustwirbelsäule/ Extension

amG Für die Streckung der Brustwirbelsäule wird **keine apmG** ausgeführt.

Variante 1:

- Setzen Sie sich auf den Boden. Die Kniegelenke sind etwas gebeugt. Durch diese Position wird ein Hohlkreuz verhindert.
- Die Füße stehen eng beieinander bis schulterbreit. Die Kniegelenke berühren sich. [1]
- Nun strecken Sie maximal Ihre Brustwirbelsäule. Die isolierte Streckung der Brustwirbelsäule ist eine kleine Bewegung. Ihr Brustbein bewegen Sie nach oben und Ihre Schultern und die Schulterblätter nach unten.
- Führen Sie in der maximalen aktiven Streckung der Brustwirbelsäule kurze Wiederholungen aus.

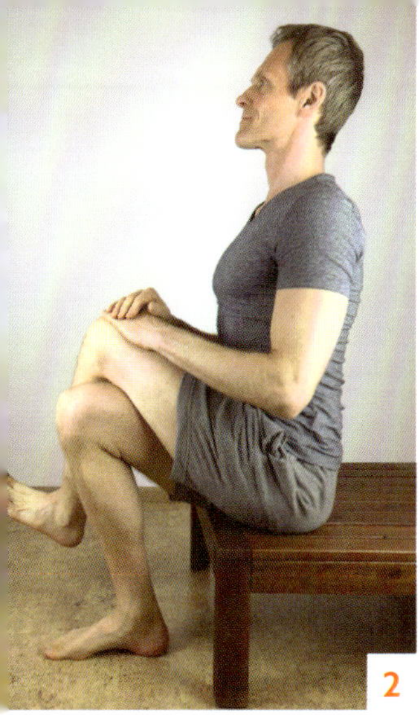

2

Variante 2:

- Setzen Sie sich auf eine tiefe Sitzgelegenheit (z. B. eine Treppenstufe oder auch mehrere Bücher) und schlagen Sie die Beine übereinander. Durch diese Position wird ein Hohlkreuz verhindert. [2]
- Nun strecken Sie maximal Ihre Brustwirbelsäule. Die isolierte Streckung der Brustwirbelsäule ist eine kleine Bewegung. Ihr Brustbein bewegt sich nach oben und Ihre Schultern und die Schulterblätter nach unten.
- Führen Sie in der maximalen aktiven Streckung der Brustwirbelsäule kurze Wiederholungen aus.

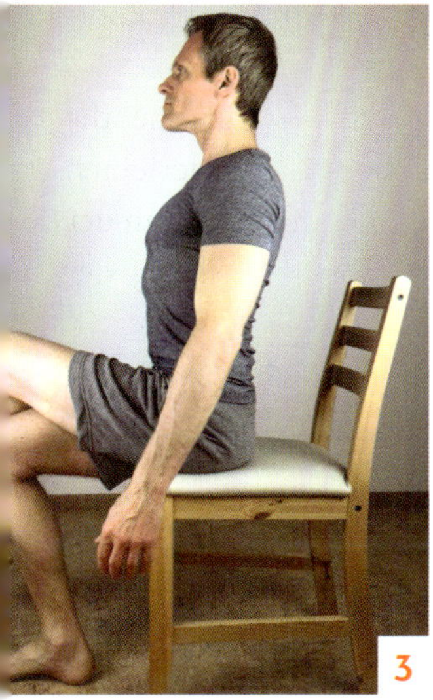

3

Variante 3:

- Setzen Sie sich auf das vordere Drittel eines Stuhls und schlagen Sie die Beine übereinander. Die Bildung eines Hohlkreuzes wird so reduziert.
- Lassen Sie das Becken ein wenig nach hinten kippen, so, als ob Sie bewusst krumm sitzen wollen. Versuchen Sie die Position des Beckens während der Übung beizubehalten, um ein Hohlkreuz zu vermeiden. [3]
- Nun strecken Sie maximal Ihre Brustwirbelsäule. Die isolierte Streckung der Brustwirbelsäule ist eine kleine Bewegung. Ihr Brustbein bewegen Sie nach oben und Ihre Schultern und die Schulterblätter nach unten.
- Führen Sie in der maximalen aktiven Streckung der Brustwirbelsäule kurze Wiederholungen aus.

ÜBUNGSINFOS: Allgemein

- **ACHTUNG:** Wenn Sie ein künstliches Hüftgelenk haben, dürfen Sie Ihre Beine nicht übereinanderschlagen!
- Eine verminderte Streckung der Brustwirbelsäule ist eine der häufigsten und wichtigsten Beweglichkeitsstörungen in den industrialisierten Ländern. Gründe dafür sind Bewegungsmangel und sitzende Tätigkeiten. Oft ist eine zu runde Brustwirbelsäule Hauptverursacher für verschiedene Formen von Rückenschmerzen, auch im Bereich der Lendenwirbelsäule und der Halswirbelsäule.

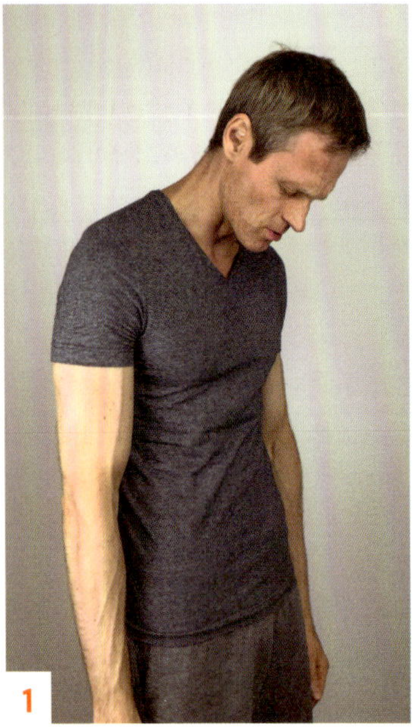

1

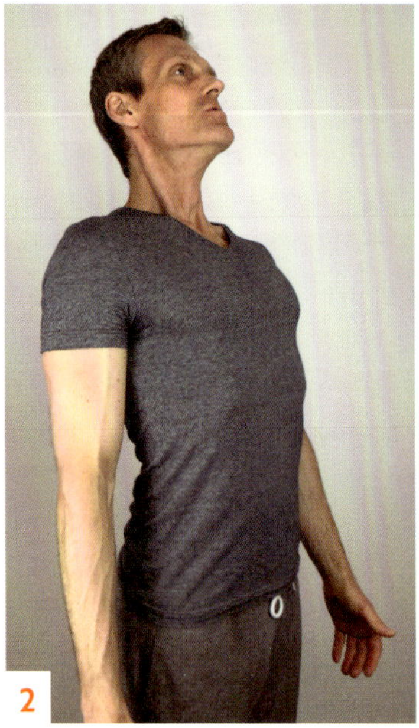

2

10 **Bewegung der Rippengelenke**

Die maximalen Gelenkbewegungen der Rippengelenke werden über eine intensive Atemübung durchgeführt.

- Stehen Sie aufrecht, die Füße stehen etwa schulterbreit.
- Nun atmen Sie maximal aus (Expiration). Versuchen Sie, durch aktive Ausatmung und Anspannung der Bauchmuskulatur den letzten Rest Luft aus Ihren Lungen zu drücken. [1]
- Atmen Sie jetzt maximal ein (Inspiration). Füllen Sie Ihre Lungen mit Luft, so weit es geht. [2]
- Nun atmen Sie wieder maximal aus und im Anschluss noch einmal maximal ein.

ÜBUNGSINFOS: Allgemein

- Sie können diese Übung auch bei Atemwegserkrankungen durchführen. Tasten Sie sich jedoch langsam an die maximale Aus- und Einatmung heran. Besprechen Sie sich gegebenenfalls mit Ihrem Arzt.

Lendenwirbelsäule

Die Übung für die Beugung der Lendenwirbelsäule ist eine **Mischung** aus amG und apmG. Durch das Gewicht des Oberkörpers wird die Beugung der Lendenwirbelsäule assistiv-passiv unterstützt. Um das Bewegungsmaximum zu erreichen, müssen Sie jedoch aktiv die Beugung verstärken.

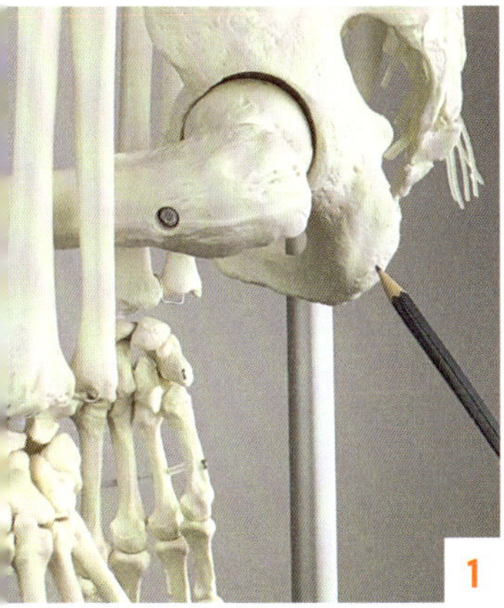

1

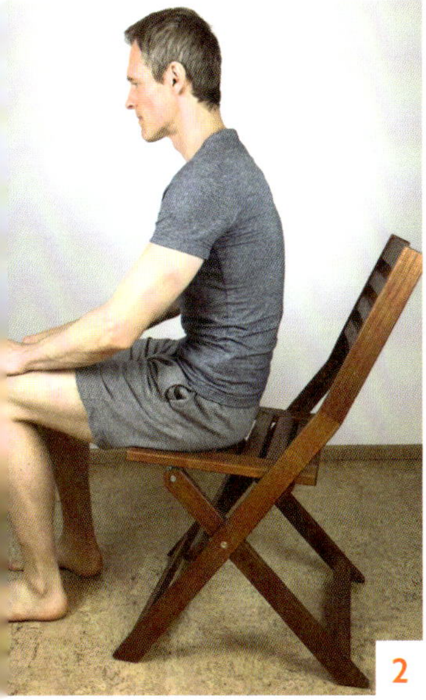

2

11 Beugung der Lendenwirbelsäule/ Flexion

- Setzen Sie sich auf einen Stuhl. Möglichst mit minimaler oder keiner Polsterung.
- Wippen Sie nun mit dem Becken vor- und rückwärts und versuchen Sie, Ihre knöchernen Sitzbeinhöcker [1] auf der Unterlage zu spüren.
- Zur Beugung der Lendenwirbelsäule setzen Sie sich auf oder möglichst hinter die Sitzbeinhöcker. Sie sitzen nun mit der Lendenwirbelsäule krumm auf dem Stuhl. Das ist die maximale Beugung der Lendenwirbelsäule. [2]
- Führen Sie in der maximalen Beugung der Lendenwirbelsäule kurze Wiederholungen aus.

ÜBUNGSINFOS: Allgemein

- Zu einer isolierten Beugung in der Lendenwirbelsäule wird es nicht kommen. Die Bewegung wird sich auf die gesamte Wirbelsäule übertragen. Dennoch sollten Sie versuchen, die Brustwirbelsäule möglichst gerade zu lassen und den Kopf nicht zu senken. Wenn Sie die Arme nach oben strecken, arbeiten Sie aktiv gegen die Beugung der Brustwirbelsäule. [3]

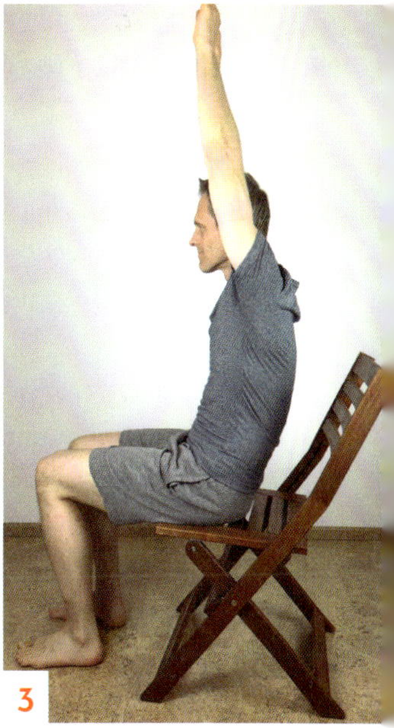

3

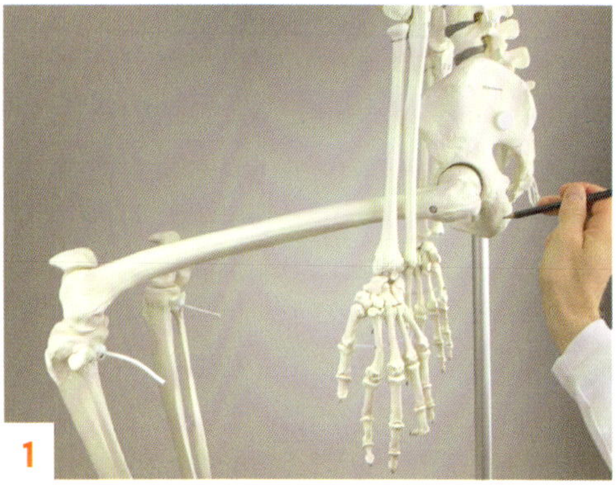
1

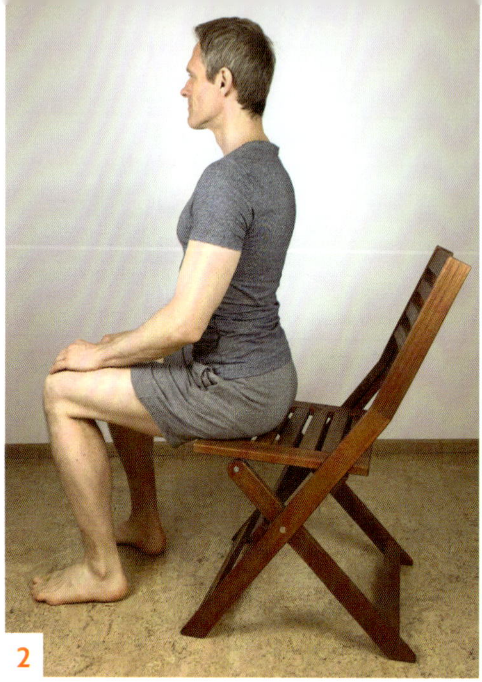
2

12 Streckung der Lendenwirbelsäule/ Extension

- Setzen Sie sich auf einen Stuhl, möglichst mit minimaler oder keiner Polsterung.
- Legen Sie die Handflächen auf die Oberschenkel und bleiben Sie aufrecht sitzen.
- Wippen Sie nun mit dem Becken vor und zurück und versuchen Sie, Ihre knöchernen Sitzbeinhöcker [1] auf der Unterlage zu spüren.
- Für die Streckung der Lendenwirbelsäule setzen Sie sich möglichst vor die Sitzbeinhöcker. Sie gehen maximal ins Hohlkreuz. Das ist die maximale Streckung der Lendenwirbelsäule. [2]
- Führen Sie in der maximalen Streckung der Lendenwirbelsäule kurze Wiederholungen aus.

13 Drehung der Brustwirbelsäule und der Lendenwirbelsäule/Rotation

Es ist schwer, eine isolierte Rotation der Brustwirbelsäule oder der Lendenwirbelsäule auszuführen. Daher wird die Rotation der Brustwirbelsäule mit der Lendenwirbelsäule gemeinsam trainiert. Auch hier entsteht eine **Mischung** aus amG und apmG.

Variante 1:

Beispielbeschreibung für die Drehung nach links

- Begeben Sie sich in den Fersensitz. Sitzen Sie aufrecht.
- Setzen Sie sich seitlich vor eine Wand (oder eine Tür). Die Wand ist nun auf Ihrer linken Seite und Sie sitzen etwa 20–30 cm entfernt.
- Drehen Sie sich nun maximal nach links und berühren Sie mit beiden Handflächen die Wand. [1]

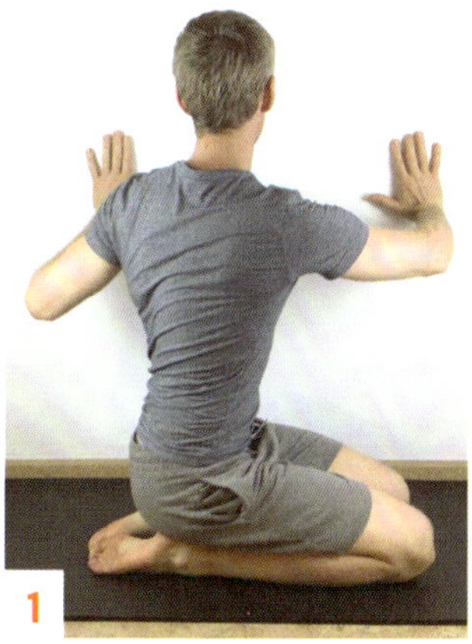

1

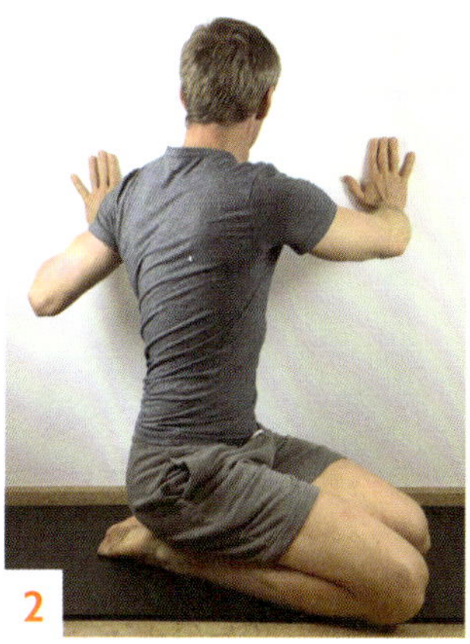

2

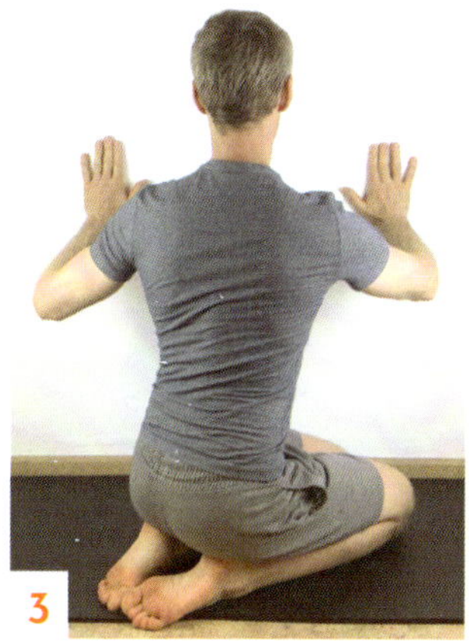

3

- Sollte es Ihnen sehr leicht gelingen, mit beiden Handflächen die Wand zu berühren, drehen Sie sich etwas von der Wand weg. [2] Die Drehung wird dadurch verstärkt.
- Wenn es Ihnen nicht gelingt, mit beiden Handflächen die Wand zu berühren, drehen Sie sich etwas weiter zur Wand hin. [3] Die Drehung wird dadurch verringert.
- Drücken Sie sich vorsichtig mit den Händen weiter in die maximale Rotation. Führen Sie nun in der maximalen Rotation der Brustwirbelsäule und der Lendenwirbelsäule nach links kurze Wiederholungen aus.
- Führen Sie die Übung für die Rotation der Brustwirbelsäule und der Lendenwirbelsäule nach rechts aus.

Variante 2:

Beispielbeschreibung für die Rotation nach rechts

- Setzen Sie sich auf einen Stuhl, mit dem Bauch zur Lehne. Sitzen Sie aufrecht.
- Setzen Sie sich seitlich vor eine Wand. Die Wand befindet sich auf Ihrer rechten Seite.
- Drehen Sie sich nun maximal nach rechts und berühren Sie mit beiden Handflächen die Wand. [4] Versuchen Sie, das Becken nicht mitzudrehen.

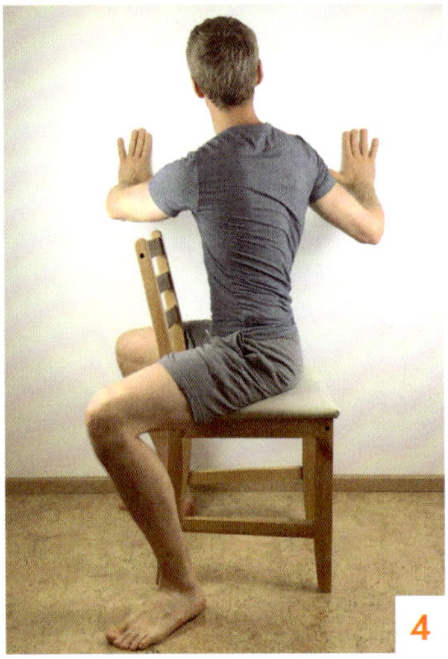

4

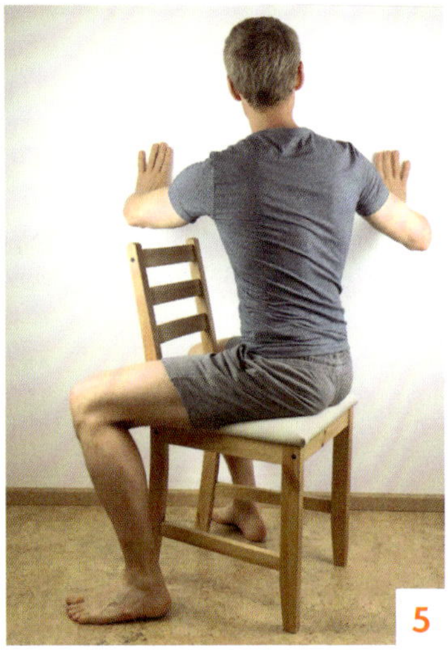

5

- Verändern Sie die Stuhlposition, wenn es Ihnen nicht oder nicht sehr leicht gelingt, mit beiden Handflächen die Wand zu berühren. Wenn Sie beispielsweise die Stuhllehne weiter zur Wand drehen, wird die Übung für Sie einfacher. [5]
- Drücken Sie sich vorsichtig mit den Händen weiter in die maximale Rotation. Führen Sie nun in der maximalen Rotation der Brustwirbelsäule und der Lendenwirbelsäule nach rechts kurze Wiederholungen aus.
- Führen Sie die Übung für die Rotation der Brustwirbelsäule und der Lendenwirbelsäule nach links aus.

Variante 3:
Beispielbeschreibung für die Rotation nach rechts

- Setzen Sie sich auf das vordere Drittel eines Stuhls. Sitzen Sie aufrecht.
- Setzen Sie sich seitlich vor eine Wand. Die Wand befindet sich auf Ihrer rechten Seite.
- Drehen Sie sich nun maximal nach rechts und berühren Sie mit beiden Handflächen die Wand. [6] Versuchen Sie, das Becken und die Beine nicht mitzudrehen.

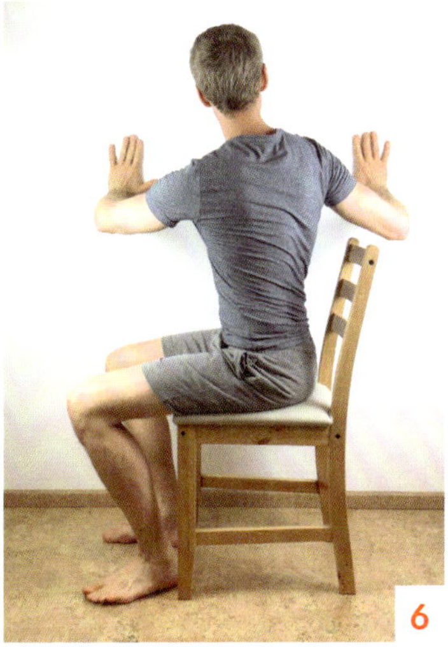
6

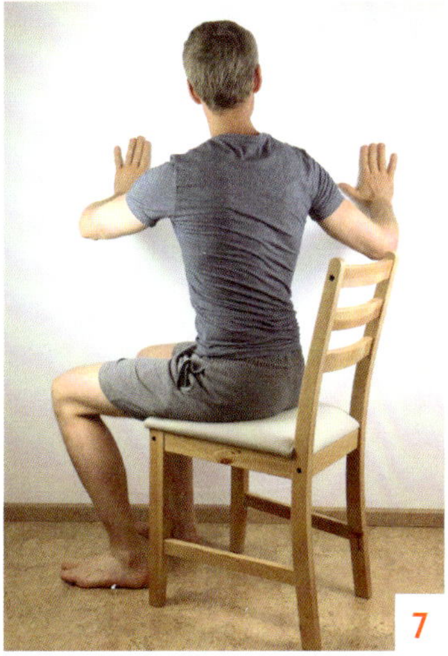
7

- Verändern Sie die Stuhlposition, wenn es Ihnen nicht oder nicht sehr leicht gelingt, mit beiden Handflächen die Wand zu berühren. Wenn Sie beispielsweise den Stuhl weiter zur Wand drehen, wird die Übung für Sie einfacher. [7]
- Drücken Sie sich vorsichtig mit den Händen weiter in die maximale Rotation. Führen Sie nun in der maximalen Rotation der Brustwirbelsäule und der Lendenwirbelsäule nach rechts kurze Wiederholungen aus.
- Führen Sie die Übung für die Rotation der Brustwirbelsäule und der Lendenwirbelsäule nach links aus.

ÜBUNGSINFOS: Zusatzbewegungen/Gelenkbeteiligung

- Die Beweglichkeit des Schultergürtels wird ebenfalls gefördert.

14 Seitneigung der Brustwirbelsäule und der Lendenwirbelsäule/Lateralflexion

Es ist schwer, eine isolierte Seitneigung der Brustwirbelsäule oder auch der Lendenwirbelsäule auszuführen. Daher wird die Seitneigung der Brustwirbelsäule mit der Lendenwirbelsäule gemeinsam trainiert. Auch hier entsteht eine **Mischung** aus amG und apmG.

Beispielbeschreibung für die Seitneigung nach links

- Stehen Sie aufrecht. Die Arme sind entspannt.
- Neigen Sie Ihren Oberkörper nun maximal zur linken Seite. [1] Schieben Sie aktiv den linken Arm maximal in Richtung Kniegelenk. Halten Sie den Kopf gerade. Bewegen Sie den Oberkörper nicht nach vorn oder nach hinten. Es soll eine isolierte Seitneigung entstehen.

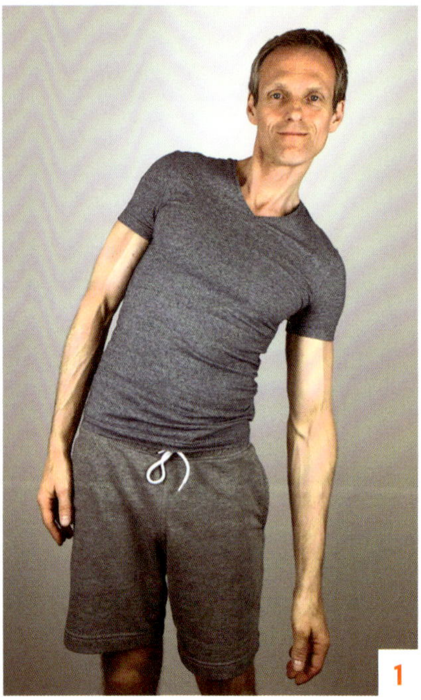

1

- Führen Sie in der maximalen Seitneigung der Brustwirbelsäule und der Lendenwirbelsäule nach links kurze Wiederholungen aus.
- Führen Sie die Übung für die Seitneigung der Brustwirbelsäule und der Lendenwirbelsäule nach rechts aus.

3. Schultergelenke und Gelenke des Schultergürtels

Schultergelenke

Im Schultergelenk sind isolierte Bewegungen kaum möglich. Dafür sind sehr viel Übung und Körpergefühl nötig. Weil die Schultergelenke und die Gelenke des Schultergürtels eine funktionelle Einheit bilden, ist es sinnvoll, die Mischbewegungen, die aus den Schultergelenken und den Gelenken des Schultergürtels entstehen, auch in ihrer Funktion zu trainieren.

15 Auswärtsdrehung in den Schultergelenken/ Außenrotation

amG

- Stellen Sie sich rücklings an eine Wand. Die Wirbelsäule liegt komplett an. [1] Dadurch stehen Sie mit dem Schultergürtel leicht nach vorn geneigt.
- Die Oberarme liegen seitlich eng am Körper an und berühren die Wand. Die Ellbogen sind etwa 90 Grad gebeugt, und die Handflächen zeigen nach oben.
- Nun drehen Sie beide Unterarme maximal nach außen. [2] Das ist die maximale aktive Außenrotation in Ihren Schultergelenken.
- Führen Sie in der maximalen aktiven Auswärtsdrehung der Schultergelenke kurze Wiederholungen aus.

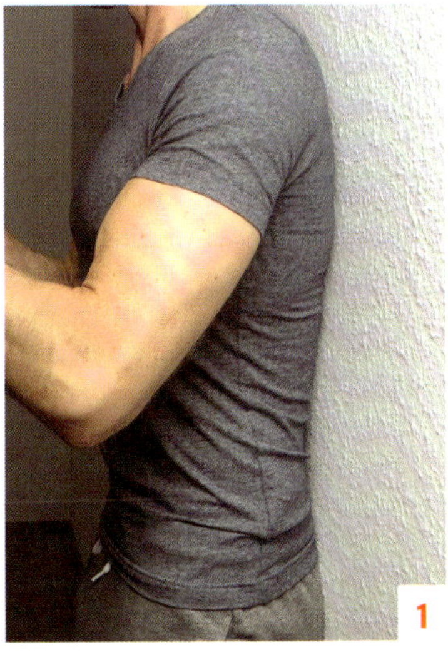
1

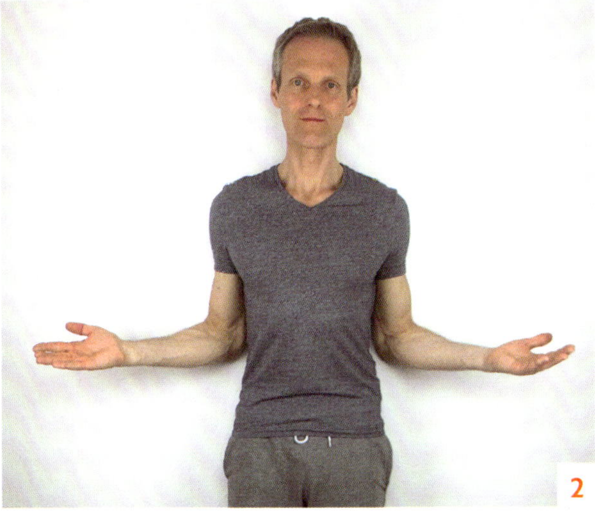
2

apmG

- Begeben Sie sich in die Rückenlage.
- Die Beine sind aufgestellt, die Kniegelenke um 90 Grad gebeugt. Vermeiden Sie möglichst ein Hohlkreuz.
- Die Oberarme liegen seitlich am Körper an. Die Ellbogen sind um 90 Grad gebeugt. Die Handflächen zeigen nach innen.
- Nun führen Sie die Unterarme maximal Richtung Boden. [3]

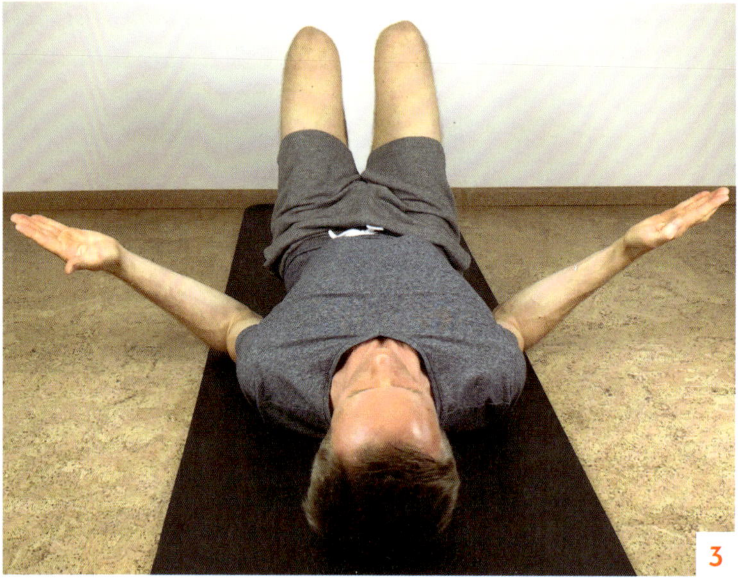

3

- Führen Sie in der maximalen Auswärtsdrehung der Schultergelenke kurze Wiederholungen aus.

ÜBUNGSINFOS: Weiterlaufende Bewegungen und Kompensationen

- amG Hier ist eine Isolation der Bewegung möglich. Bei korrekter Ausführung findet eine gezielte Außenrotation statt.

16 Einwärtsdrehung in den Schultergelenken/ Innenrotation

amG

Beispielbeschreibung für die linke Schulter

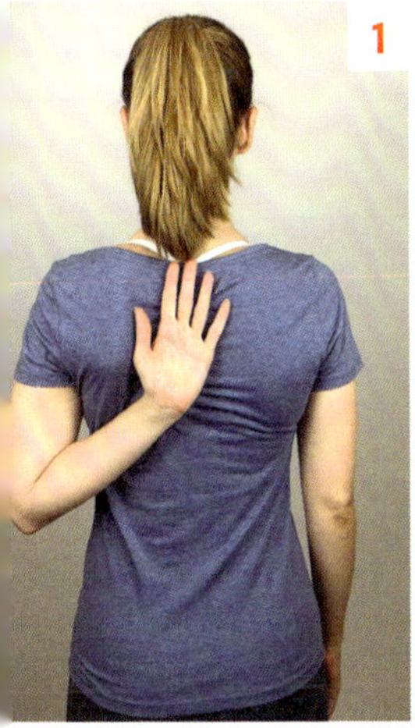

1

- Stellen Sie sich aufrecht hin.
- Die Arme hängen entspannt neben dem Körper. Die Handflächen zeigen nach hinten.
- Nun führen Sie die linke Hand hinter dem Rücken maximal nach oben. [1] Stellen Sie sich vor, Sie wollen den Hinterkopf berühren. Diese Bewegung ist nur durch eine Innenrotation im Schultergelenk möglich.
- Führen Sie in der aktiven maximalen Innenrotation des linken Schultergelenks kurze Wiederholungen aus. Das heißt, Sie schieben die Hand in kleinen Bewegungen auf dem Rücken wiederholt maximal nach oben.
- Führen Sie diese Übung für die rechte Schulter aus.

apmG

- Begeben Sie sich in die Rückenlage.
- Die Beine sind aufgestellt, die Kniegelenke etwa 90 Grad gebeugt.
- Die Arme liegen etwa 90 Grad vom Körper abgewickelt.
- Die Ellbogen sind etwa um 90 Grad gebeugt. Die Hände zeigen zur Decke. Die Handflächen zeigen in Richtung Füße.
- Nun bewegen Sie die Unterarme fußwärts maximal zum Fußboden. [2]
- Führen Sie jetzt in der maximalen Innenrotation kurze Wiederholungen aus.

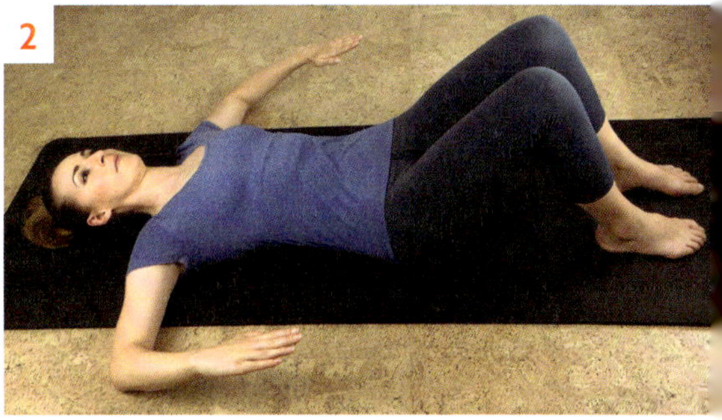

2

ÜBUNGSINFOS: Weiterlaufende Bewegungen und Kompensationen

- **amG** Halten Sie den Oberkörper während der Übungsausführung aufrecht.
- **apmG** Die Schulterblätter bleiben am Boden.

17 amG Heben der Arme über die Seiten/ Abduktion im Schultergelenk

Variante 1:

- Stellen Sie sich mit dem Rücken vor eine Wand. Das Gesäß und der Schultergürtel haben Wandkontakt. Stehen Sie aufrecht.
- Die Arme sind neben dem Körper. Die Handflächen zeigen zum Körper. [1]

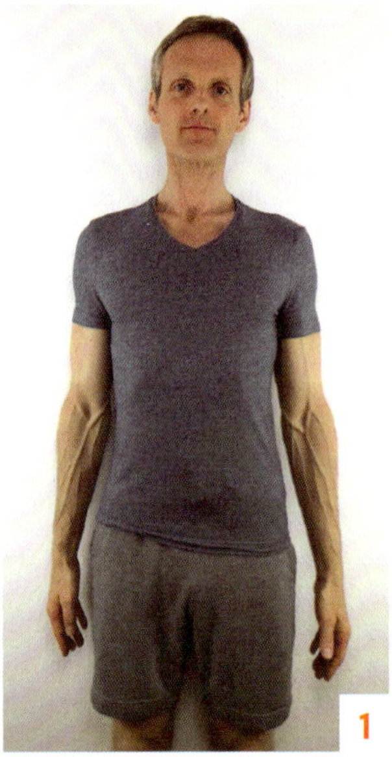

1

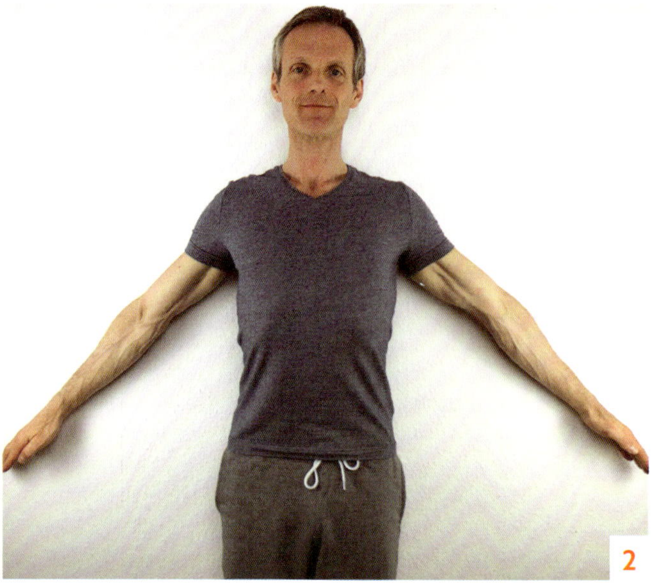

2

- Nun heben Sie die Arme über die Seiten gestreckt [2] maximal über den Kopf, bis die Oberarme die Ohren berühren. [3] Die Ellbogen bleiben gestreckt. Die Arme sollen dabei permanent Wandkontakt haben. Die Daumen zeigen nach vorn.
- Führen Sie in der aktiven maximalen Abduktion der Schultergelenke kurze Wiederholungen aus.
- Senken Sie die Arme zurück in die Ausgangsstellung.

3

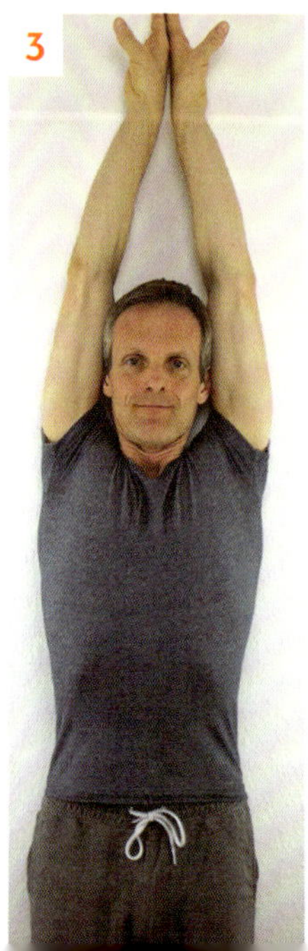

- Nun lassen Sie die Handflächen nach vorn/außen zeigen. [4]

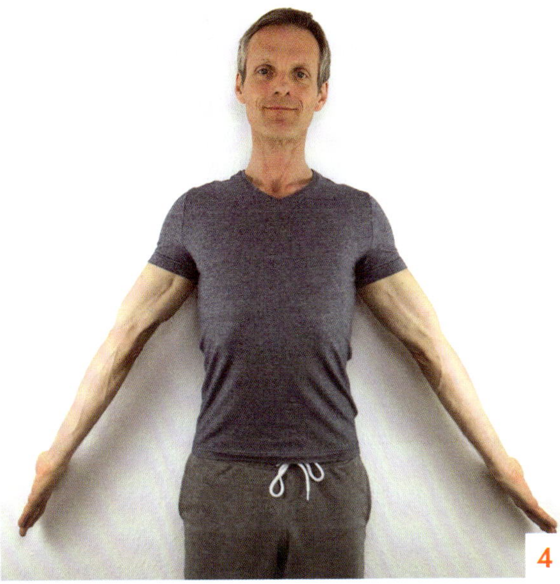

4

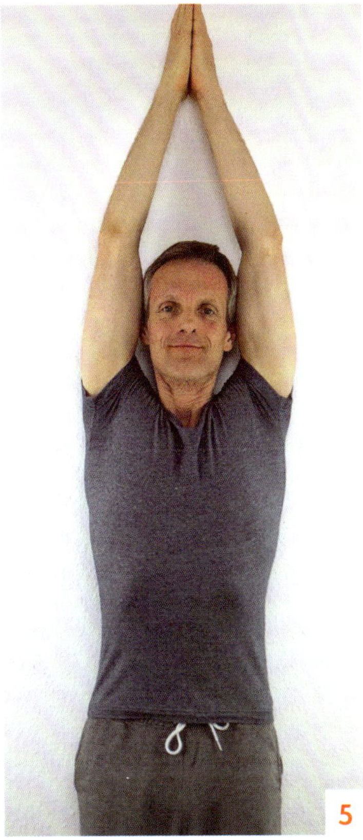

5

- Heben Sie die Arme erneut über die Seiten gestreckt maximal über den Kopf, bis die Oberarme die Ohren berühren. [5] Die Ellbogen *bleiben möglichst gestreckt*. Die Arme sollen dabei permanent Wandkontakt haben. Die Daumen zeigen nach hinten.
- Führen Sie in der aktiven maximalen Abduktion der Schultergelenke kurze Wiederholungen aus.

Variante 2:

- Stehen Sie aufrecht.
- Die Arme sind neben dem Körper. Die Handflächen zeigen zum Körper. [6]

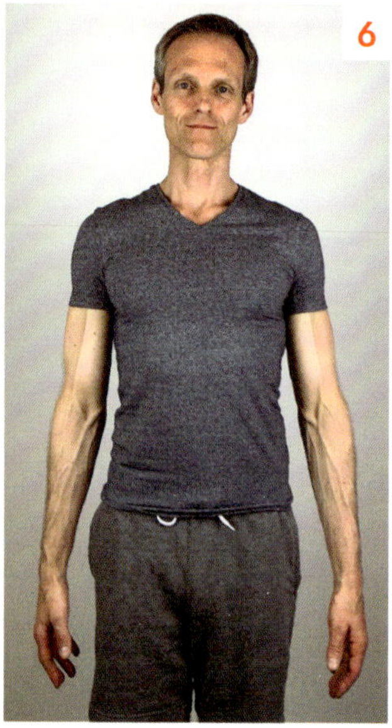
6

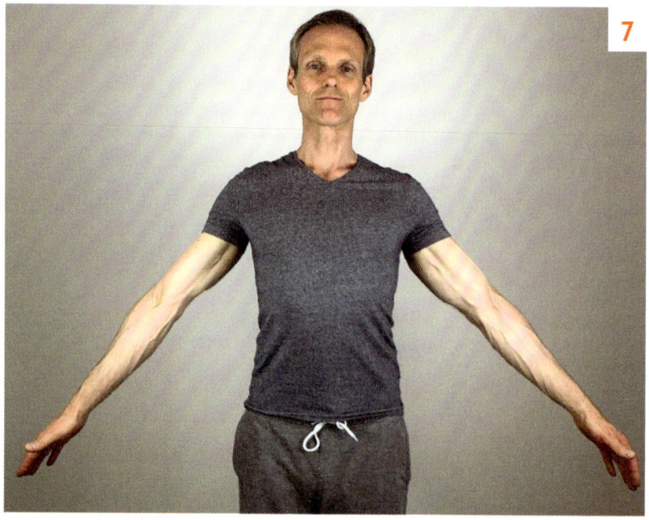
7

- Nun heben Sie die Arme über die Seiten gestreckt [7] maximal über den Kopf, bis die Oberarme die Ohren berühren. [8] Die Ellbogen *bleiben möglichst gestreckt*. Sie stehen aufrecht, legen Sie dabei den Kopf nicht nach vorn. Die Daumen zeigen tendenziell nach vorn.
- Führen Sie in der aktiven maximalen Abduktion der Schultergelenke kurze Wiederholungen aus.
- Senken Sie die Arme zurück in die Ausgangsstellung.

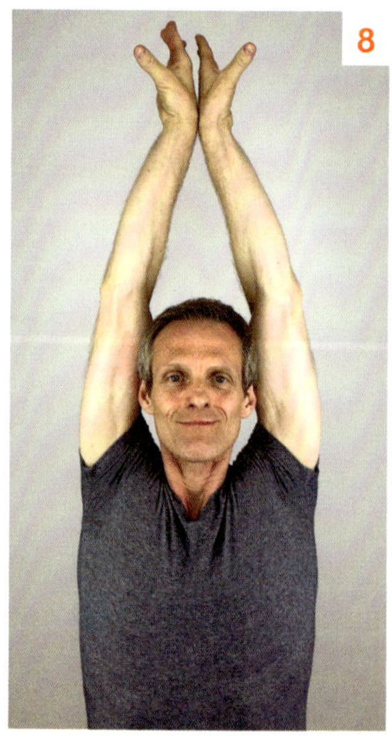
8

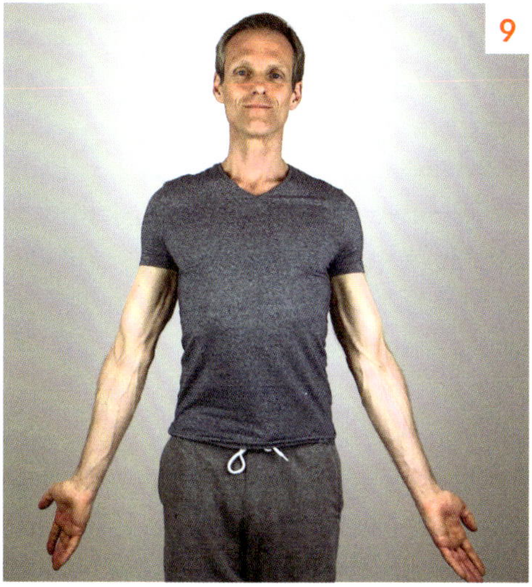

9

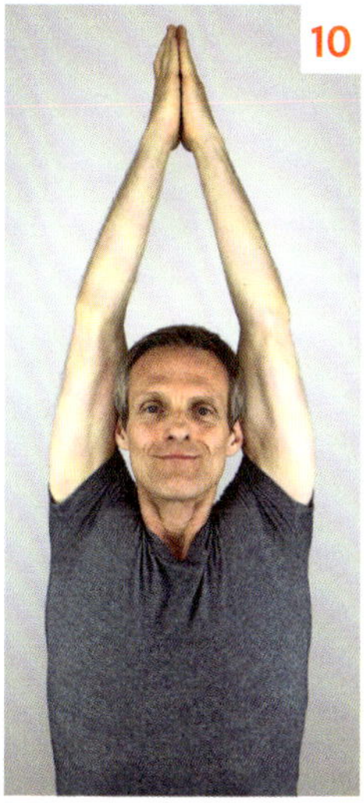

10

- Nun lassen Sie die Handflächen nach vorn/außen zeigen. [9]
- Heben Sie die Arme erneut über die Seiten gestreckt maximal über den Kopf, bis die Oberarme die Ohren berühren. [10] Die Ellbogen *bleiben möglichst gestreckt*. Sie stehen aufrecht, legen Sie dabei den Kopf nicht nach vorn. Die Daumen zeigen nach hinten.
- Führen Sie in der aktiven maximalen Abduktion der Schultergelenke kurze Wiederholungen aus.

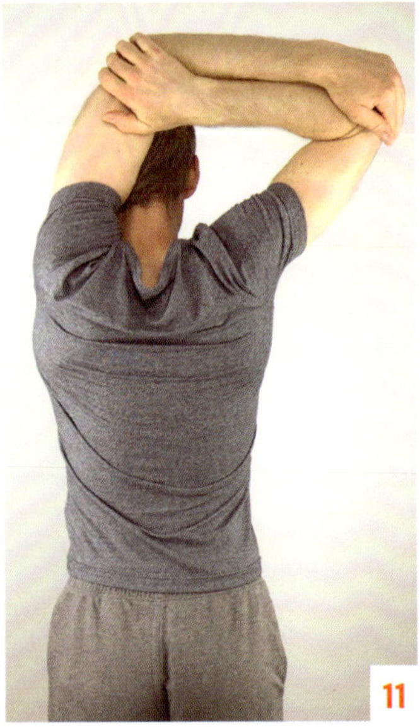

11

apmG

Beispielbeschreibung für das linke Schultergelenk

- Stehen Sie aufrecht.
- Den linken Arm strecken Sie in Richtung Decke.
- Umgreifen Sie mit der rechten Hand den gestreckten Ellbogen des linken Arms. Legen Sie den linken Unterarm auf den rechten Unterarm.
- Ziehen Sie nun den linken Arm maximal hinter den Kopf. [11]
- Bleiben Sie aufrecht stehen. Richten Sie den Blick möglichst gerade vorwärts und nicht nach unten.
- Führen Sie in der maximalen Abduktion des linken Schultergelenks kurze Wiederholungen aus.
- Wiederholen Sie die Übung für das rechte Schultergelenk.

ÜBUNGSINFOS: Allgemein

- amG Verwenden Sie die Variante 2 nur, wenn es Ihnen nicht möglich ist, während der Abduktionsbewegung in Variante 1 die Arme an der Wand zu halten. Hinzu kommt, dass für die Variante 1 eine relativ große Wandfläche benötigt wird. Wenn diese fehlt, reicht die Variante 2 selbstverständlich aus, um die aktive maximale Abduktion der Arme zu trainieren.
- apmG Genau genommen ist das Ziehen des Arms hinter den Kopf tatsächlich eine Adduktion, denn Adduktion bedeutet »zum Körper hin« und Abduktion »vom Körper weg«. Das ist jedoch an dieser Stelle nicht von Belang.
- Achten Sie darauf, dass der Unterarm des Armes, der hinter den Kopf gezogen wird, oben aufliegt und nicht wie auf dem Bild unten. [12] Ein Dehnungsreiz im Trizeps-Muskel könnte die maximale Gelenkbewegung behindern.

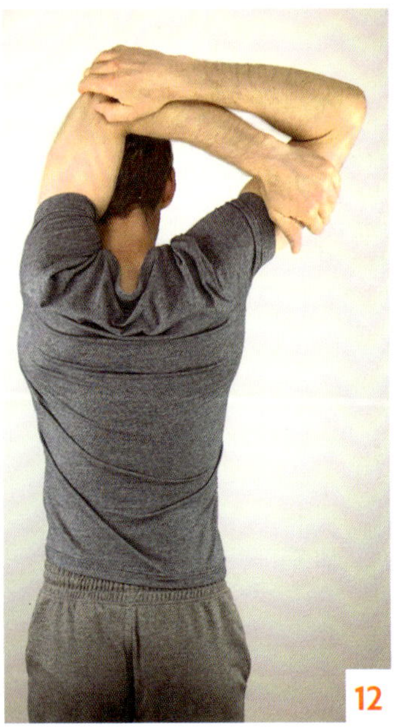

12

18 Heranführen der Arme/ Adduktion im Schultergelenk

apmG Für die Adduktion im Schultergelenk wird **keine amG** durchgeführt.

Beispielbeschreibung für die linke Schulter

- Stellen Sie sich mit der rechten Seite vor eine geöffnete Tür, sodass Sie sich am Türgriff festhalten können.
- Greifen Sie nun mit der linken Hand auf dem Rücken von unten den Türgriff. [1]
- Bewegen Sie nun den Oberkörper von der Tür weg. Sie ziehen nun Ihren linken Arm maximal hinter den Rücken. [2] Bleiben Sie aufrecht stehen.
- Führen Sie in der maximalen Adduktion im linken Schultergelenk kurze Wiederholungen aus.
- Führen Sie die Übung mit dem rechten Arm für das rechte Schultergelenk aus.

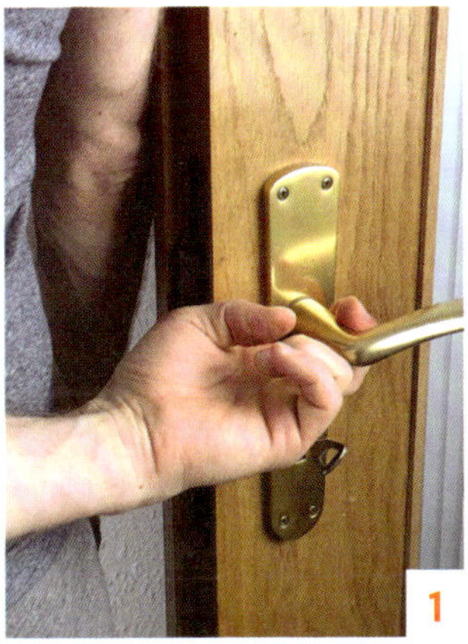
1

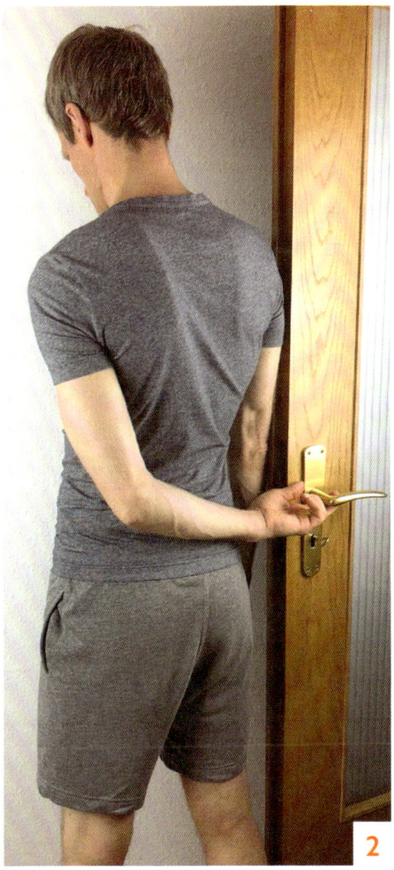
2

19 Rückbewegung in den Schultergelenken/ Retroversion

amG

- Stehen Sie aufrecht. Die Arme sind neben dem Körper, die Ellbogen um 90 Grad gebeugt.
- Nun schieben Sie die gebeugten Arme maximal nach hinten. [1]
- Die Ellbogen weichen nicht nach außen ab, und Sie bleiben aufrecht stehen.
- Führen Sie in der aktiven maximalen Rückbewegung in den Schultergelenken kurze Wiederholungen aus.

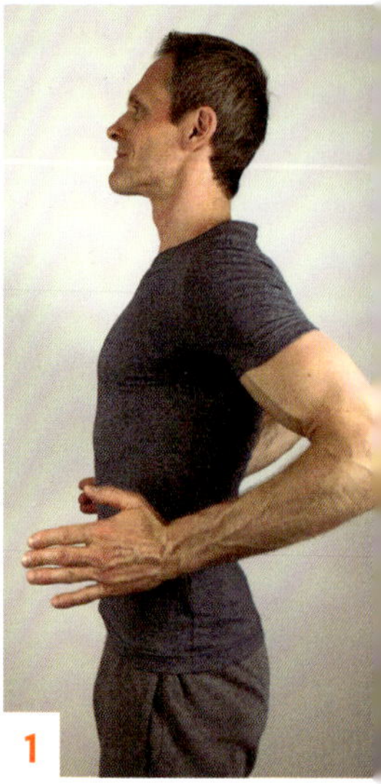
1

apmG

- Setzen Sie sich auf eine Couch (oder auch Ihr Bett), und zwar vorn an der Kante der Sitz- oder Liegefläche.
- Nun platzieren Sie Ihre Hände hinter Ihrem Körper.
- Ihre Schultergelenke sind nun bereits in der Retroversion.
- Nun richten Sie sich maximal auf und schieben zudem Ihren Oberkörper maximal nach hinten. [2] Es findet eine maximale Rückbewegung der Arme in den Schultergelenken statt.
- Führen Sie in der maximalen Rückbewegung in den Schultergelenken kurze Wiederholungen aus.

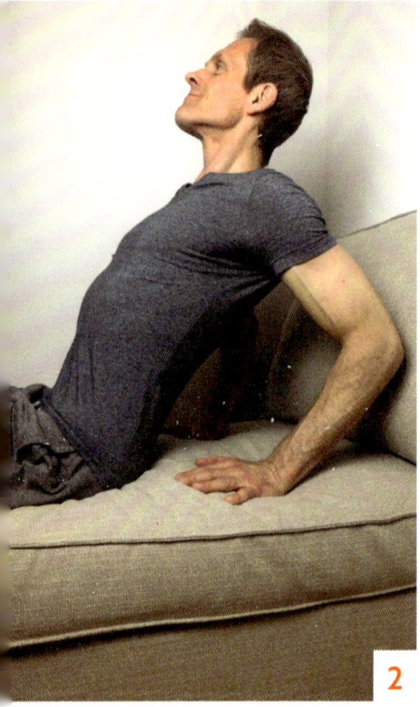
2

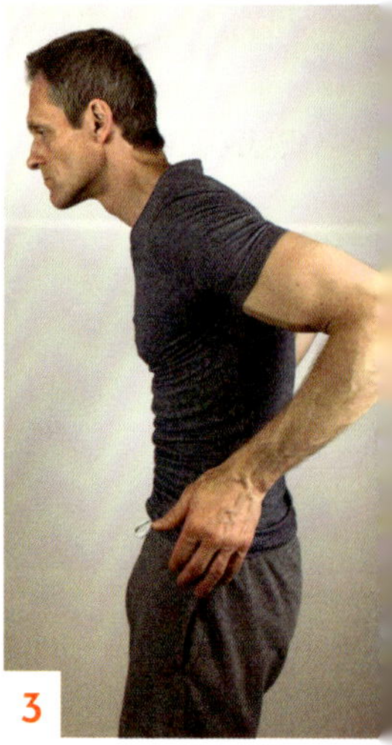
3

ÜBUNGSINFOS: Weiterlaufende Bewegungen und Kompensationen

- amG und apmG Besonders bei der **amG** kommt es sehr schnell zu einer weiterlaufenden Bewegung. Achten Sie darauf, die Schultern nicht nach vorn zu verlagern und die Brustwirbelsäule zu beugen [3], wenn Sie die Arme nach hinten ziehen. Auch bei der **apmG** achten Sie auf einen geraden Rücken.

20 Kreuzung der Arme vor dem Körper/ Transversale Adduktion

amG

Beispielbeschreibung für das linke Schultergelenk

- Stehen Sie aufrecht.
- Greifen Sie mit der linken Hand maximal nach hinten über die rechte Schulter. [1]
- Führen Sie in der aktiven maximalen Kreuzung des linken Arms vor dem Körper kurze Wiederholungen aus.
- Führen Sie die Übung mit dem rechten Arm für das rechte Schultergelenk aus.

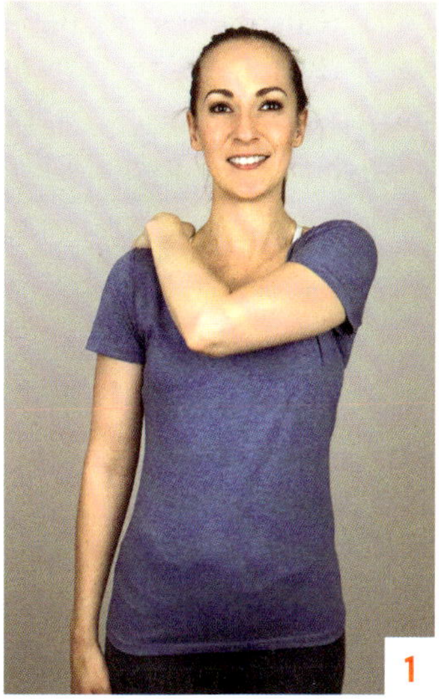

1

apmG

Beispielbeschreibung für das linke Schultergelenk

- Stehen Sie aufrecht.
- Greifen Sie mit der linken Hand maximal nach hinten zur rechten Schulter.
- Drücken Sie nun mit der rechten Hand an den linken Ellbogen und schieben Sie den linken Arm maximal in die transversale Adduktion. [2]
- Führen Sie in der maximalen Kreuzung des linken Arms vor dem Körper kurze Wiederholungen aus.
- Führen Sie die Übung mit dem rechten Arm für das rechte Schultergelenk aus.

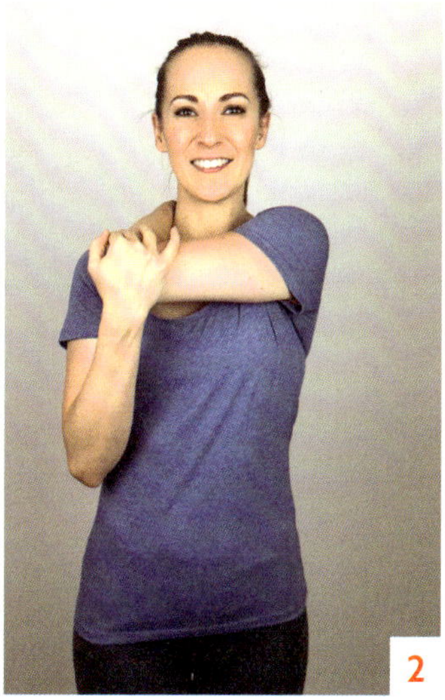

2

ÜBUNGSINFOS: Allgemein

- amG und apmG Es findet stets eine Vorbewegung im Schultergürtel statt.

21 Rückbewegung der Arme in der Horizontalen/ Transversale Abduktion

amG Für die transversale Abduktion in den Schultergelenken werden **keine apmG** ausgeführt.

- Stehen Sie aufrecht.
- Beugen Sie die Ellbogen auf 90 Grad und spreizen Sie die Arme 90 Grad vom Körper ab. Die Unterarme sind parallel zum Boden.
- Schieben Sie nun die Ellbogen in dieser Position maximal nach hinten. [1] [2]

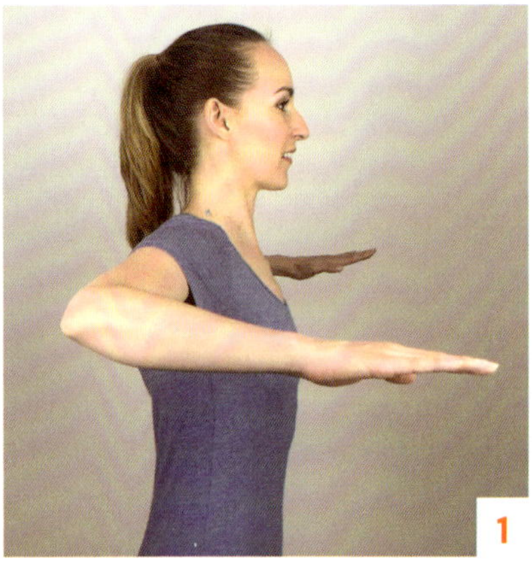

1

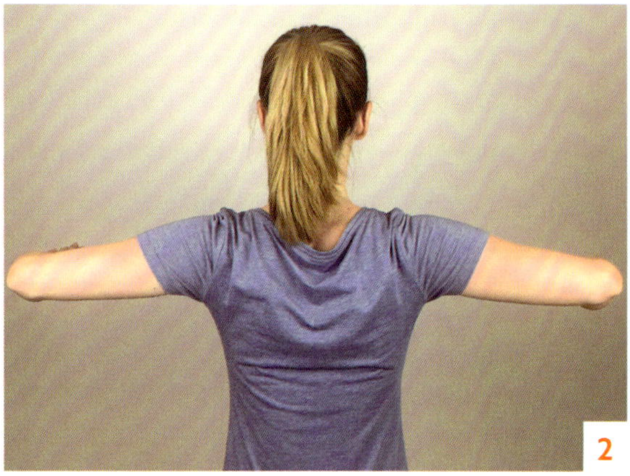

2

- Führen Sie in der aktiven maximalen transversalen Abduktion in den Schultergelenken kurze Wiederholungen aus.

ÜBUNGSINFOS: Allgemein

- Es findet stets eine Rückbewegung im Schultergürtel statt.

Sonderübungen für die Schultergelenke Die Arme sind auf maximale Beweglichkeit ausgelegt. Das Zusammenspiel der Schultergelenke mit dem Schultergürtel ermöglicht Bewegungen, die weit über das Bewegungsvermögen eines Kugelgelenks hinausgehen. Daher gibt es zwei Sonderübungen für die Schultergelenke, die in ihrer Komplexität und Ausführung von den maximalen Gelenkbewegungen abweichen:

22 Adduktion, Innenrotation, Extension in den Schultergelenken

- Verschränken Sie die Arme auf dem Rücken.
- Umgreifen Sie mit den Händen das Ellbogengelenk des jeweils anderen Arms. [1] [2] Ziehen Sie die Arme maximal zueinander. Durch die Einnahme dieser Position kommt es in den Schultergelenken zu einer Adduktion und Innenrotation.

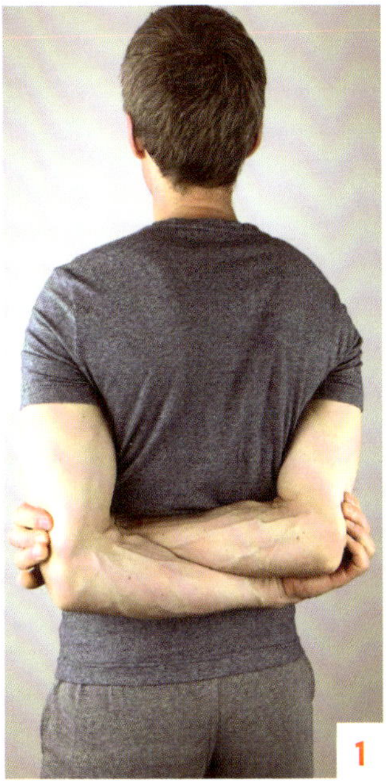
1

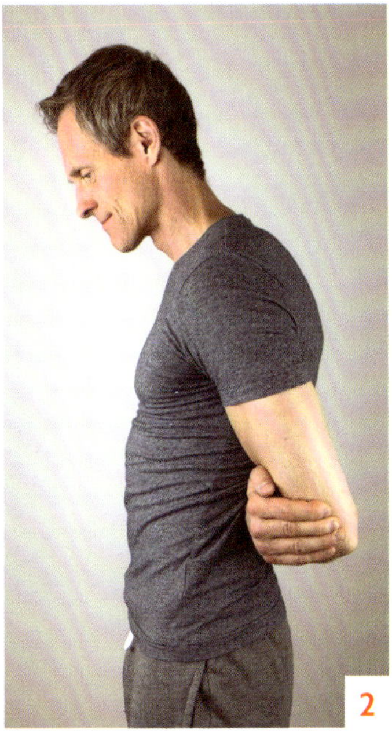
2

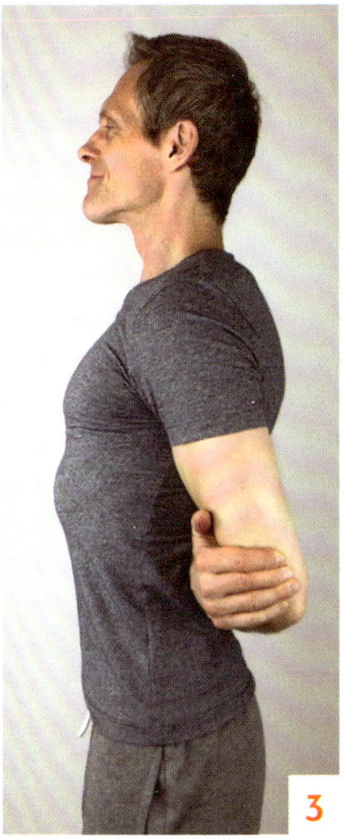
3

- Nun richten Sie sich maximal über die Brustwirbelsäule auf. [3] Durch diese Aufrichtung kommt es in den Schultergelenken zu einer Streckung (Extension).
- Führen Sie kurze Wiederholungen in der Aufrichtung durch.

23 Adduktion, Anteversion mit Elevation in den Schultergelenken

- Verschränken Sie vor dem Bauch die Finger ineinander. Die Ellbogen sind gestreckt.
- Nun heben Sie die gestreckten Arme maximal nach oben. [1] [2] [3] Vermeiden Sie ein Hohlkreuz.

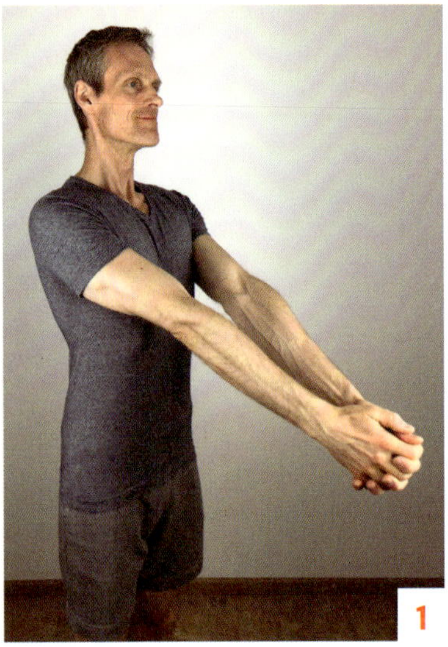
1

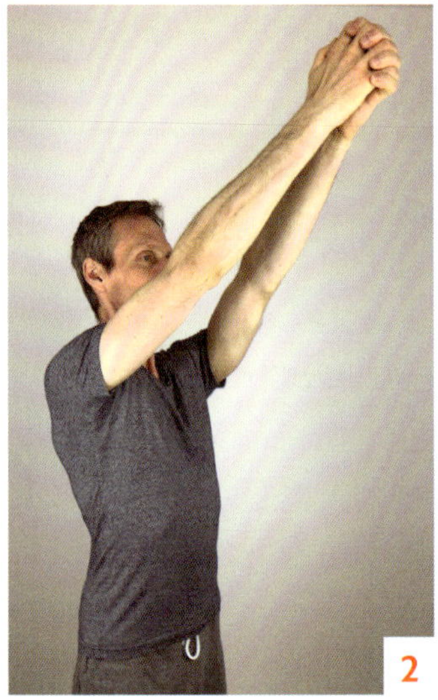
2

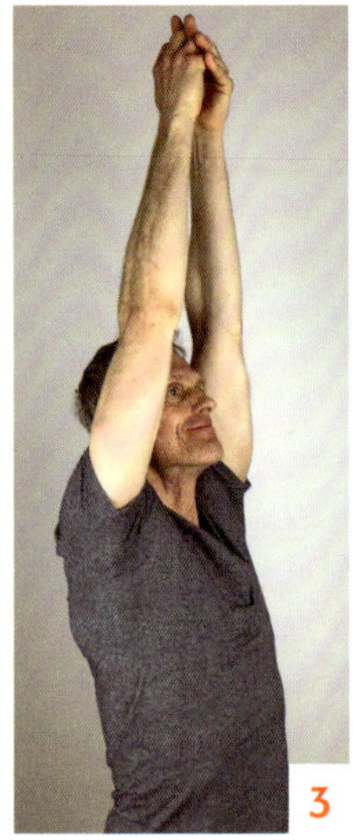
3

- Bewegen Sie die Arme zurück in die Ausgangsposition.
- Führen Sie 15 *komplette* aktive Wiederholungen durch.

Gelenke des Schultergürtels

Durch vier einfache Übungen werden die Gelenke des Schultergürtels trainiert. Für die Bewegungen des Schultergürtels werden **keine apmG** ausgeführt.

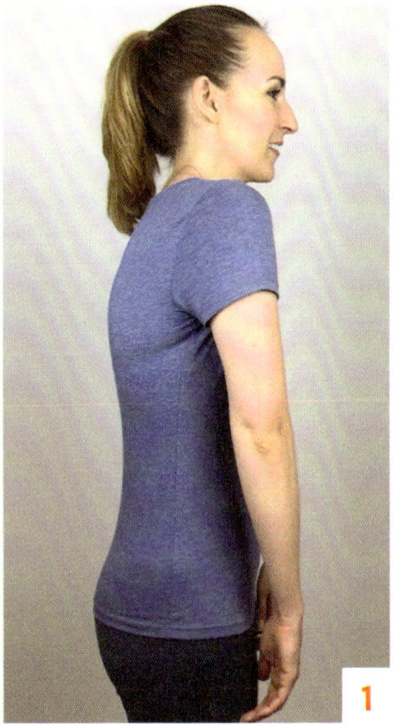

1

24 Vorziehen der Schultern/ Protraktion

- Stehen Sie aufrecht. Beide Füße stehen fest auf dem Boden. Die Arme hängen locker neben dem Körper.
- Nun ziehen Sie die Schultern maximal nach vorn. [1] Die Schulterblätter werden so weit wie möglich voneinander wegbewegt.
- Führen Sie im maximalen aktiven Vorziehen der Schultern kurze Wiederholungen aus.

ÜBUNGSINFOS: Weiterlaufende Bewegungen und Kompensationen

- Eine leichte Beugung der Brustwirbelsäule findet statt. Lassen Sie die Bewegung zu, denn sie unterstützt das Bewegungsmaximum der Gelenke des Schultergürtels in der Protraktion.
- Senken Sie nicht den Kopf. Schauen Sie tendenziell vorwärts.

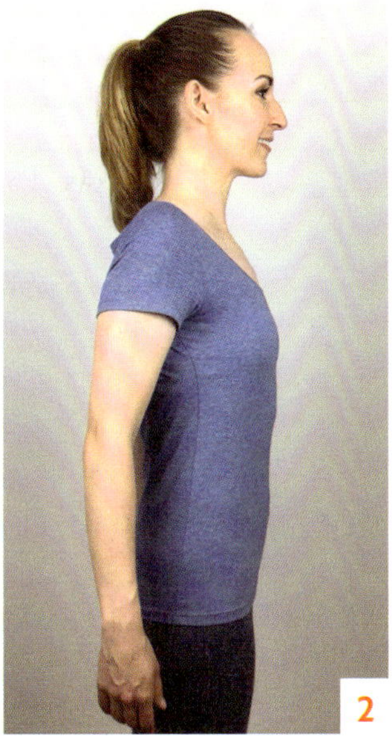

2

25 Zurückziehen der Schultern/ Retraktion

- Stehen Sie aufrecht. Die Arme hängen locker neben dem Körper.
- Nun ziehen Sie die Schultern maximal nach hinten [2], die Schulterblätter maximal zur Wirbelsäule, so, als ob sich die Schulterblätter berühren sollen.
- Führen Sie im maximalen aktiven Zurückziehen der Schultern kurze Wiederholungen aus.

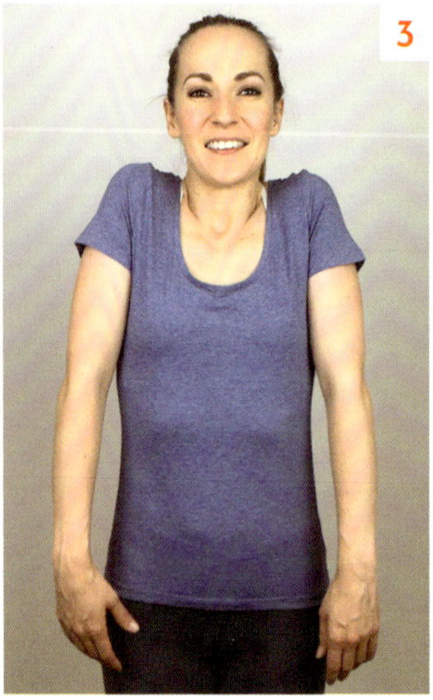

3

26 Hochziehen der Schultern/ Elevation

- Stehen Sie aufrecht. Die Arme sind locker neben dem Körper.
- Nun ziehen Sie die Schultern maximal nach oben. [3] Ziehen Sie die Schultern maximal zu den Ohren.
- Führen Sie im maximalen aktiven Hochziehen der Schultern kurze Wiederholungen aus.

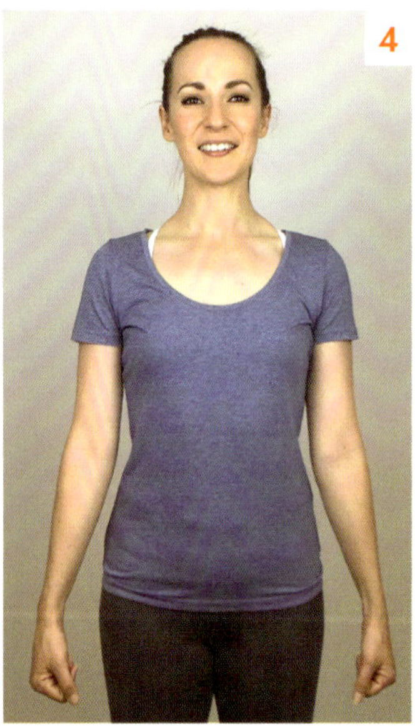

4

27 Herunterziehen der Schultern/ Depressionen

- Stehen Sie aufrecht. Die Arme sind locker neben dem Körper.
- Nun ziehen Sie die Schultern maximal nach unten. [4] Entfernen Sie die Schultern maximal von den Ohren. Meist handelt es sich nur um einige Zentimeter.
- Führen Sie im maximalen aktiven Herunterziehen der Schultern kurze Wiederholungen aus.

ÜBUNGSINFOS: Allgemein

- Sie unterstützen die Position durch eine extrem aufrechte Haltung.

4. Ellbogengelenke

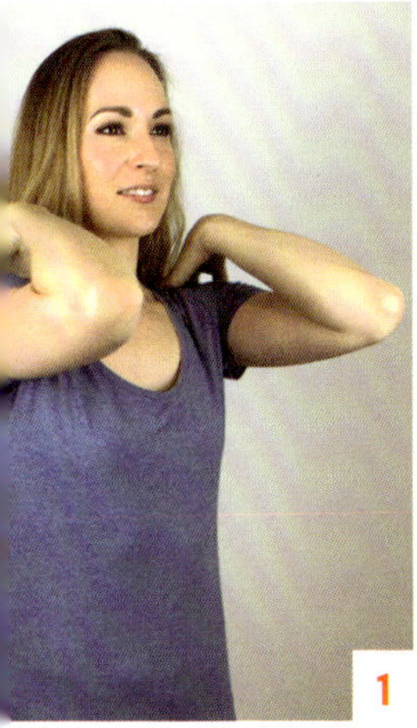
1

28 Beugung in den Ellbogengelenken/ Flexion

amG

- Stehen Sie aufrecht.
- Bewegen Sie die Hände zum jeweils gleichseitigen Schultergelenk. [1]
- Die Bewegung wird mit beiden Armen gleichzeitig durchgeführt.
- Führen Sie in der maximalen aktiven Beugung der Ellbogengelenke kurze Wiederholungen aus.

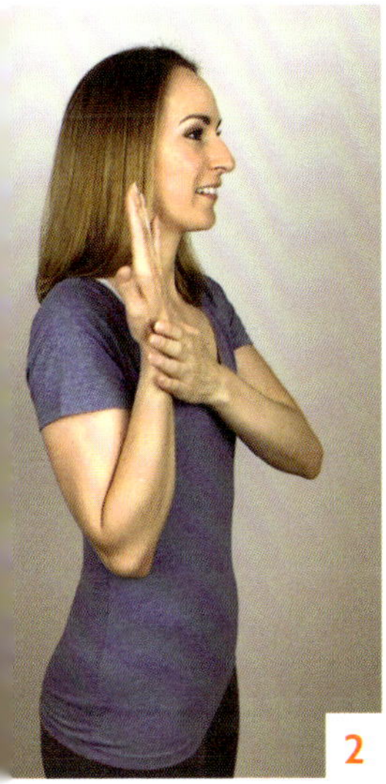
2

apmG

Beispielbeschreibung für das rechte Ellbogengelenk

- Stehen Sie aufrecht.
- Bewegen Sie die rechte Hand zum rechten Schultergelenk.
- Drücken Sie nun mit der linken Hand die rechte Hand maximal zum Schultergelenk. [2]
- Führen Sie in der maximalen Beugung im Ellbogengelenk kurze Wiederholungen aus.
- Wiederholen Sie die Übung mit dem linken Ellbogengelenk.

ÜBUNGSINFOS: Allgemein

- Wechseln Sie die Position der Hände. [3] [4] Lassen Sie mal den Handrücken und mal die Handfläche zum Schultergelenk zeigen.

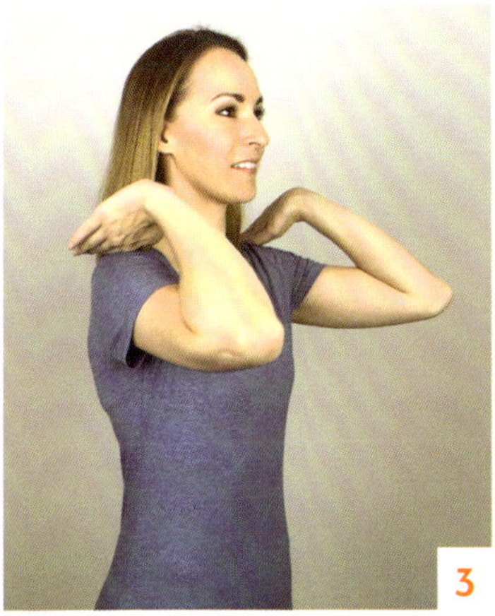
3

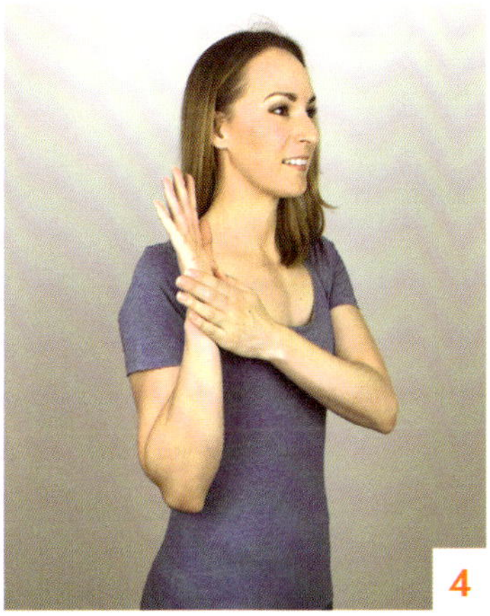
4

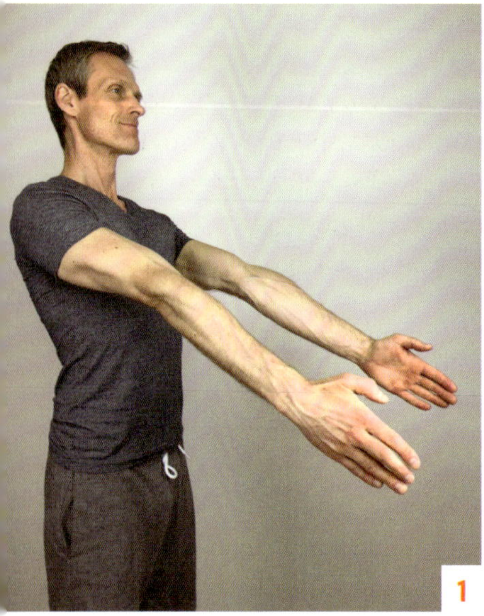

1

29 Streckung in den Ellbogengelenken/ Extension

amG Für die Streckung im Ellbogen wird **keine apmG** ausgeführt.

- Stehen Sie aufrecht.
- Halten Sie beide Arme gestreckt vor den Körper.
- Versuchen Sie nun, beide Ellbogengelenke noch weiter, also maximal, zu strecken. [1]
- Führen Sie in der maximalen aktiven Streckung in den Ellbogengelenken kurze Wiederholungen aus.

ÜBUNGSINFOS: Allgemein

- Wechseln Sie die Position der Hände. Lassen Sie mal die Handrücken und mal die Handflächen nach oben zeigen. [2] [3]

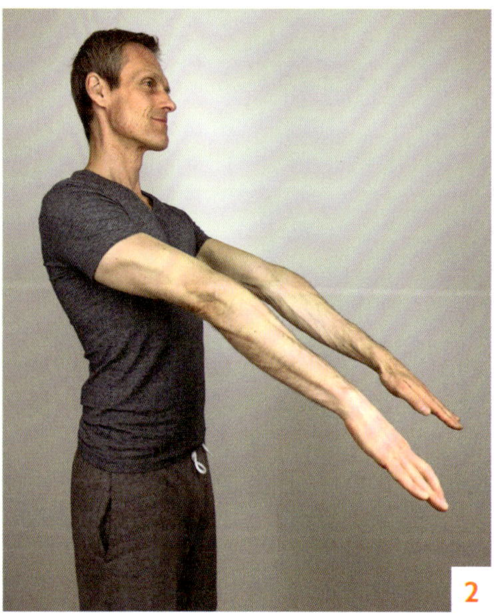

2

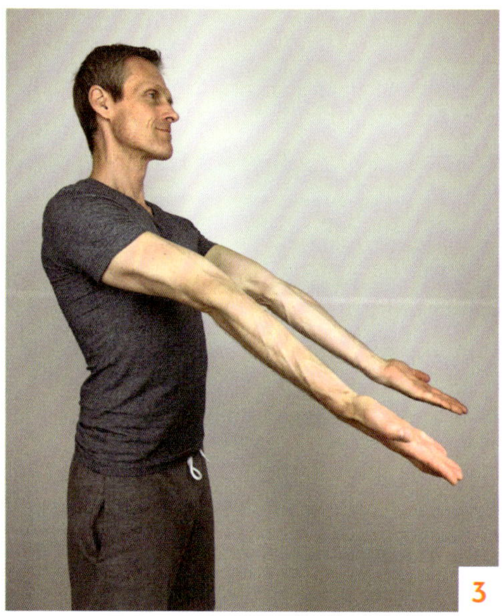

3

30 Auswärtsdrehung der Hände/ Supination

Dies ist eine Bewegung für die Ellbogengelenke und die Handgelenke. Diese Bewegung findet zwischen Elle und Speiche statt. Dabei gibt es eine gelenkige Verbindung nahe dem Handgelenk und eine Verbindung im Ellbogengelenk. Die Beweglichkeit der ellbogennahen Gelenke zwischen Elle und Speiche ist für die Gesamtbeweglichkeit der Ellbogengelenke sehr wichtig.

amG

- Stehen Sie aufrecht.
- Halten Sie beide Arme eng am Körper. Die Ellbogen sind 90 Grad gebeugt.
- Drehen Sie nun die Handflächen nach oben/außen, so weit Sie können. [1]

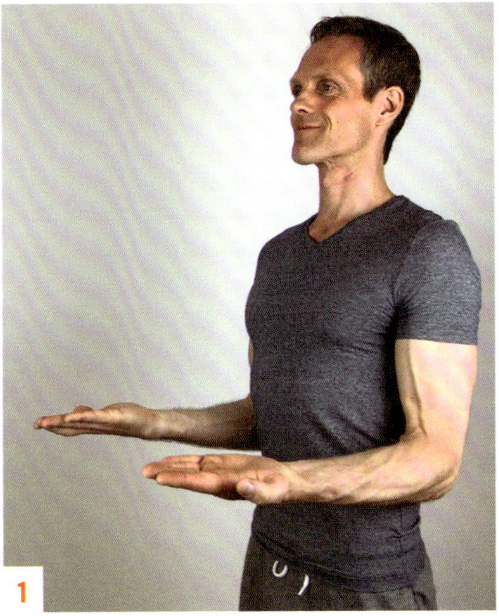

1

- Führen Sie in der maximalen aktiven Auswärtsdrehung der Hände kurze Wiederholungen aus.

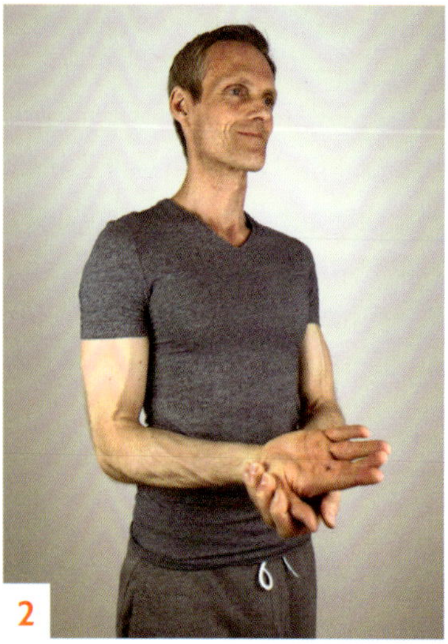

2

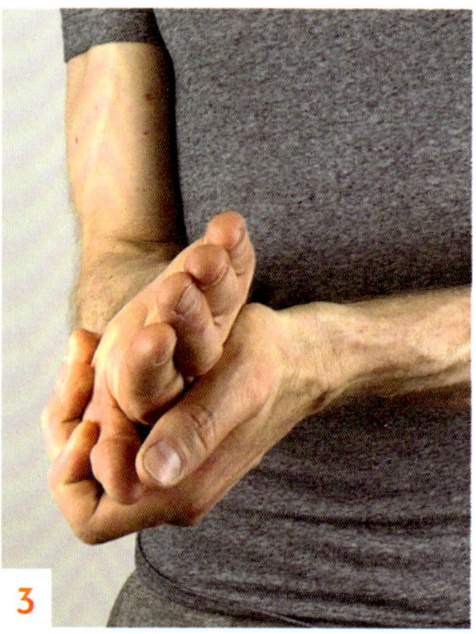

3

apmG

Beispielbeschreibung für die rechte Hand

- Stehen Sie aufrecht.
- Halten Sie den rechten Arm eng am Körper. Der Ellbogen ist 90 Grad gebeugt. Die Handfläche zeigt nach oben.
- Umfassen Sie mit der linken Hand die rechte Hand von unten.
- Umgreifen Sie mit den Fingern der linken Hand den rechten Daumenballen.
- Ziehen Sie nun den rechten Daumenballen mit der linken Hand nach unten, sodass die Handfläche der rechten Hand maximal nach oben/außen zeigt. [2] [3]
- Führen Sie in der maximalen Auswärtsdrehung der rechten Hand kurze Wiederholungen aus.
- Wiederholen Sie die Übung mit der linken Hand.

ÜBUNGSINFOS:

Allgemein

- **apmG** Durch den Zug am Daumenballen wird das Daumensattelgelenk zurückgezogen (Retraktion). Wenn bei Ihnen keine schmerzfreie Retraktion des Daumensattelgelenks möglich ist, umfassen Sie die Hand dennoch von unten, greifen Sie stattdessen jedoch an der Zeigefingerseite. [4]

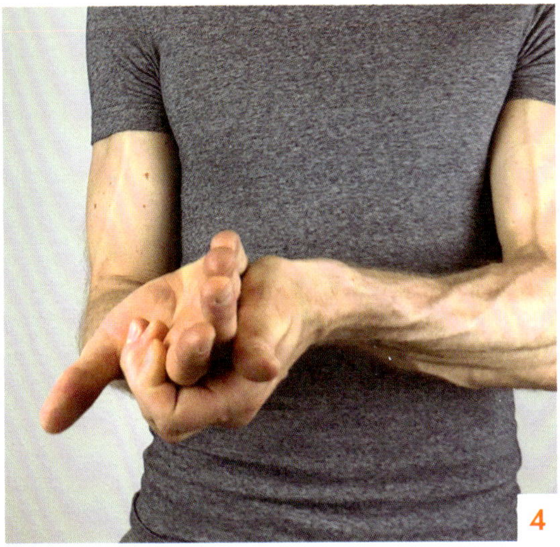

4

Zusatzbewegungen/Gelenkbeteiligung

- Diese Übungen trainieren auch das Gelenk zwischen Elle und Speiche am Handgelenk in die maximale Auswärtsdrehung.

Weiterlaufende Bewegungen und Kompensationen

- **apmG** Halten Sie die Schultern auf gleicher Höhe. Weichen Sie nicht zur Seite aus.

31 Einwärtsdrehung der Hände/ Pronation

amG

- Stehen Sie aufrecht.
- Halten Sie die Arme eng am Körper. Die Ellbogen sind 90 Grad gebeugt.
- Drehen Sie nun die Handflächen maximal nach unten. [1] Die Oberarme müssen eng am Körper bleiben.

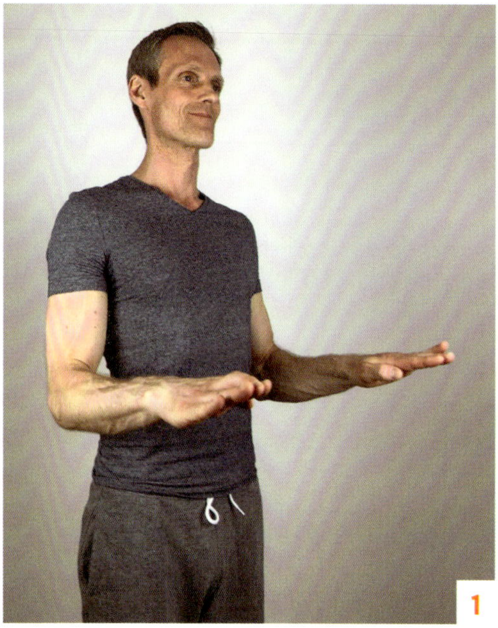

1

- Führen Sie in der maximalen aktiven Einwärtsdrehung der Hände kurze Wiederholungen aus.

apmG

Beispielbeschreibung für die rechte Hand

- Stehen Sie aufrecht.
- Halten Sie den rechten Unterarm vor den Körper. Der Ellbogen ist etwa um 90 Grad gebeugt. Die Handfläche zeigt nach unten.
- Umfassen Sie mit der linken Hand die rechte Hand von oben. Der linke Daumen ist gestreckt und befindet sich oberhalb des rechten Daumens am Mittelhandknochen des rechten Zeigefingers.

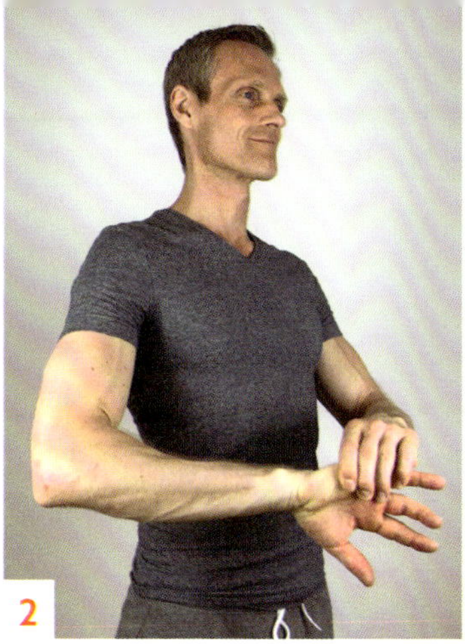

2

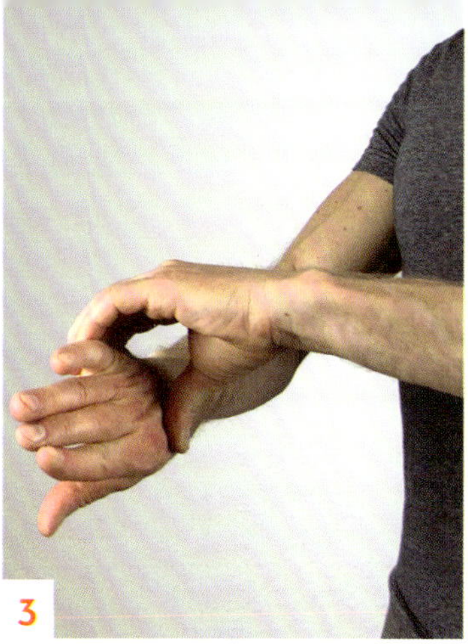

3

- Drehen Sie nun mit der linken Hand den rechten Handrücken maximal zum Körper. [2] [3]
- Führen Sie in der maximalen Einwärtsdrehung der Hand kurze Wiederholungen aus.
- Wiederholen Sie die Übung mit der linken Hand.

ÜBUNGSINFOS:

Zusatzbewegungen/Gelenkbeteiligung

- Diese Übungen trainieren auch das Gelenk zwischen Elle und Speiche am Handgelenk in die maximale Einwärtsdrehung.

Weiterlaufende Bewegungen und Kompensationen

- amG Um die Handflächen nach unten zeigen zu lassen, werden Sie automatisch die Ellbogen nach außen abspreizen. [4] Das ist eine typische, unbewusste weiterlaufende Bewegung. Halten Sie die Ellbogen eng am Körper, um die Bewegung auf die Gelenke zwischen Elle und Speiche zu konzentrieren.

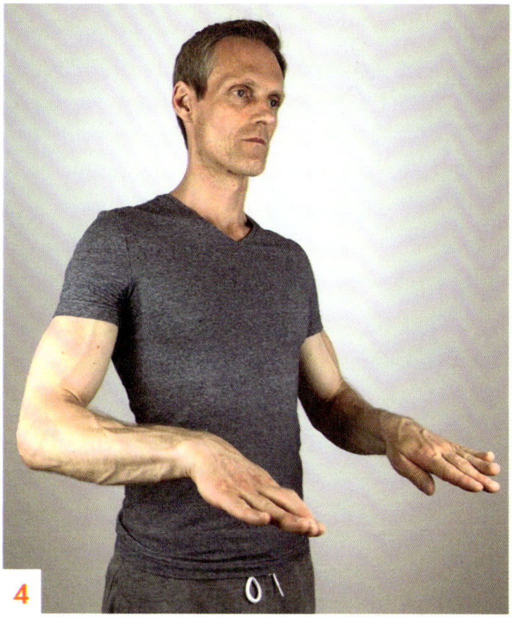

4

5. Handgelenke

32 **Beugung in den Handgelenken/ Palmarflexion**

amG

- Halten Sie beide Arme eng am Körper. Die Ellbogen sind 90 Grad gebeugt. Die Handflächen zeigen zueinander.
- Nun beugen Sie die Handgelenke. Die Handflächen bewegen sich in Richtung Bauch. [1] Die Finger bleiben locker gestreckt. Die Position der Arme verändert sich nicht.

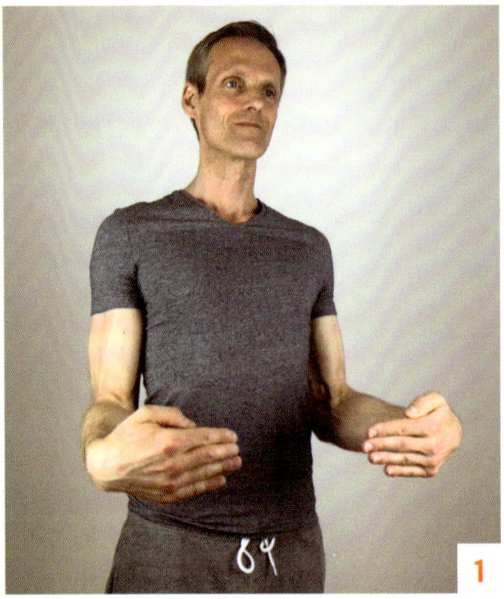

1

- Führen Sie in der maximalen aktiven Beugung der Handgelenke kurze Wiederholungen aus.

apmG

Variante 1:

Beispielbeschreibung für die rechte Hand

- Stützen Sie sich vorsichtig mit dem rechten Handrücken auf einem Tisch mit einer weichen Unterlage ab. Die Finger der rechten Hand sind locker gestreckt. Das rechte Handgelenk muss sich nun maximal beugen.
- Unterstützen Sie die Beugung, indem Sie mit der linken Hand nachhelfen. Die linke Hand fixiert die rechte Hand auf der Unterlage, sodass Sie die Beugung im rechten Handgelenk verstärken können. [2] [3]

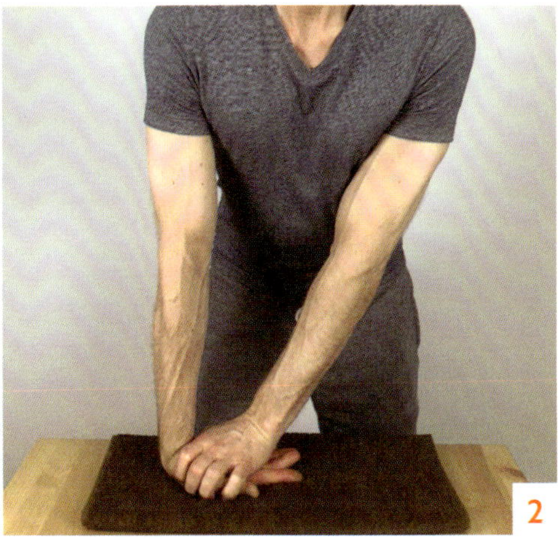

2

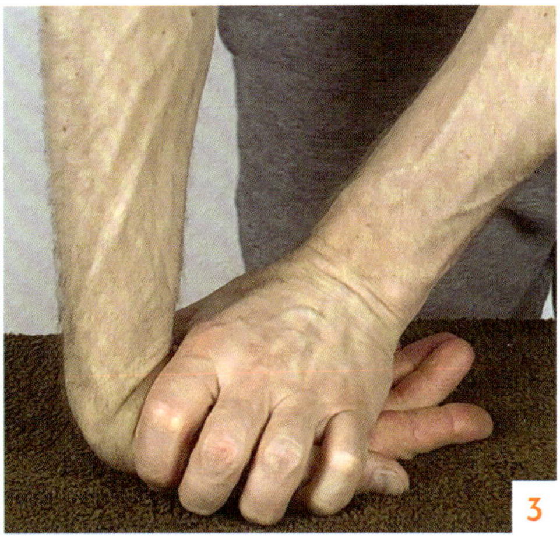

3

- Führen Sie in der maximalen Beugung im rechten Handgelenk kurze Wiederholungen aus.
- Wiederholen Sie die Übung mit der linken Hand.

Variante 2:

- Stützen Sie sich mit beiden Handrücken vorsichtig auf einem Tisch mit einer weichen Unterlage ab. Die Finger sind locker gestreckt. Beide Handgelenke müssen sich nun maximal beugen. [4]
- Führen Sie in der maximalen Beugung der Handgelenke kurze Wiederholungen aus.

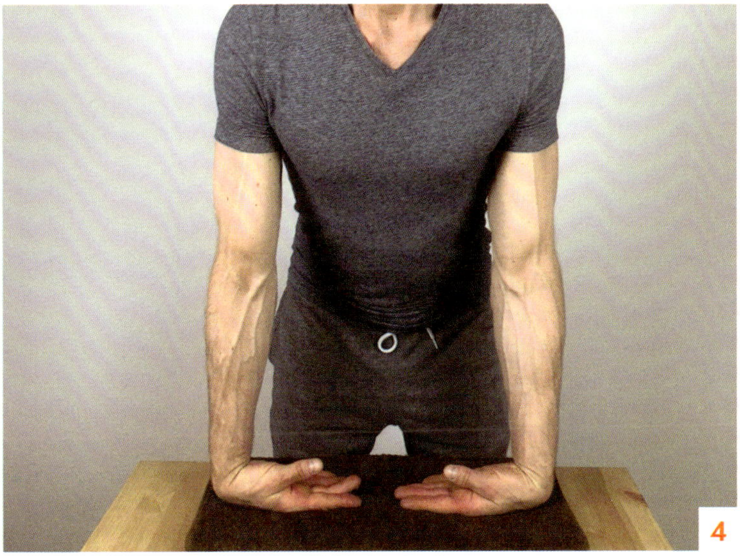

4

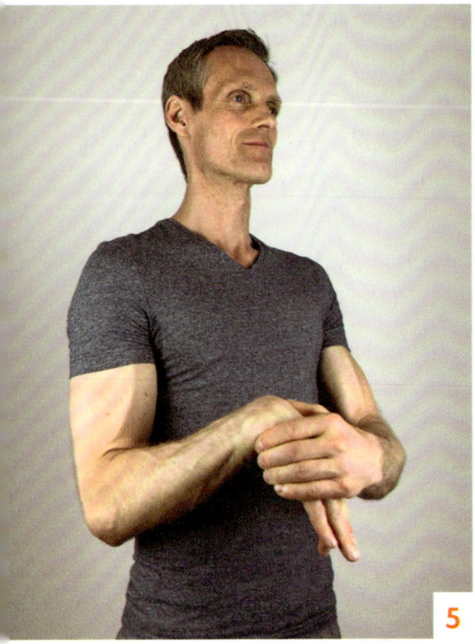
5

Variante 3:

Beispielbeschreibung für die rechte Hand

- Halten Sie den rechten Arm eng am Körper. Der Ellbogen ist etwa 90 Grad gebeugt.
- Die linke Hand umfasst nun die rechte Hand von oben am Handrücken und drückt das rechte Handgelenk in die maximale Beugung. [5] Die Finger der rechten Hand sind locker gestreckt.
- Führen Sie in der maximalen Beugung des rechten Handgelenks kurze Wiederholungen aus.
- Wiederholen Sie die Übung mit der linken Hand.

ÜBUNGSINFOS:

Allgemein

- apmG Die Beugung im Handgelenk mit zusätzlichem Druck wird Ihnen anfänglich unnatürlich erscheinen. Sie werden das Gefühl haben, dass Sie Ihr Handgelenk überdehnen. Führen Sie diese Bewegung in jedem Fall vorsichtig aus. Doch auch dies sind nur Strukturen, die mobilisiert werden können und müssen. Mit der Zeit verschwindet das unangenehme Gefühl, und Ihre Hände können beschwerdefrei in die Beugung gedrückt werden.

Weiterlaufende Bewegungen und Kompensationen

- amG Halten Sie die Ellbogen eng am Körper.

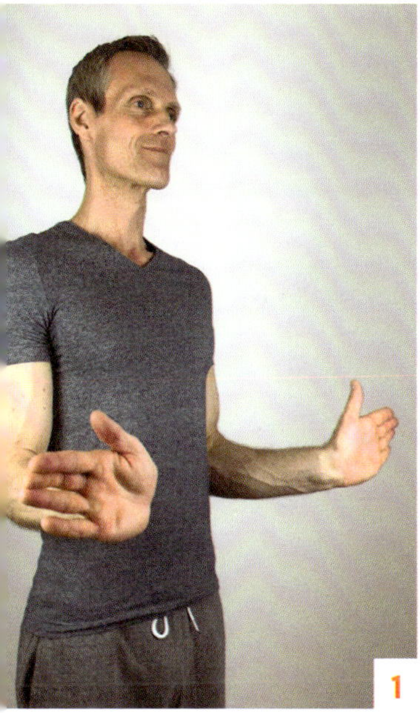

1

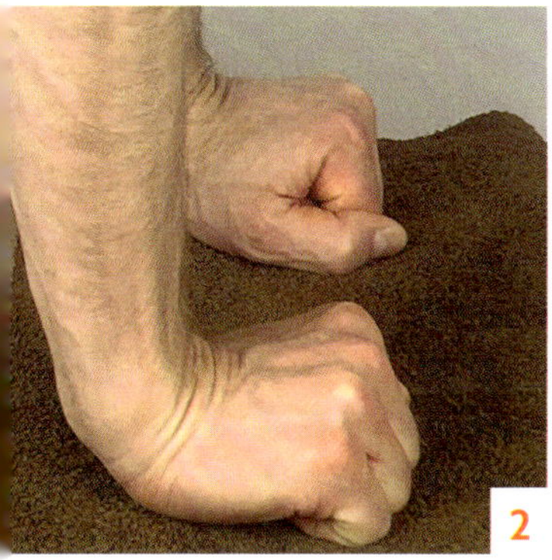

2

33 Streckung in den Handgelenken/ Dorsalextension

amG

- Halten Sie die Oberarme dicht am Körper. Die Ellbogen sind 90 Grad gebeugt. Die Handflächen zeigen zueinander.
- Nun strecken Sie die Handgelenke, das heißt, Sie ziehen die Handrücken hoch. [1] Die Finger sind locker gebeugt. Das ist die maximale aktive Streckung Ihrer Handgelenke.
- Führen Sie in der maximalen aktiven Streckung der Handgelenke kurze Wiederholungen aus.

apmG

- Machen Sie eine Faust, wobei die Daumen innen anliegen.
- Stützen Sie sich mit den mittleren Fingerknochen auf einen Tisch mit einer weichen Unterlage. [2] Ihre Handgelenke müssen sich nun maximal strecken.
- Führen Sie in der maximalen Streckung der Handgelenke kurze Wiederholungen aus.

ÜBUNGSINFOS:

Allgemein

- apmG Wenn Sie Ihre Handgelenke für die Übung nicht ausreichend strecken können, stützen Sie sich stattdessen vorsichtig auf die Fäuste und »kippeln« sozusagen über die Fingerknöchel in Ihre aktuelle maximale Streckung der Handgelenke. [3]

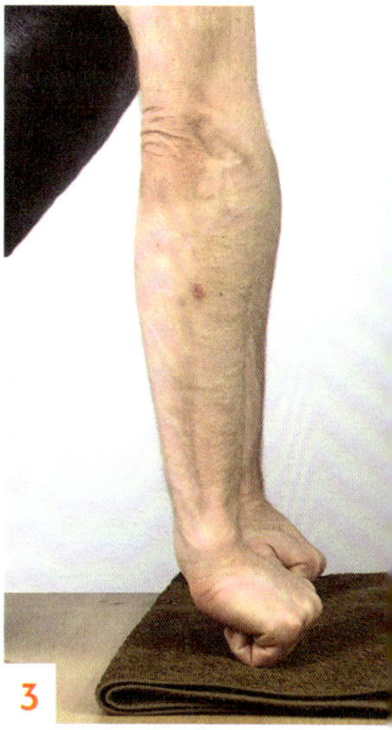

3

34 Beugung in den Handgelenken zur Kleinfingerseite und zur Daumenseite/Ulnare und radiale Abduktion

Für die Beugung im Handgelenk zur Kleinfingerseite und zur Daumenseite werden **keine apmG** ausgeführt.

amG

- Halten Sie die Arme dicht am Körper. Die Ellbogen sind 90 Grad gebeugt. Die Handflächen zeigen zueinander. Die Finger sind gestreckt.
- Beugen Sie nun Ihre Handgelenke zur Kleinfingerseite und anschließend zur Daumenseite. [1] [2]

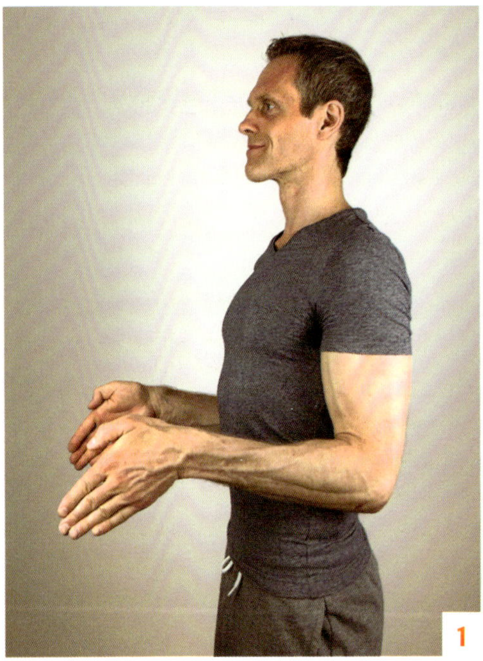

1

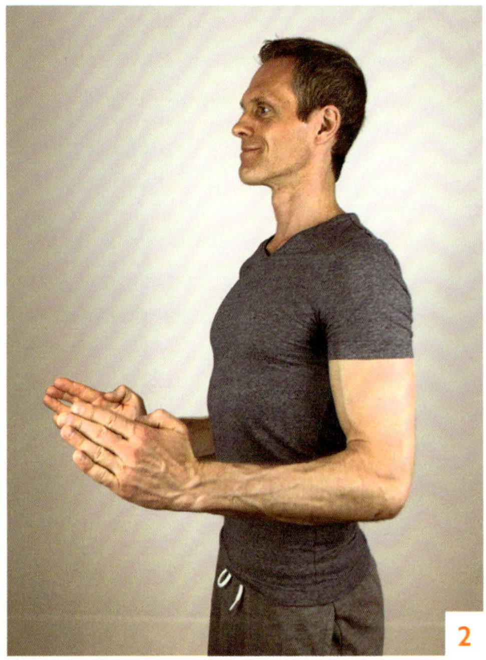

2

- Wechseln Sie permanent zwischen ulnarer Abduktion und radialer Abduktion.
- Führen Sie die Bewegungen maximal aus und machen Sie jeweils 15 Wiederholungen.

6. Daumen- und Fingergelenke

35 Aktive maximale Gelenkbewegungen für die Finger- und Daumengelenke

Die amG der Finger- und Daumengelenke bestehen aus vier Positionen der Hand, die abwechselnd nacheinander eingenommen werden.

Sie können die Übung in jeder Ausgangsposition durchführen. Allerdings ist es sinnvoll, Ihre Hände zu sehen, um die Übungsausführung visuell zu kontrollieren.

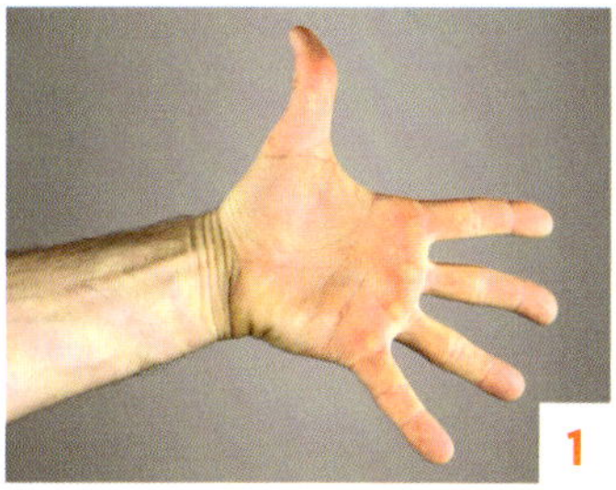

1

Beispielbeschreibung im Stand bei folgender Ausgangsstellung:

- Halten Sie die Arme neben dem Körper. Die Ellbogen sind etwa 90 Grad gebeugt.
- Die Daumen und die Finger sind maximal gestreckt und gespreizt. [1]

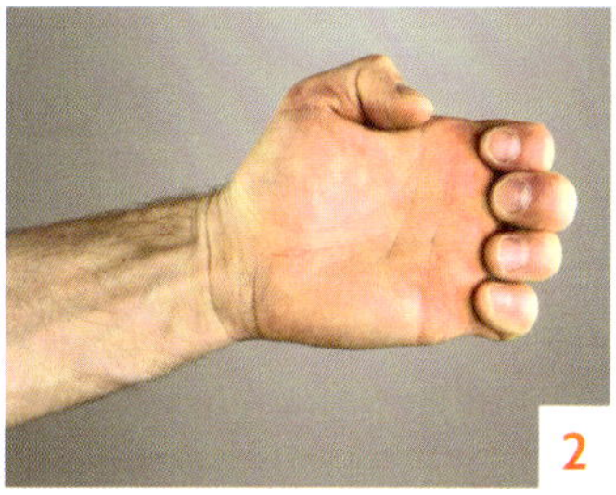

2

Position 1 [2]:

- Die Grundgelenke der Finger bleiben gestreckt.
- Die Mittel- und Endgelenke der Finger werden maximal gebeugt.
- Die Sattelgelenke der Daumen sind in maximaler hinterer Position (Reposition).
- Die Grund- und Endgelenke der Daumen werden maximal gebeugt.
- Gehen Sie zurück in die maximale Streckung der Daumen und der Finger wie bei [1].

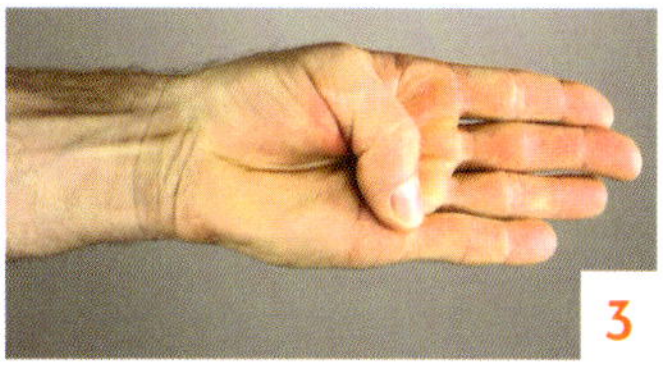

3

Position 2 [3]:

- Die Finger bleiben gestreckt.
- Bewegen Sie nun die Daumen zum jeweiligen Grundgelenk des kleinen Fingers der gleichen Hand.

Die ARTHROSTIC-Übungen

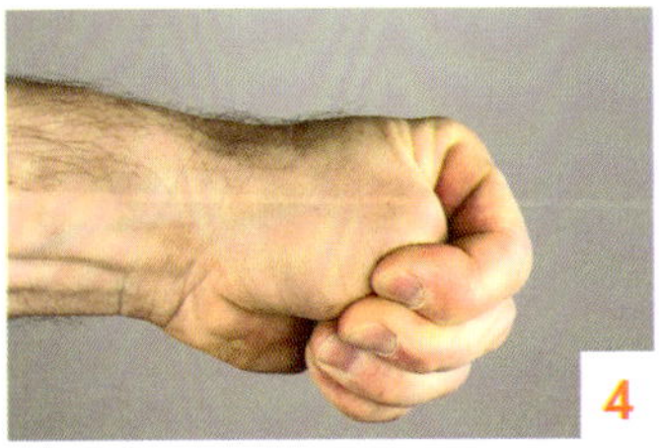

4

Position 3 [4]:

- Schließen Sie die Finger über die Daumen zu Fäusten.
- Gehen Sie zurück in die maximale Streckung der Daumen und der Finger wie bei [1].

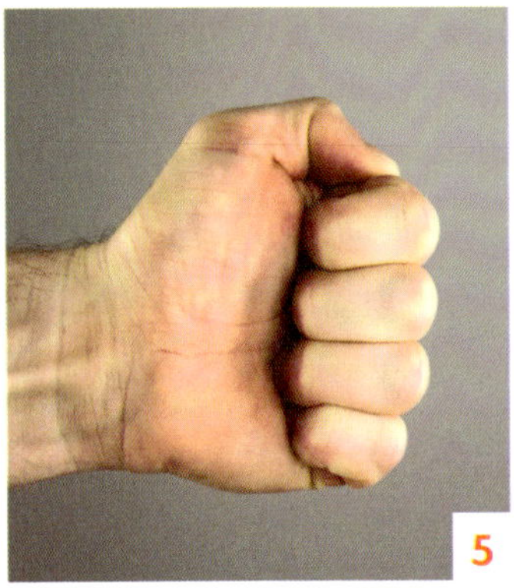

5

Position 4 [5]:

- Beugen Sie die Finger maximal zu Fäusten.
- Die Sattelgelenke der Daumen bleiben in maximaler hinterer Position (Reposition).
- Die Grund- und Endgelenke der Daumen werden maximal gebeugt.
- Gehen Sie zurück in die maximale Streckung der Daumen und der Finger und beginnen Sie wieder mit Position 1.
- Wiederholen Sie jede Position fünfmal.

36 Assistiv-passive maximale Gelenkbewegungen für die Finger- und Daumengelenke

1) Beugung der Grund-, Mittel- und Endgelenke der Finger

Beispielbeschreibung für den linken Zeigefinger

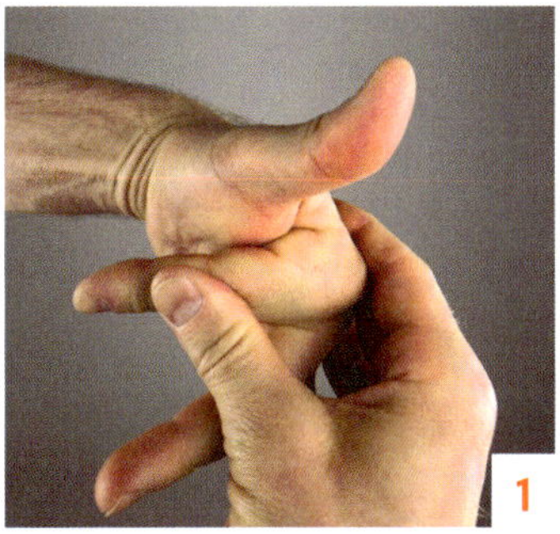
1

- Nehmen Sie mit Daumen, Zeige- und Mittelfinger der rechten Hand den Mittelhandknochen und ersten Fingerknochen des linken Zeigefingers.
- Beugen Sie nun das Gelenk zwischen dem Mittelhandknochen und dem ersten Fingerknochen (Grundgelenk) des linken Zeigefingers maximal. [1]
- Führen Sie in der maximalen Beugung des Grundgelenks des linken Zeigefingers fünf bis zehn kurze Wiederholungen aus.

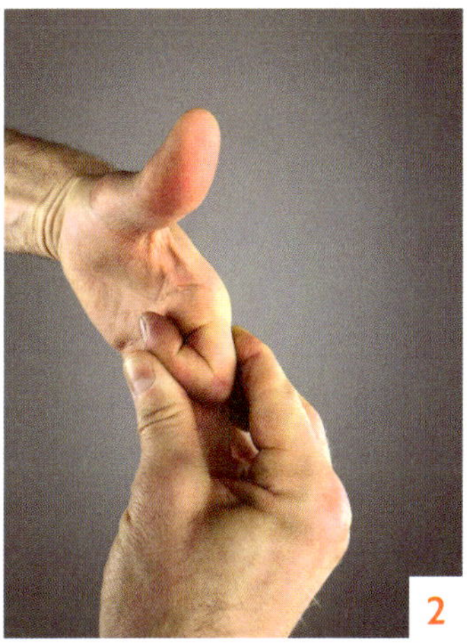
2

- Nehmen Sie mit Daumen, Zeige- und Mittelfinger der rechten Hand den ersten und zweiten Fingerknochen des linken Zeigefingers.
- Beugen Sie nun das Gelenk zwischen dem ersten und zweiten Fingerknochen (Mittelgelenk) des linken Zeigefingers maximal. [2]
- Führen Sie in der maximalen Beugung des Mittelgelenks des linken Zeigefingers fünf bis zehn kurze Wiederholungen aus.

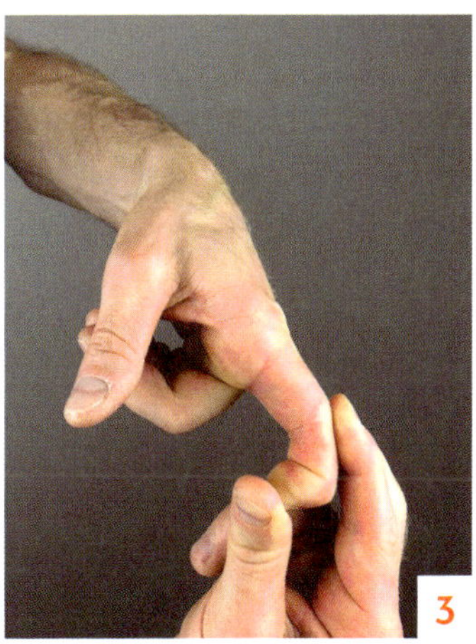
3

- Nehmen Sie nun den zweiten und dritten Fingerknochen des linken Zeigefingers.
- Beugen Sie nun das Gelenk zwischen dem zweiten und dritten Fingerknochen (Endgelenk) des linken Zeigefingers maximal. [3]
- Führen Sie in der maximalen Beugung des Endgelenks des linken Zeigefingers fünf bis zehn kurze Wiederholungen aus.

- Wiederholen Sie diese Übung mit dem Mittelfinger, dem Ringfinger und dem kleinen Finger der linken Hand und mit den vier Fingern der rechten Hand.

2) Beugung der Grund- und Endgelenke des Daumens

Beispielbeschreibung für den linken Daumen

- Die Handfläche der linken Hand zeigt nach oben/innen, der linke Ellbogen ist etwa 90 Grad gebeugt.
- Nehmen Sie nun mit dem Daumen und den Fingern der rechten Hand den Mittelhandknochen und Grundknochen des Daumens.
- Beugen Sie nun das Gelenk zwischen Mittelhandknochen und Grundknochen (Grundgelenk) des linken Daumens maximal. [1]
- Führen Sie in der maximalen Beugung des Grundgelenks des linken Daumens fünf bis zehn kurze Wiederholungen aus.

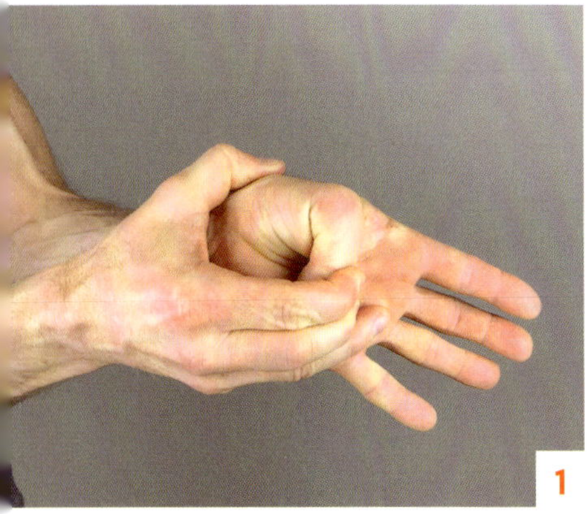

1

- Nehmen Sie mit Daumen und Zeigefinger der rechten Hand den Grund- und Endknochen des Daumens.
- Beugen Sie nun das Gelenk zwischen Grund- und Endknochen (Endgelenk) des linken Daumens maximal. [2]
- Führen Sie in der maximalen Beugung des Endgelenks des linken Daumens fünf bis zehn kurze Wiederholungen aus.

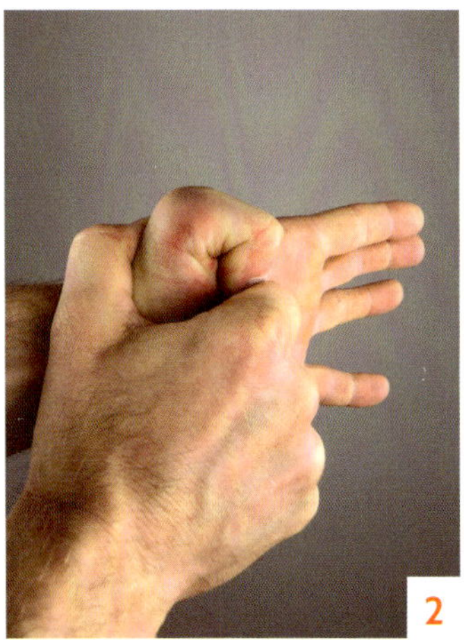

2

- Wiederholen Sie diese Übung mit dem rechten Daumen

3) Streckung der Grund-, Mittel- und Endgelenke der Finger

Beispielbeschreibung für den linken Zeigefinger

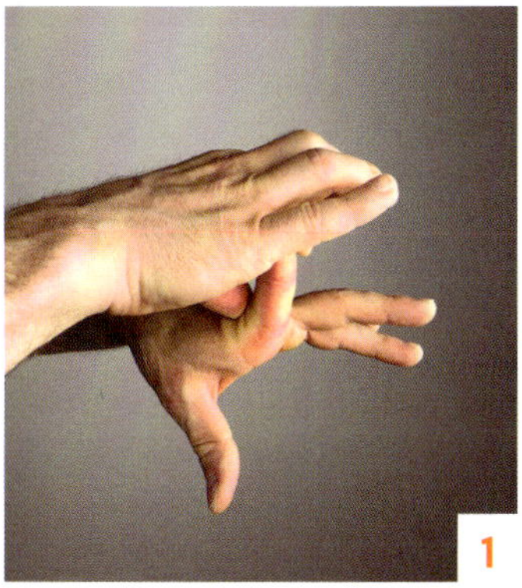

1

- Die linke Handfläche zeigt nach unten, der linke Ellbogen ist etwa 90 Grad gebeugt.
- Legen Sie nun den rechten Daumen von oben auf das Grundgelenk des linken Zeigefingers.
- Der linke Zeigefinger liegt seitlich am Grundknochen des rechten Zeigefingers.
- Strecken Sie nun das Grundgelenk des linken Zeigefingers maximal. [1]
- Führen Sie in der maximalen Streckung des Grundgelenks des linken Zeigefingers fünf bis zehn kurze Wiederholungen aus.

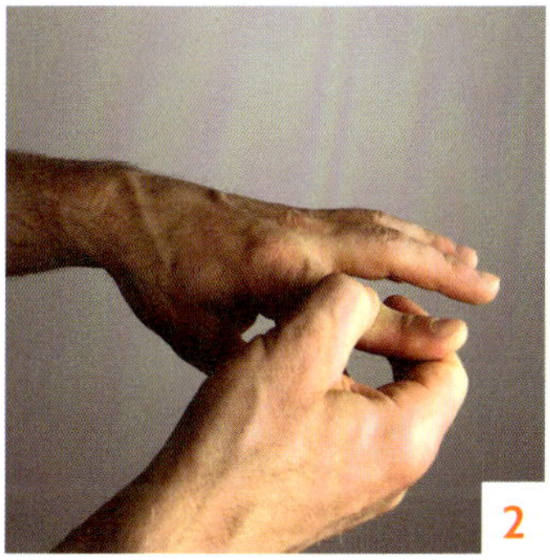

2

- Nun legen Sie den rechten Daumen von oben auf das Mittelgelenk des linken Zeigefingers.
- Der linke Zeigefinger liegt seitlich am Grundknochen des rechten Zeigefingers.
- Strecken Sie nun das Mittelgelenk des linken Zeigefingers maximal. [2]
- Führen Sie in der maximalen Streckung des Mittelgelenks des linken Zeigefingers fünf bis zehn kurze Wiederholungen aus.

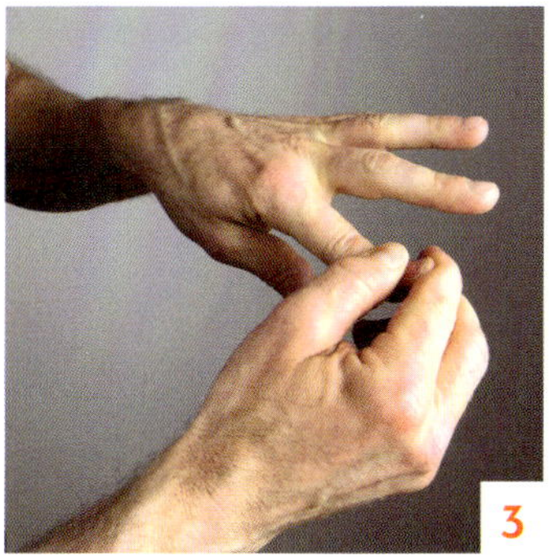

3

- Nehmen Sie den Endknochen des linken Zeigefingers zwischen Daumen und Zeigefinger der linken Hand.
- Nun bewegen Sie den Endknochen nach oben und strecken so das Endgelenk des linken Zeigefingers maximal. [3]
- Führen Sie in der maximalen Streckung des Endgelenks des linken Zeigefingers fünf bis zehn kurze Wiederholungen aus.

- Wiederholen Sie diese Übung mit dem Mittelfinger, dem Ringfinger und dem kleinen Finger der linken Hand und mit den vier Fingern der rechten Hand.

4) Streckung der Grund- und Endgelenke der Daumen

Beispielbeschreibung für den linken Daumen

- Die Handfläche der linken Hand zeigt zum Körper.
- Legen Sie nun den rechten Daumen auf das Grundgelenk des linken Daumens.
- Der linke Daumen liegt seitlich am Grundknochen des rechten Zeigefingers.
- Strecken Sie nun das Grundgelenk des linken Daumens maximal. [1]
- Führen Sie in der maximalen Streckung des Grundgelenks des linken Daumens fünf bis zehn kurze Wiederholungen aus.

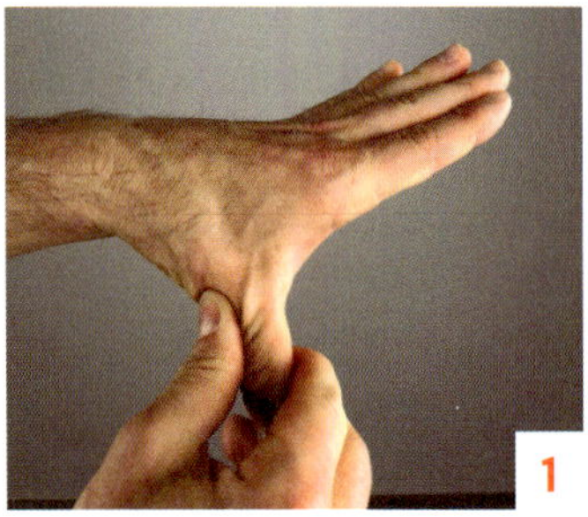

1

- Nehmen Sie den Endknochen des linken Daumens zwischen Daumen und Zeigefinger der rechten Hand.
- Nun bewegen Sie den Endknochen nach oben und strecken so das Endgelenk des linken Daumens maximal. [2]
- Führen Sie in der maximalen Streckung des Endgelenks des linken Daumens fünf bis zehn kurze Wiederholungen aus.

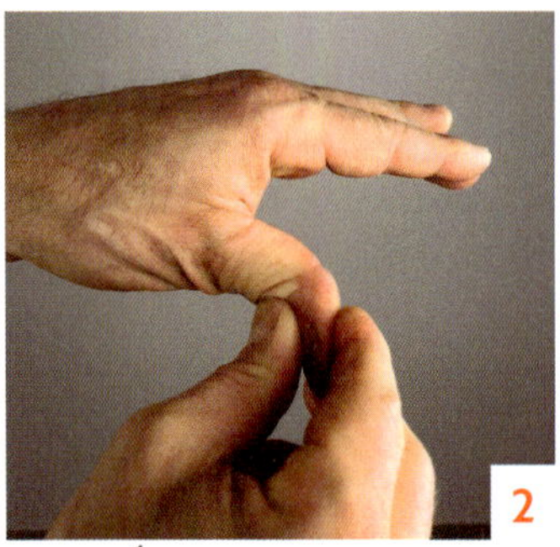

2

- Wiederholen Sie diese Übung für den rechten Daumen.

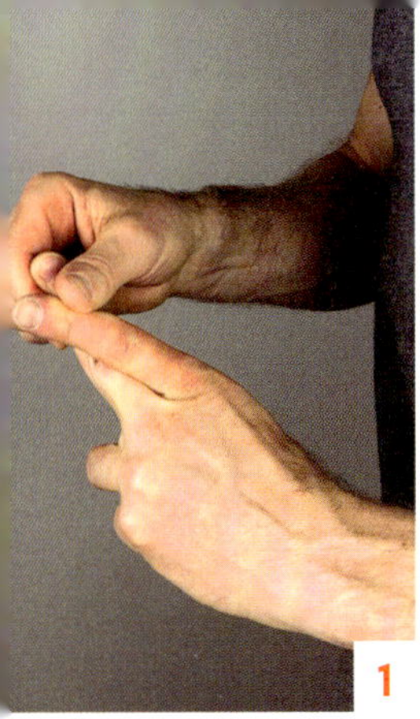
1

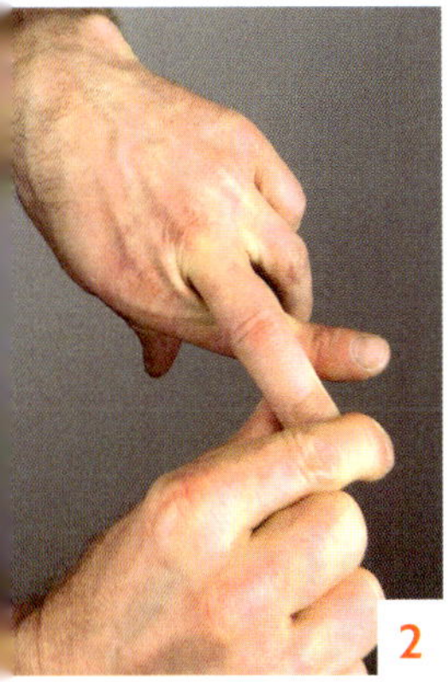
2

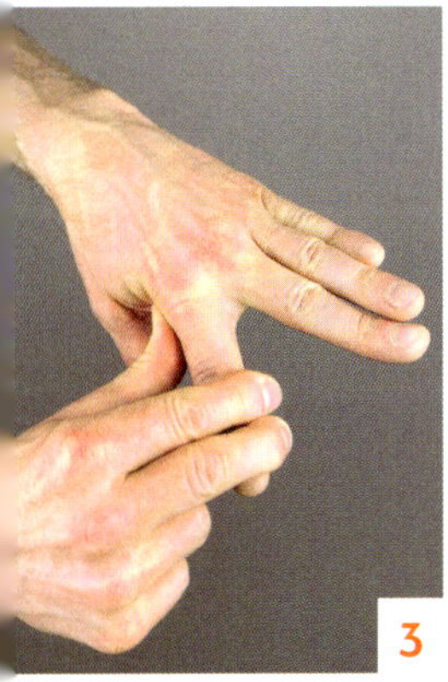
3

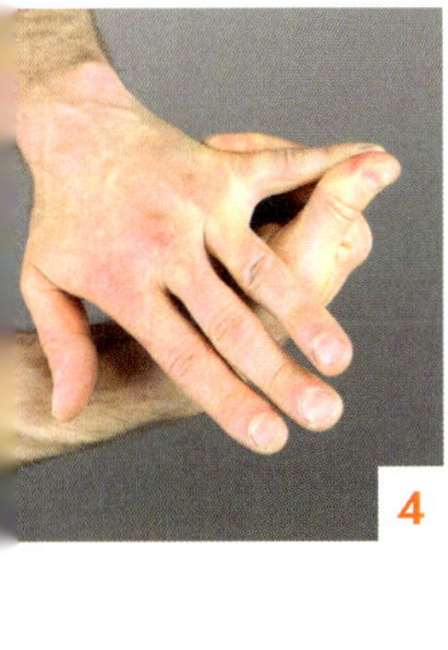
4

5) Kreuzung und Spreizung in den Fingergrundgelenken

Beispielbeschreibung mit dem Zeige- und Mittelfinger der linken Hand

- Die Handfläche der linken Hand zeigt nach unten.
- Kreuzen Sie nun den linken Zeigefinger über den linken Mittelfinger.
- Legen Sie den rechten Daumen seitlich an das Mittelgelenk des linken Zeigefingers. Der Zeigefinger der rechten Hand liegt dabei am Endgelenk des Mittelfingers.
- Nun können Sie optimal die Überkreuzung maximal verstärken. [1]
- Führen Sie in der maximalen Überkreuzung des linken Zeigefingers über den linken Mittelfinger fünf bis zehn kurze Wiederholungen aus.

- Kreuzen Sie den linken Mittelfinger über den linken Zeigefinger.
- Legen Sie den rechten Daumen seitlich an das Mittelgelenk des linken Zeigefingers. Der Zeigefinger der rechten Hand liegt dabei am Endgelenk des Mittelfingers.
- Nun können Sie optimal die Überkreuzung maximal verstärken. [2]
- Führen Sie in der maximalen Überkreuzung des linken Mittelfingers über den linken Zeigefinger fünf bis zehn kurze Wiederholungen aus.

- Führen Sie diese Übung mit der linken Hand auch in den Kombinationen Mittelfinger mit Ringfinger und Ringfinger mit kleinem Finger aus. Zudem führen Sie diese Übung ebenfalls mit der rechten Hand aus.

- Führen Sie nach allen Variationen der Überkreuzungen der Finger mit beiden Händen eine Abspreizung des Zeigefingers und danach des kleinen Fingers durch. [3] [4] Diese Bewegung ist in den Überkreuzungen nicht eingeschlossen.
- Führen Sie auch in der maximalen Abspreizung der Zeigefinger und der kleinen Finger fünf bis zehn kurze Wiederholungen aus.

6) Über Kreuz greifen mit den Daumen und Krümmung der Handflächen

Beispielbeschreibung für die linke Hand

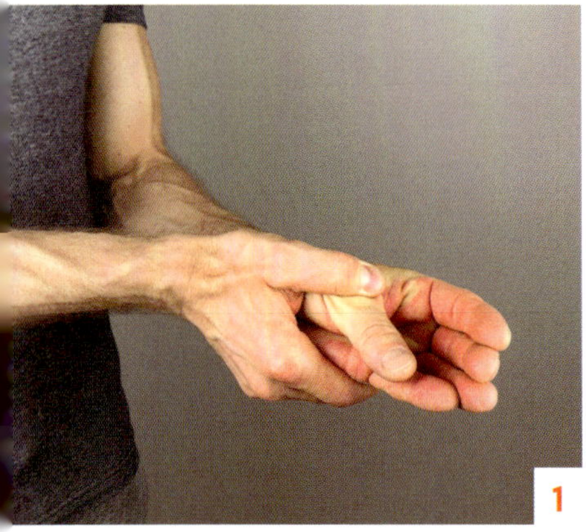

1

- Greifen Sie mit dem Daumen der rechten Hand das Grundgelenk des linken Daumens.
- Mit den Fingern der rechten Hand greifen Sie die linke Hand an der Kleinfingerseite.
- Bewegen Sie nun den linken Daumen zum Grundgelenk des linken kleinen Fingers. Drücken Sie den Daumen der linken Hand in die maximale Überkreuzung (Opposition des Daumens). [1]
- Führen Sie in der maximalen Opposition des linken Daumens fünf bis zehn kurze Wiederholungen aus.

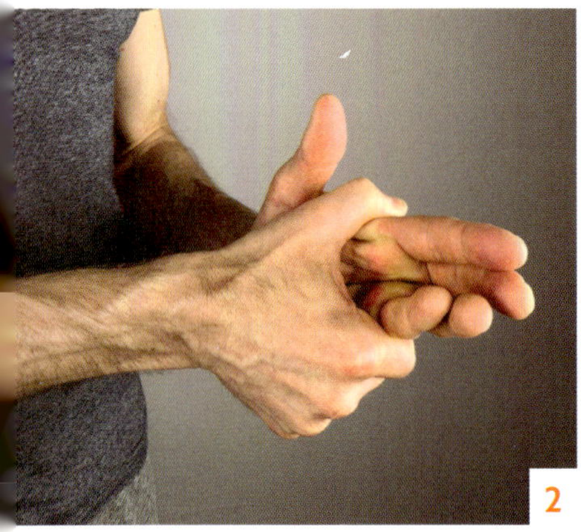

2

- Wechseln Sie die Position des rechten Daumens und greifen Sie nun am Grundgelenk des linken Zeigefingers.
- Mit den Fingern der rechten Hand greifen Sie unverändert die linke Hand an der Kleinfingerseite.
- Nun drücken Sie mit der rechten Hand Ihre linke Hand maximal zusammen. [2]
- Führen Sie in der maximalen Krümmung der linken Handfläche fünf bis zehn kurze Wiederholungen aus.

- Wiederholen Sie die Übungen mit der rechten Hand.

7) Rückbewegung der Daumen und Öffnung der Handflächen

Beispielbeschreibung für die linke Hand

- Die Handfläche der linken Hand zeigt zum Körper.
- Der Daumen der rechten Hand liegt am Endgelenk des Daumens der linken Hand.
- Die Finger der rechten Hand werden am Handrücken der linken Hand platziert.
- Drücken Sie nun mit dem Daumen der rechten Hand den Daumen der linken Hand in die maximale Rückbewegung (Reposition des Daumens). [1]
- Führen Sie in der maximalen Reposition des linken Daumens fünf bis zehn kurze Wiederholungen aus.

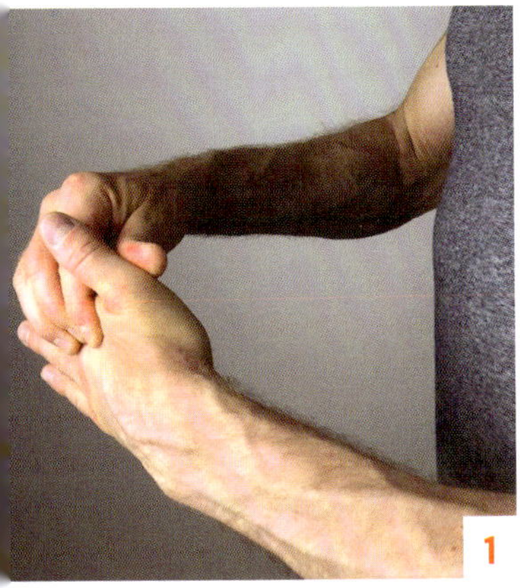

1

- Platzieren Sie nun den Daumen der rechten Hand am Grundgelenk des Zeigefingers der linken Hand.
- Die Finger der rechten Hand befinden sich in der Mitte des Handrückens.
- Nun drücken Sie mit den Fingern und dem Daumen der rechten Hand gleichzeitig. Die Handfläche wird maximal geöffnet. [2] [3]
- Führen Sie in der maximalen Öffnung der Handfläche kurze Wiederholungen aus.

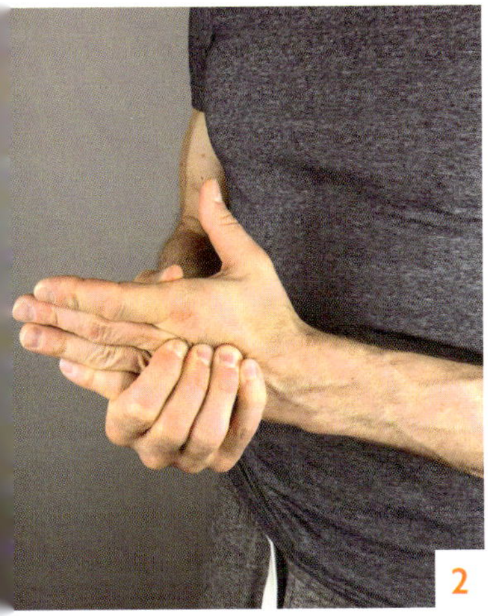

2

- Wiederholen Sie die Übungen mit der rechten Hand.

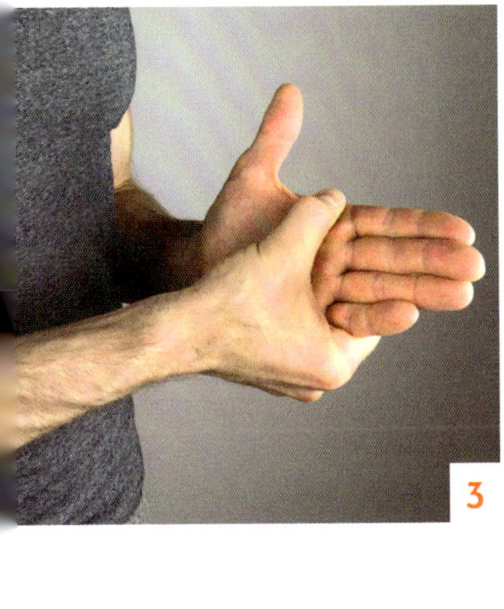

3

ÜBUNGSINFOS: Allgemein

- apmG Um alle Gelenke der Hände gesund zu erhalten, sind zahlreiche Übungen nötig. Es erscheint mühselig, jedes einzelne Gelenk der Finger und des Daumens mobilisieren zu müssen. Doch die Hand ist unser wichtigstes Werkzeug. Beschwerden in den Händen sind nicht selten mit einer erheblichen Einschränkung der Lebensqualität verbunden. Nehmen Sie sich die Zeit und führen Sie die **amG** und **apmG** gewissenhaft durch.

7. Hüftgelenke

37 Einwärtsdrehung in den Hüftgelenken/ Innenrotation

amG

Beispielbeschreibung für das rechte Hüftgelenk

- Stellen Sie sich rücklings an eine Wand.
- Die Füße stehen 20–25 cm auseinander. Die Fersen stehen so nah wie möglich an der Wand.
- Drehen Sie nun die rechte Fußspitze nach innen. [1]
- Die Kniegelenke müssen *gestreckt* bleiben. Das Becken und der Rücken behalten den Wandkontakt.
- Führen Sie in der aktiven maximalen Innenrotation kurze Wiederholungen aus.
- Wiederholen Sie diese Übung mit dem linken Bein.

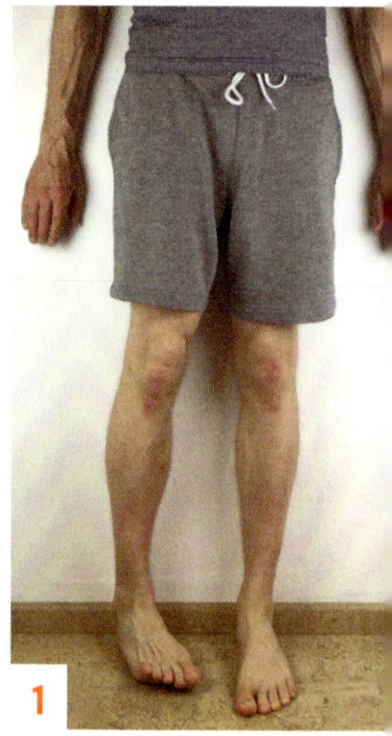

1

apmG

- Begeben Sie sich in die Rückenlage.
- Stellen Sie die Beine auf. Die Kniegelenke sind etwa 90 Grad gebeugt.
- Stellen Sie die Füße auseinander.
- Führen Sie nun die Oberschenkel zusammen.
- Stellen Sie nun die Füße so weit auseinander, bis es Ihnen gerade noch gelingt, die Oberschenkel zueinander zu führen. [2] Das ist dann die richtige Position, denn sie führt eine maximale Innenrotation beider Hüftgelenke herbei.

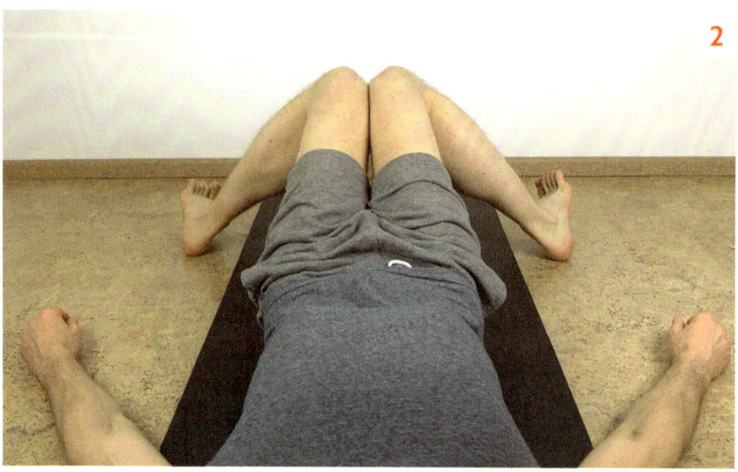

2

- Führen Sie kurze Wiederholungen in der maximalen Innenrotation beider Hüftgelenke aus.

Führen Sie auch diese Erweiterung aus:
- Die Füße bleiben in der Position.
- Bewegen Sie nun das rechte Bein in Richtung Boden. [3]
- Führen Sie in der maximalen Innenrotation des rechten Hüftgelenks kurze Wiederholungen aus.
- Wiederholen Sie diese Übung mit dem linken Bein. [4]

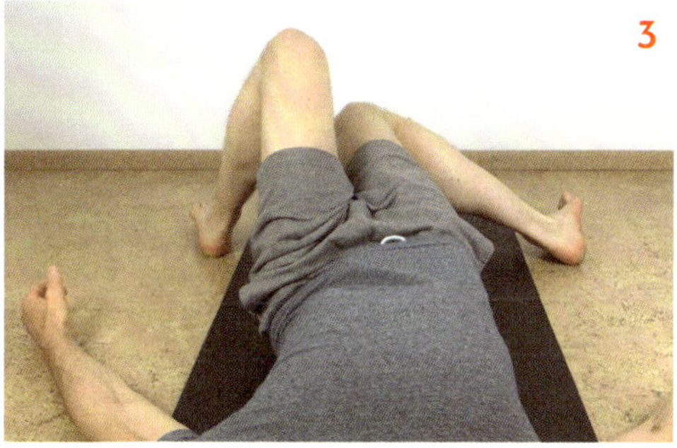
3

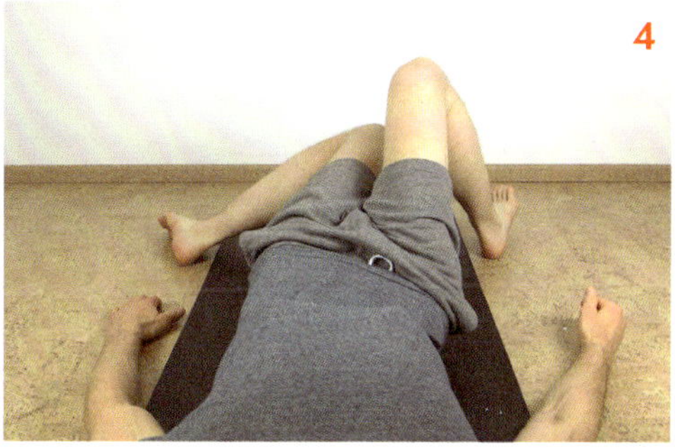
4

ÜBUNGSINFOS:

Allgemein

- apmG Es findet zusätzlich eine geringe Beugung und Adduktion im Hüftgelenk statt.

Weiterlaufende Bewegungen und Kompensationen

- apmG Achten Sie darauf, dass sich das Becken nicht vom Boden hebt. [5]

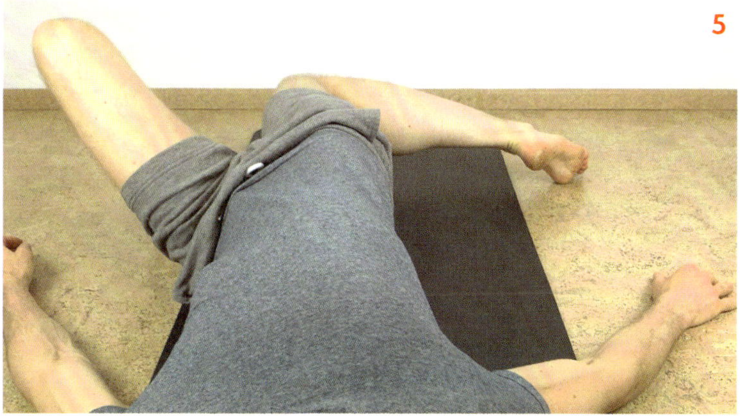
5

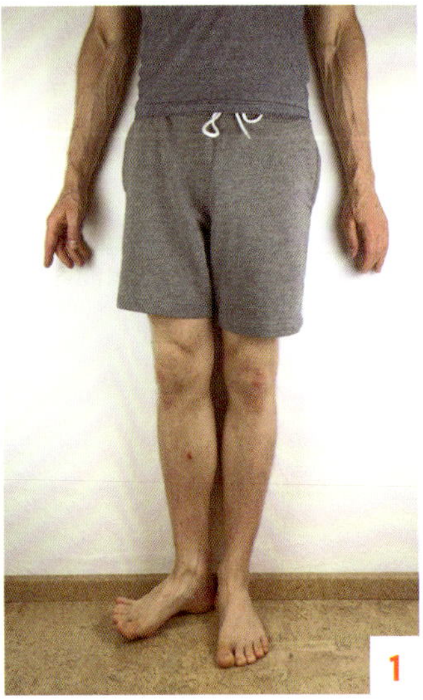

1

38 Auswärtsdrehung in den Hüftgelenken/ Außenrotation

amG

Beispielbeschreibung für das rechte Hüftgelenk

- Stellen Sie sich rücklings an eine Wand.
- Die Fersen berühren möglichst die Wand.
- Die Füße stehen eng aneinander.
- Drehen Sie nun die rechte Fußspitze nach außen. [1]
- Die Kniegelenke müssen *gestreckt* bleiben, und das Becken und der Rücken bleiben im Kontakt mit der Wand.
- Führen Sie in der maximalen aktiven Außenrotation kurze Wiederholungen aus.
- Wiederholen Sie diese Übung mit dem linken Bein.

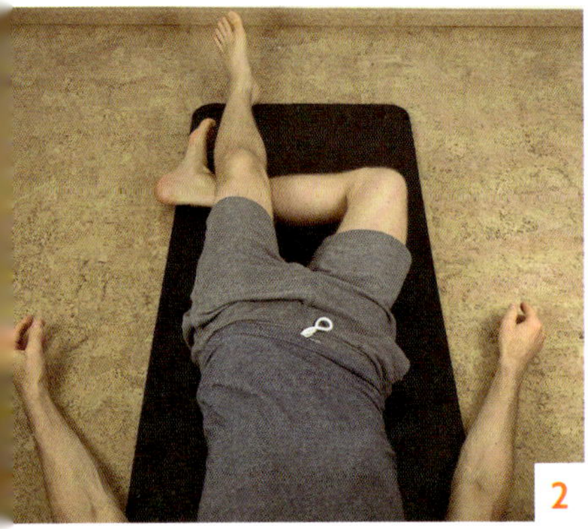

2

apmG

Beispielbeschreibung für das rechte Hüftgelenk

- Begeben Sie sich in die Rückenlage.
- Legen Sie den rechten Unterschenkel auf Kniehöhe unter das linke Bein.
- Versuchen Sie, mit dem rechten Knie so nah wie möglich zum Boden zu kommen. [2]
- Unterstützen Sie diesen Versuch durch federnde Bewegungen.
- Das rechte Hüftgelenk befindet sich nun in maximaler Außenrotation.
- Führen Sie kurze Wiederholungen aus.
- Wiederholen Sie diese Übung mit dem linken Bein.

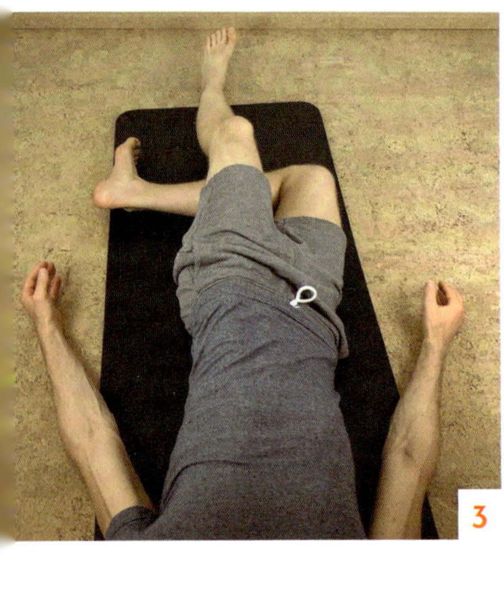

3

ÜBUNGSINFOS:

Allgemein

- apmG Meist findet eine leichte Abspreizung im Hüftgelenk statt.

Weiterlaufende Bewegungen und Kompensationen

- apmG Achten Sie darauf, dass sich die andere Beckenseite nicht vom Boden hebt. [3]

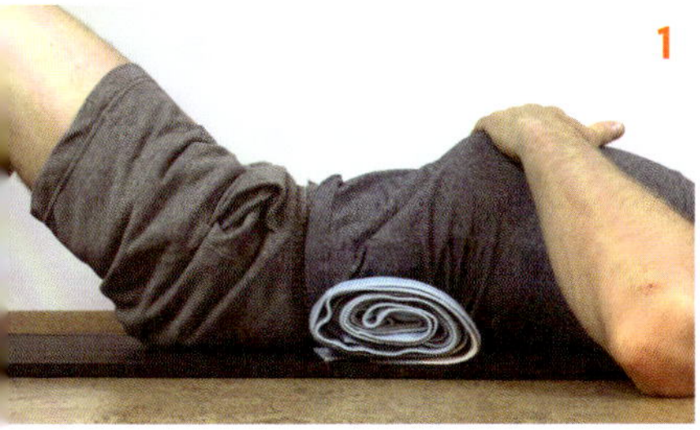

1

39 Beugung in den Hüftgelenken/ Flexion

Begeben Sie sich in die Rückenlage. Unterlagern Sie Ihre Lendenwirbelsäule z. B. mit einem gerollten Handtuch. [1] Es soll ein Hohlkreuz entstehen, um weiterlaufende Bewegungen zu vermeiden.

amG

Beispielbeschreibung für das rechte Hüftgelenk

- Ziehen Sie aktiv Ihr rechtes Bein maximal zum Bauch. [2] Das linke Bein muss flach auf der Unterlage verbleiben.
- Führen Sie in der maximalen aktiven Beugung des Hüftgelenks kurze Wiederholungen aus.
- Führen Sie die Übung mit dem linken Bein aus.

2

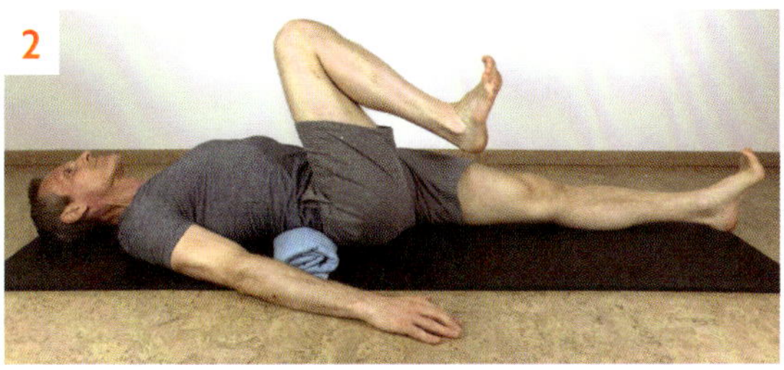

3

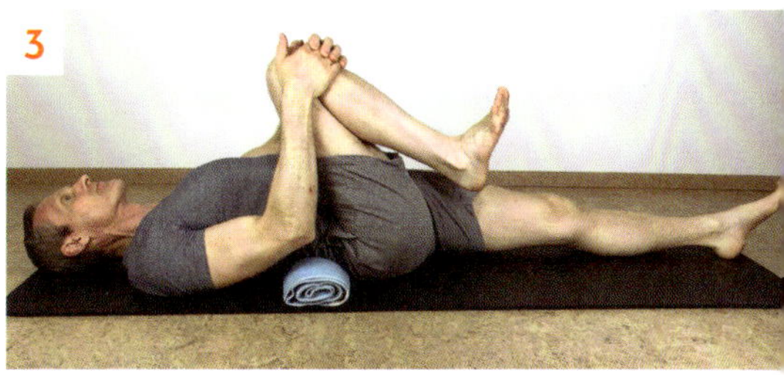

apmG

Beispielbeschreibung für das rechte Hüftgelenk

- Ziehen Sie Ihr rechtes Bein zum Bauch. Umgreifen Sie das Kniegelenk mit beiden Händen und ziehen Sie Ihr Bein maximal zu sich. [3] Das linke Bein muss *flach* auf der Unterlage verbleiben.
- Führen Sie in der maximalen Beugung des Hüftgelenks kurze Wiederholungen aus.
- Führen Sie die Übung mit dem linken Bein aus.

ÜBUNGSINFOS: Weiterlaufende Bewegungen und Kompensationen

- Achten Sie darauf, dass Sie das Hohlkreuz beibehalten. Das gerollte Handtuch hilft dabei. Das Becken und das gestreckte Bein dürfen sich nicht vom Boden heben.
- Häufig weicht das Bein nach außen ab. Bitte vermeiden!

40 Streckung in den Hüftgelenken/ Extension

apmG Für die Hüftstreckung wird **keine amG** ausgeführt.

Beispielbeschreibung für das rechte Hüftgelenk

Variante 1:

- Begeben Sie sich in den Einbein-Kniestand.
- Halten Sie den Oberkörper aufrecht und schieben Sie nun das Becken nach vorn. Dadurch entsteht eine Hüftgelenksstreckung im knienden Bein. [1]

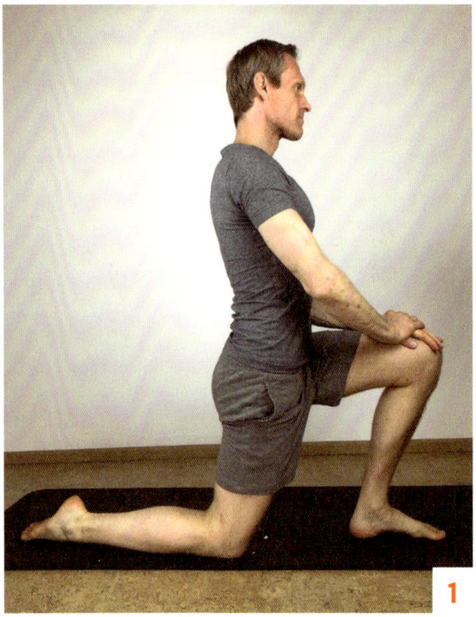

1

- In der maximalen Streckung des rechten Hüftgelenks führen Sie kurze Wiederholungen aus.
- Führen Sie die Übung mit dem linken Bein aus.

Variante 2:

- Knien Sie sich mit dem rechten Bein auf einen Stuhl.
- Die Stuhllehne befindet sich vor Ihnen, und Sie können sich mit beiden Händen an der Stuhllehne stabilisieren.
- Das linke Bein steht fest auf dem Boden.
- Halten Sie den Oberkörper aufrecht und schieben Sie nun das Becken nach vorn, sodass es sich möglichst vor dem Kniegelenk befindet. Dadurch entsteht eine Hüftgelenksstreckung im knienden Bein. [2]
- Führen Sie in der maximalen Streckung des rechten Hüftgelenks kurze Wiederholungen aus.
- Führen Sie die Übung mit dem linken Bein aus.

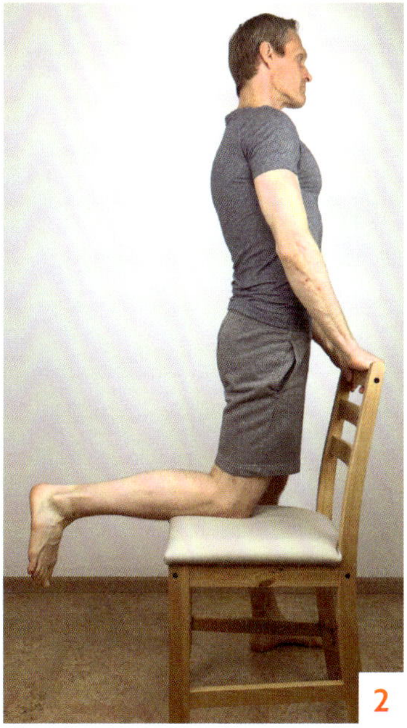

2

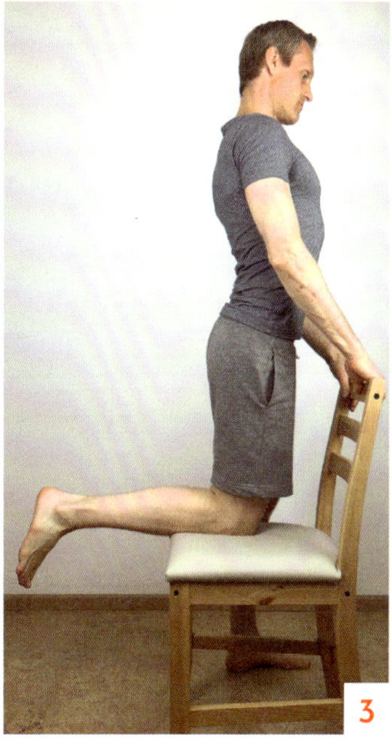

3

ÜBUNGSINFOS: Allgemein

- Es ist möglich, dass Sie die Nullstellung im Hüftgelenk nicht erreichen. Versuchen Sie dennoch, soweit es Ihnen möglich ist, die Streckung ohne eine Hohlkreuzbildung [3] zu mobilisieren. Wählen Sie in diesem Fall immer die Variante 2. Diese Position ist leichter kontrollierbar.

41 Abspreizung in den Hüftgelenken/ Abduktion

amG

- Stellen Sie sich breitbeinig vor eine Tür in die Mitte des Türrahmens, mit den Fußaußenkanten möglichst dicht am Rahmen. Das Wichtigste ist jedoch, dass Sie aufrecht an der Tür stehen können.
- »Wischen« Sie nun mit dem Becken von links nach rechts an der Tür entlang. Das Becken und der Rücken berühren stets die Tür. [1] [2]

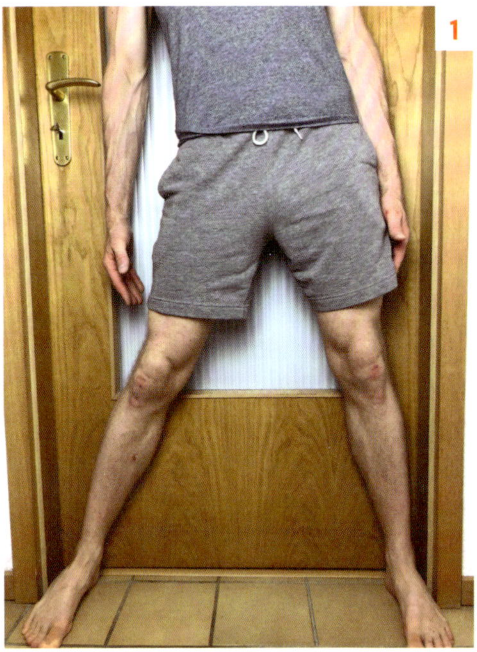
1

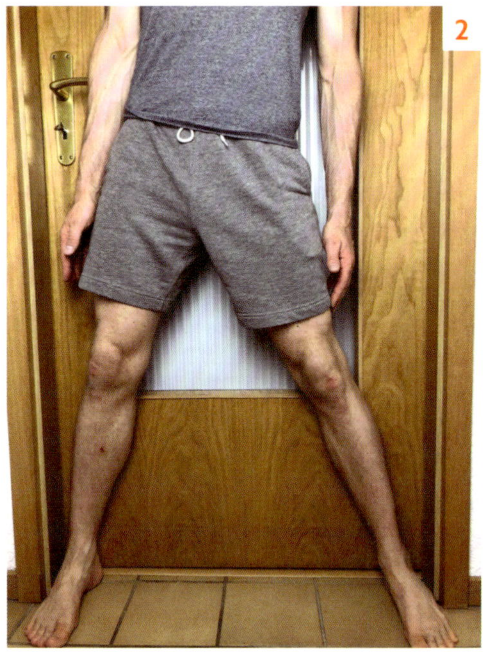
2

- Durch diese Bewegung entsteht eine Abspreizung im Hüftgelenk.
- Führen Sie die Bewegung stets bis zum Bewegungsmaximum aus und machen Sie 15 Wiederholungen pro Seite.

apmG

Beispielbeschreibung für das rechte Hüftgelenk

- Begeben Sie sich in die Rückenlage.
- Stellen Sie den rechten Fuß nach außen.
- Lassen Sie das Bein nach außen kippen. [3]

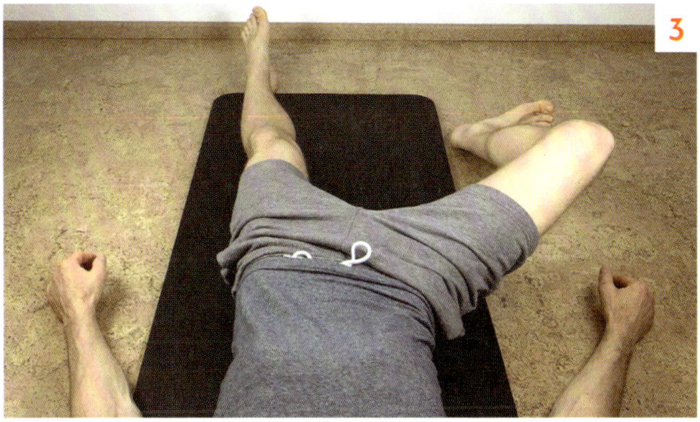
3

- Führen Sie in der maximalen Abspreizung kurze Wiederholungen aus.
- Wiederholen Sie diese Übung mit dem linken Bein.

ÜBUNGSINFOS:

Allgemein

- apmG Im Hüftgelenk findet eine leichte Beugung statt.

Weiterlaufende Bewegungen und Kompensationen

- apmG Achten Sie darauf, dass sich die andere Beckenseite nicht vom Boden hebt. [4]

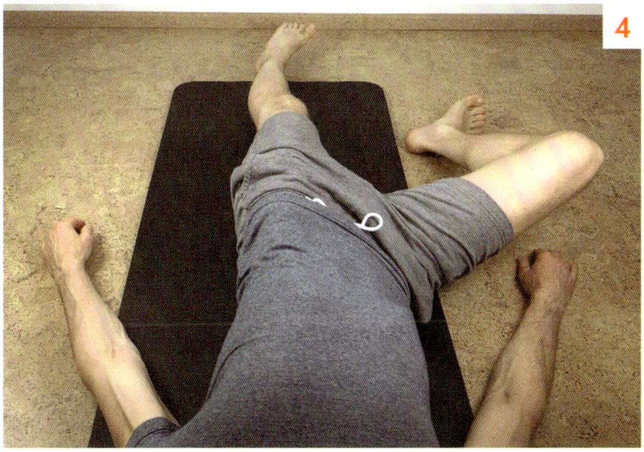
4

42 Beine zum Körper bewegen/ Adduktion in den Hüftgelenken

amG

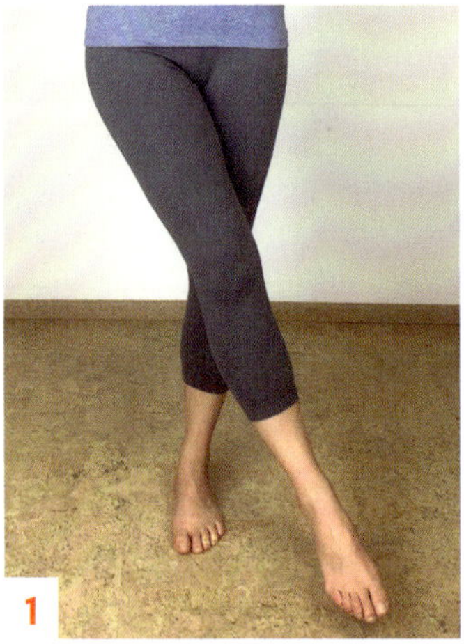

1

Beispielbeschreibung für das rechte Hüftgelenk

Wenn Sie nicht sicher auf einem Bein stehen können, stabilisieren Sie sich mit der Hand auf der Seite des Standbeins. Versuchen Sie jedoch, die Übung frei im Einbeinstand auszuführen.

- Stehen Sie auf dem linken Bein.
- Führen Sie das rechte Bein so weit es geht über die Mittellinie. [1]
- Führen Sie kurze Wiederholungen in der maximalen aktiven Adduktion aus.
- Wiederholen Sie diese Übung mit dem linken Bein.

apmG

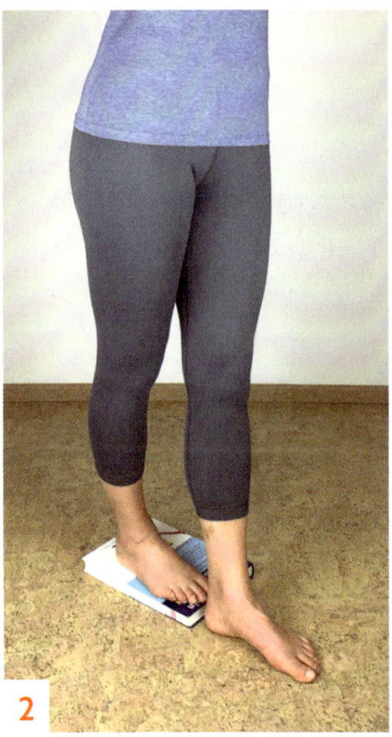

2

Beispielbeschreibung für das rechte Hüftgelenk

- Stellen Sie sich mit dem rechten Bein auf eine Erhöhung, zum Beispiel ein Buch.
- Das linke Bein stellen Sie vor den rechten Fuß, so, als ob Sie auf einer Linie laufen wollten.
- Bleiben Sie gerade stehen, das rechte Bein muss komplett gestreckt bleiben.
- Versuchen Sie nun, den linken Fuß komplett aufzusetzen. [2]
- Wählen Sie die Unterlage für den rechten Fuß so, dass Sie den linken Fuß gerade noch vollständig auf den Boden stellen können.
- Dadurch kommt es zu einer maximalen Adduktion im rechten Hüftgelenk.
- Führen Sie nun kurze Wiederholungen aus, indem Sie den linken Fuß immer leicht vom Boden abheben und wieder abstellen.
- Wiederholen Sie diese Übung mit dem linken Bein.

8. Kreuzdarmbeingelenk (ISG)

43

amG

- Begeben Sie sich in die Rückenlage. Die Beine liegen aneinander.
- Ziehen Sie aktiv die Fußspitzen hoch und schieben Sie nun abwechselnd maximal die Fersen vorwärts, in Verlängerung der Beine **[1] [2]**, als ob Sie versuchen, abwechselnd das eine Bein länger zu machen als das andere.

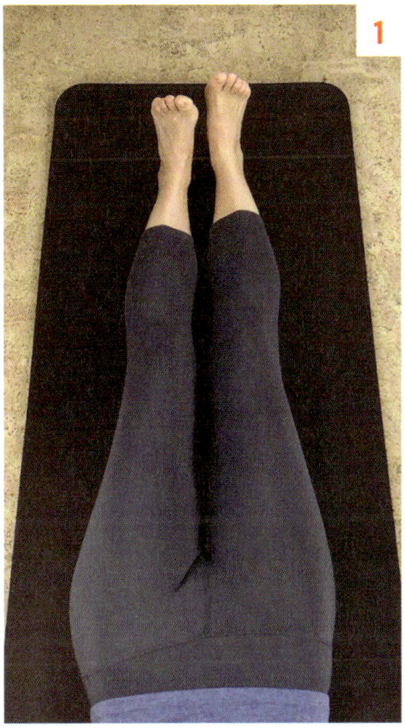

1

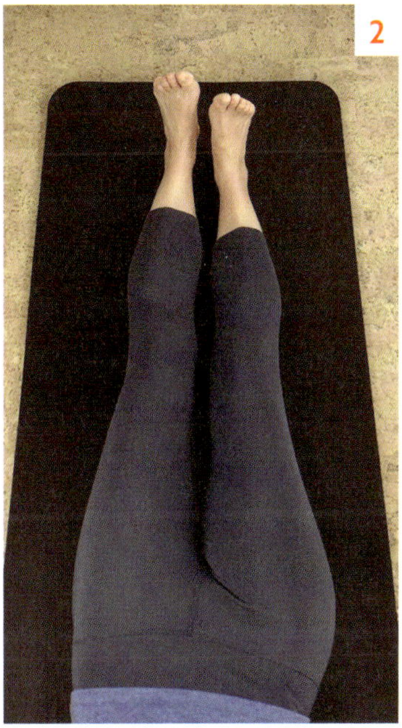

2

- Die Kniegelenke *müssen* bei dieser Übung *gestreckt bleiben.*
- Dieser sogenannte abwechselnde Fersenschub erzeugt aktive maximale Gelenkbewegungen in Ihren Kreuzdarmbeingelenken.

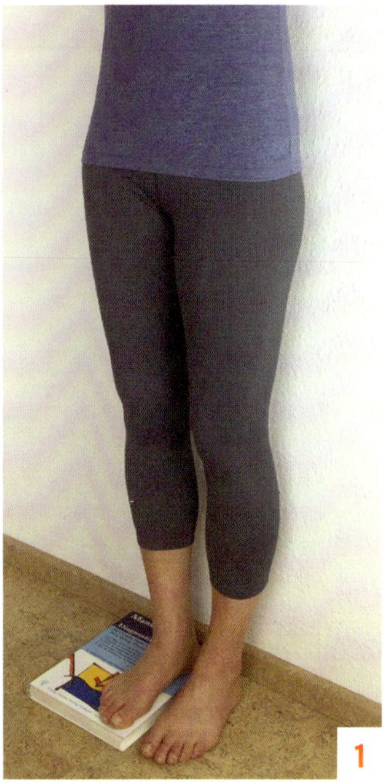

1

44

apmG

Beispielbeschreibung für den erhöhten rechten Fuß

- Stellen Sie sich mit dem Rücken an eine Wand. Die Fersen, das Becken und die Schultern haben Wandkontakt.
- Der rechte Fuß steht auf einem Buch. Der linke Fuß berührt den Boden mit den Zehenspitzen, die linke Ferse ist in der Luft.
- Nun drücken Sie den linken Fuß nach unten, bis die Ferse den Boden berührt und der linke Fuß vollständig auf dem Boden steht. [1] Damit Ihnen die Übung gelingt, wählen Sie anfänglich ein dünnes Buch. Nach und nach können Sie dickere Bücher verwenden.
- Das Becken und die Schultern *müssen* während der Bewegung an der Wand bleiben.
  Sie erzeugen so einen durch die Schwerkraft unterstützten maximalen Fersenschub.
- Führen Sie in der maximalen passiven Bewegung des ISG kurze Wiederholungen aus.
- Wiederholen Sie die Übung, indem Sie den linken Fuß auf ein Buch stellen.

ÜBUNGSINFOS: Allgemein

- Die Bewegungsmöglichkeiten im ISG sind minimal, anfänglich möglicherweise nur einige Millimeter.
- apmG Tasten Sie sich langsam an die richtige Dicke des Buchs heran.

9. Kniegelenke

45 Streckung in den Kniegelenken/ Extension

amG Für die Streckung in den Kniegelenken wird **keine apmG** ausgeführt.

- Begeben Sie sich in die Rückenlage. Beide Beine liegen gestreckt auf der Unterlage.
- Ziehen Sie die Fußspitzen hoch und strecken Sie die Kniegelenke. [1]

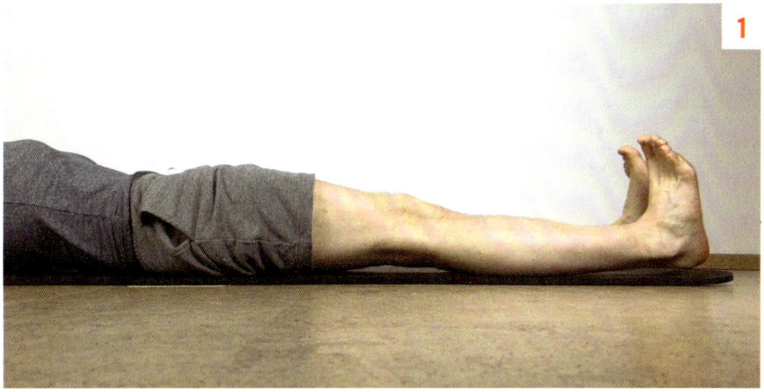

1

- Stellen Sie sich vor, Sie wollten mit den Kniekehlen die Unterlage berühren.
- Es ist normal, wenn es in den Kniegelenken über die Nullstellung hinaus zu einer minimalen Überstreckung kommt. Diese Überstreckung ist dann die maximale Gelenkbewegung.
- Führen Sie in der maximalen aktiven Streckung in den Kniegelenken kurze Wiederholungen aus.

46 Beugung in den Kniegelenken/ Flexion

amG

Wenn Sie nicht sicher auf einem Bein stehen können, stabilisieren Sie sich mit der Hand auf der Seite des Standbeins. Versuchen Sie aber, die Übung möglichst frei im Einbeinstand auszuführen.

Beispielbeschreibung für das rechte Kniegelenk

- Stehen Sie stabil auf dem linken Bein.
- Beugen Sie nun maximal das Kniegelenk. [1] [2]

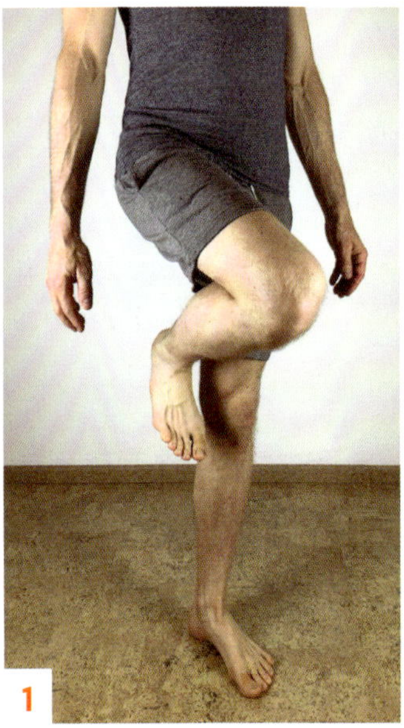

1

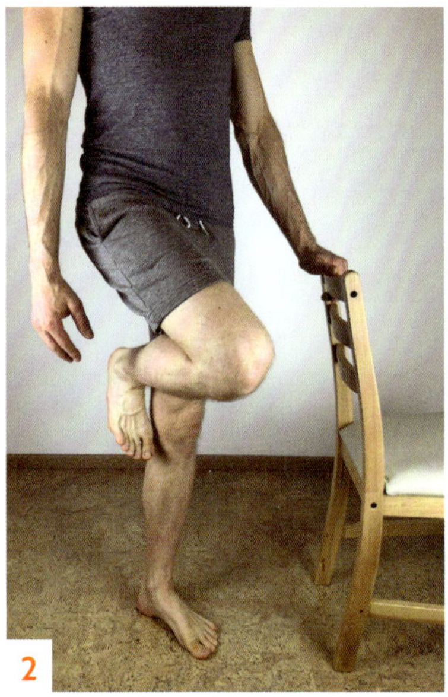

2

- Beachten Sie, dass es bei dieser Übung ausschließlich um die Beugung des Kniegelenks geht. Sie brauchen das Knie nicht möglichst hoch zu ziehen.
- Bringen Sie stattdessen Ihr Bein in jene Position, in der es Ihnen am leichtesten fällt, Ihr Kniegelenk maximal zu beugen.
- Führen Sie in der maximalen aktiven Beugung des rechten Kniegelenks kurze Wiederholungen aus.
- Wiederholen Sie die Übung mit dem linken Bein.

apmG

Variante 1:

- Begeben Sie sich in den Fersensitz. [3]
- Führen Sie leichte Bewegungen nach links und rechts aus. [4]

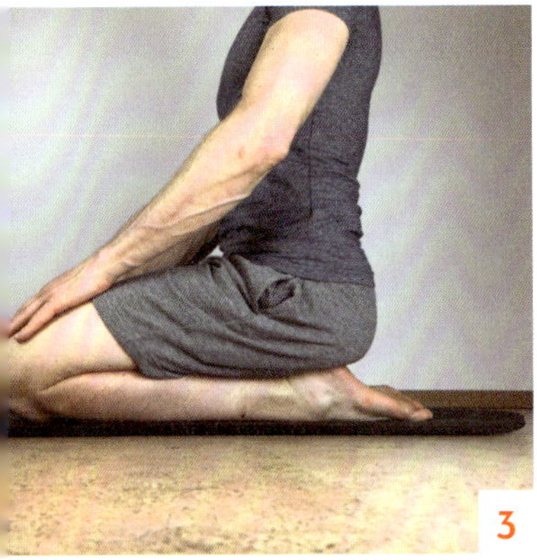

3

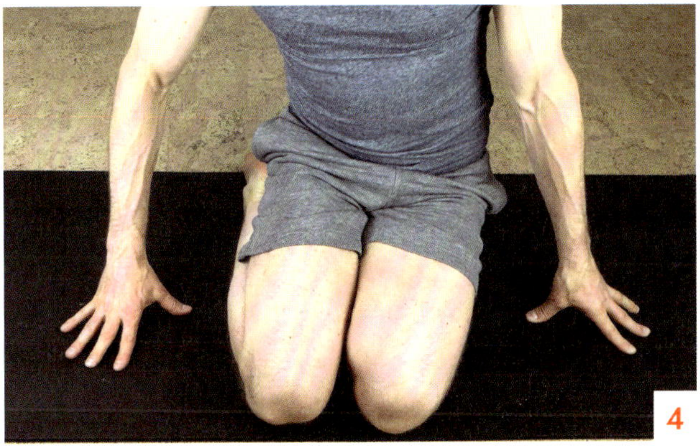

4

- Sollte Ihnen diese Position schwerfallen, üben Sie den Fersensitz dennoch durch leichte Bewegungen nach links und rechts. Schmerzen dürfen nicht entstehen.
- Wenn Ihnen diese Position leichtfällt, versuchen Sie, sich mit dem Gesäß zwischen die Füße zu setzen. [5] Bewegen Sie sich auch dann nach links und rechts.
- Führen Sie die Bewegung nach links und rechts 30 bis 60 Sekunden aus.

5

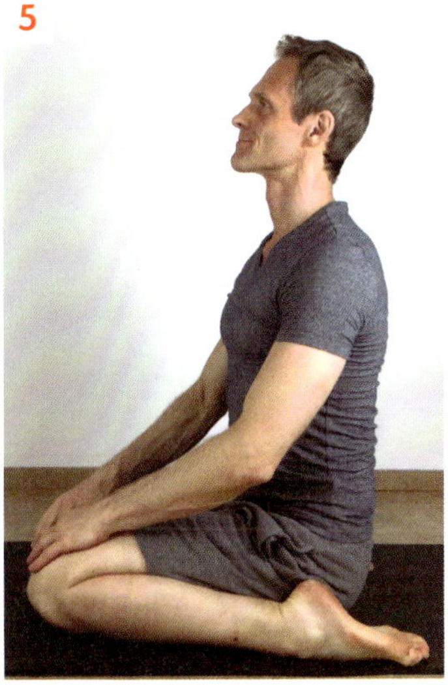

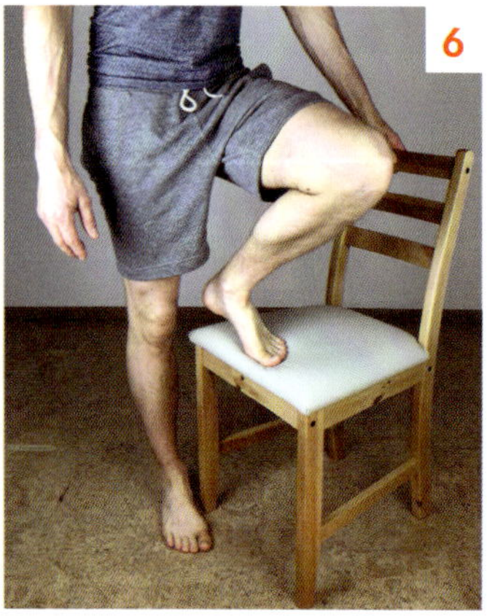

6

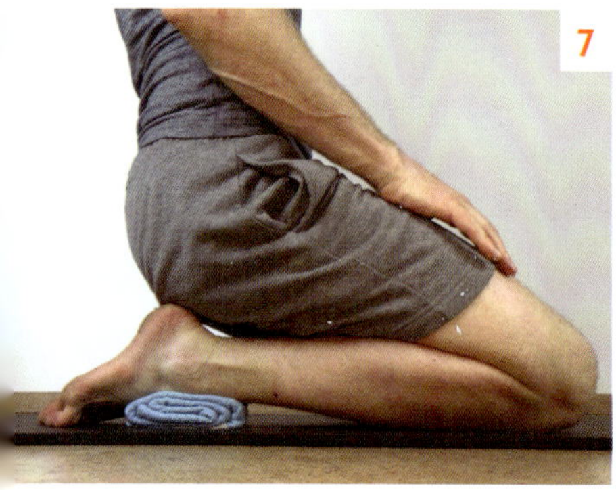

7

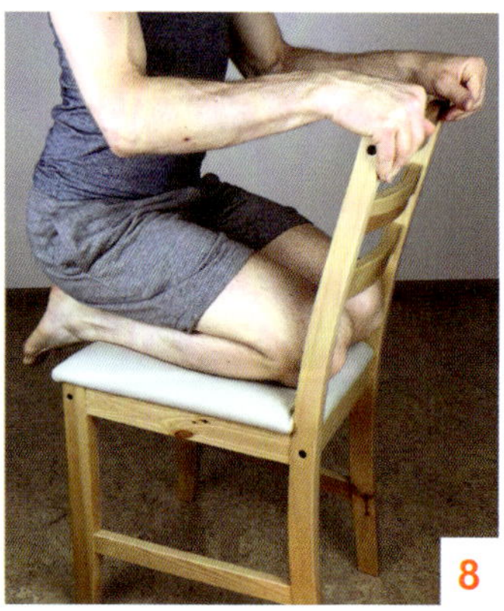

8

Variante 2:

Beispielbeschreibung für das linke Kniegelenk

- Stellen Sie Ihr linkes Bein auf einen Stuhl. Halten Sie sich mit der linken Hand seitlich an der Stuhllehne fest.
- Das rechte Bein steht stabil auf dem Boden.
- Nun begeben Sie sich so weit wie möglich mit dem linken Kniegelenk in die Beugeposition. [6] Das ist Ihre aktuelle maximale Beugung im linken Kniegelenk.
- Führen Sie in der maximalen Beugung im linken Kniegelenk kurze Wiederholungen aus.
- Wiederholen Sie die Übung mit dem rechten Bein.

ÜBUNGSINFOS: Allgemein

- apmG Verwenden Sie die Variante 2 nur, wenn Ihnen kein Fersensitz gelingt. Der Fersensitz ist eine der wichtigsten Übungen, um die Kniegelenke gesund zu erhalten.
- apmG Es ist möglich, dass Sie Probleme bei der Streckung der Sprunggelenke haben. In diesem Fall unterlagern Sie die Sprunggelenke beispielsweise mit einem gerollten Handtuch [7] und versuchen Sie nach und nach, auch die Sprunggelenke an diese Position zu gewöhnen. Bei deutlichen Problemen, die Füße im Fersensitz zu strecken, können Sie den Fersensitz auch auf einer Couch oder einem Stuhl ausführen. [8] Die Füße lassen Sie dann einfach über die Kante der Sitzfläche ragen.
- apmG Im Fersensitz werden ebenso die Sprunggelenke in die Streckung mobilisiert.

1

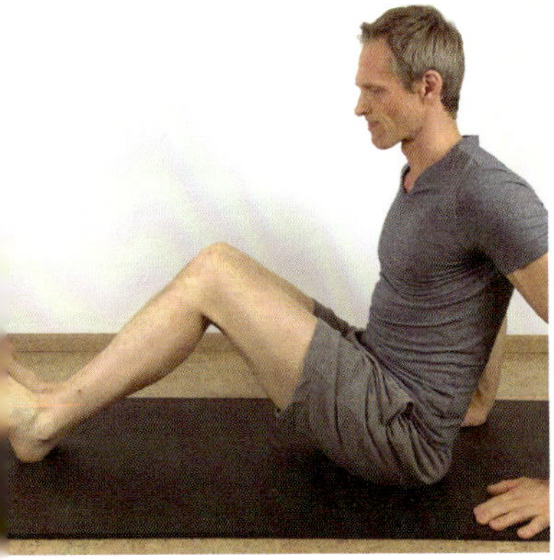

2

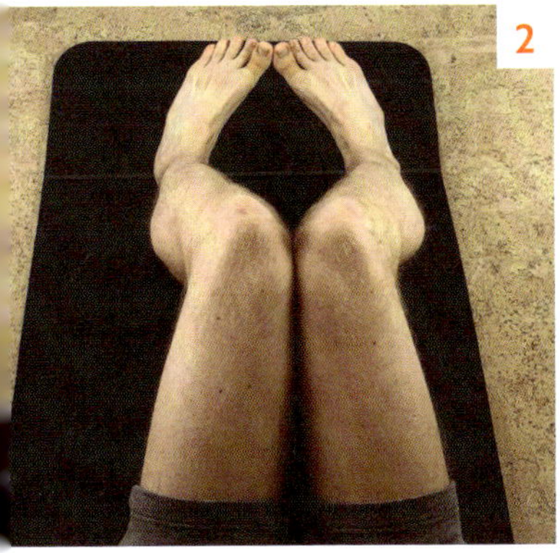

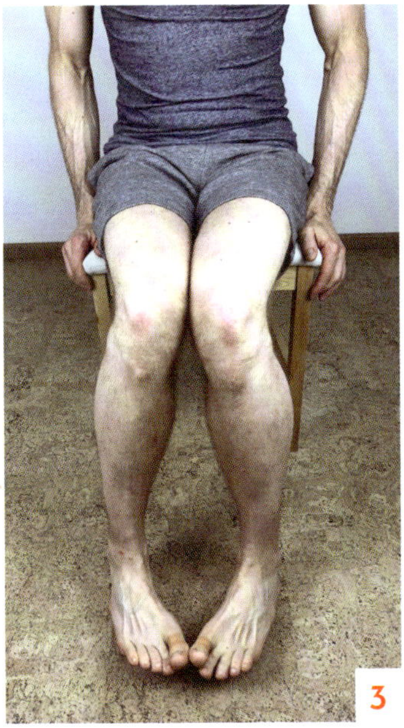

3

47 Einwärtsdrehung in den Kniegelenken/ Innenrotation

amG Für die Einwärtsdrehung in den Kniegelenken wird **keine apmG** ausgeführt.

- Setzen Sie sich auf den Boden und stützen Sie sich mit den Händen ab. Die Kniegelenke sind etwa 90 Grad gebeugt und berühren sich. [1]
- Ziehen Sie die Fußspitzen hoch. Auch die Sprunggelenke befinden sich etwa im 90-Grad-Winkel.
- Die Füße stehen 10–20 cm voneinander entfernt.
- Nun versuchen Sie, die Großzehen aneinander zu führen. [2] Die Sprunggelenke bleiben im 90-Grad-Winkel.
- Wenn Ihnen das nicht gelingt, stellen Sie die Füße etwas weiter zusammen. Sollte es Ihnen leicht gelingen, stellen Sie die Füße weiter auseinander.
- Suchen Sie sich eine Position, in der Sie gerade noch die Zehen zusammenführen können. Das ist die maximale aktive Einwärtsdrehung Ihrer Kniegelenke.
- Führen Sie in der maximalen aktiven Einwärtsdrehung der Kniegelenke kurze Wiederholungen aus.

ÜBUNGSINFOS: Allgemein

- Sollten Sie nicht auf dem Boden sitzen können, führen Sie die Übung auf einem Stuhl aus. [3]

48 Auswärtsdrehung in den Kniegelenken

amG Für die Auswärtsdrehung in den Kniegelenken wird **keine apmG** ausgeführt.

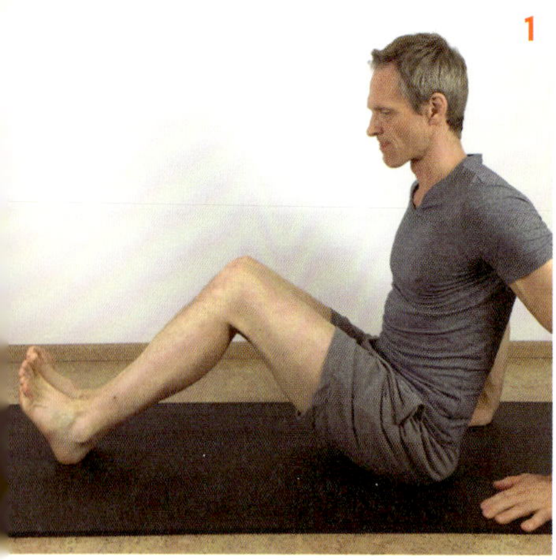

1

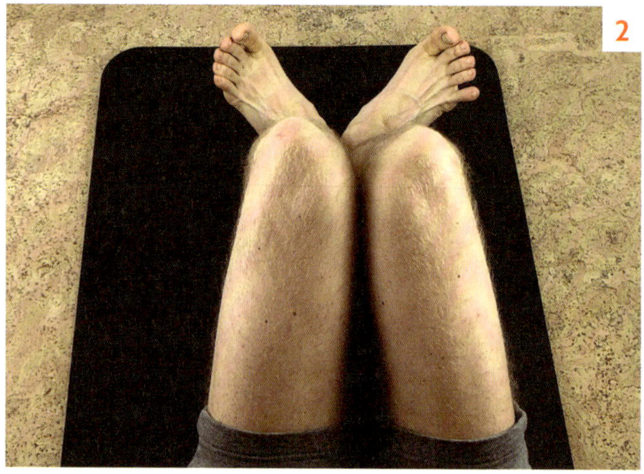

2

- Setzen Sie sich auf den Boden und stützen Sie sich mit den Händen ab. [1] Die Kniegelenke sind etwa 90 Grad gebeugt (wie bei der Einwärtsdrehung in den Kniegelenken).
- Die Beine stehen eng beieinander. Die Kniegelenke und die Füße berühren sich.
- Die Sprunggelenke bilden etwa einen 90-Grad-Winkel.
- Drehen Sie nun die Fußspitzen nach außen. [2] Die Beine bleiben eng beieinander. Das ist die maximale aktive Auswärtsdrehung Ihrer Kniegelenke.
- Führen Sie in der aktiven maximalen Auswärtsdrehung Ihrer Kniegelenke kurze Wiederholungen aus.

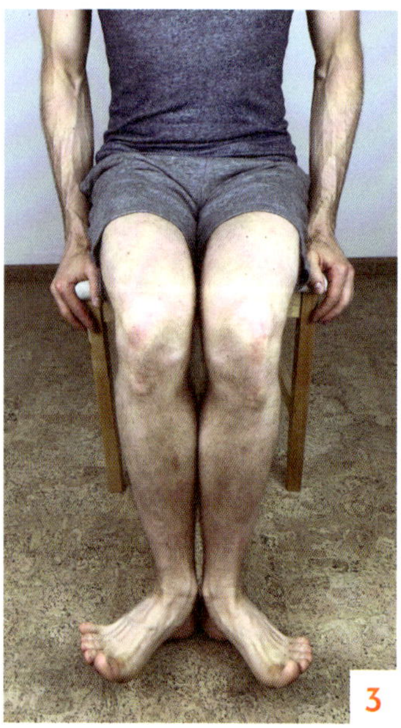

3

ÜBUNGSINFOS: Allgemein

- Sollten Sie nicht auf dem Boden sitzen können, führen Sie die Übung einfach auf einem Stuhl aus. [3]

10. Sprunggelenke und Zehengelenke

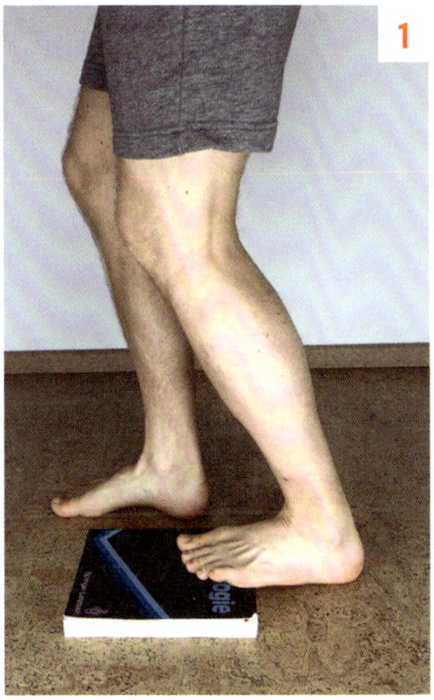

1

49 Fußspitze heben/ Dorsalextension

apmG Für die Dorsalextension im Fußgelenk wird **keine amG** durchgeführt.

Beispielbeschreibung für den linken Fuß

- Stellen Sie den Ballen Ihres linken Fußes auf ein Buch.
- Stehen Sie stabil. Ihre Hauptbelastung liegt auf dem linken Bein. Mit dem rechten Bein stabilisieren Sie sich.
- Nun schieben Sie das linke Kniegelenk maximal über die linke Fußspitze. [1] Die Ferse des linken Fußes bleibt am Boden und das linke Kniegelenk ist gebeugt.
- Führen Sie in der maximalen Beugung des Fußgelenks kurze Wiederholungen aus.
- Wiederholen Sie die Übung mit dem rechten Fuß.

ÜBUNGSINFOS: Allgemein

- Die Dorsalextension im Fußgelenk ist sehr häufig eingeschränkt. Die Hauptursache sind Schuhe bzw. die Erhöhung von Schuhen im Bereich der Ferse. Auch bei normalen Turnschuhen ist der hintere Schuhteil stets erhöht. Über die Jahre und Jahrzehnte führt dies zu Bewegungseinschränkungen. Bei hochhackigen Schuhen verstärkt sich das Problem.

50 Fußspitze senken/ Plantarflexion

amG

- Setzen Sie sich auf den Boden. Beide Beine sind gestreckt. Stützen Sie sich mit den Händen auf dem Boden ab.
- Senken Sie nun beide Fußspitzen maximal. [1]

1

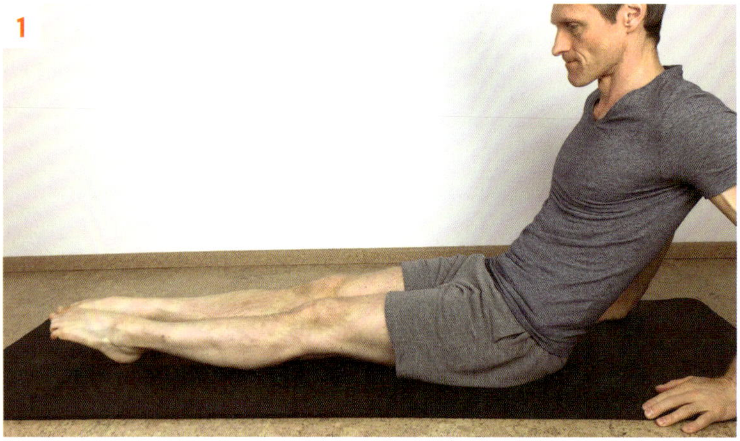

- Führen Sie in der aktiven maximalen Plantarflexion der Fußgelenke kurze Wiederholungen aus.

apmG

Variante 1:

- Begeben Sie sich in den Fersensitz. Stützen Sie sich hinten mit den Händen ab.
- Verlagern Sie nun das Gewicht nach hinten und heben Sie die Kniegelenke. [2]

2

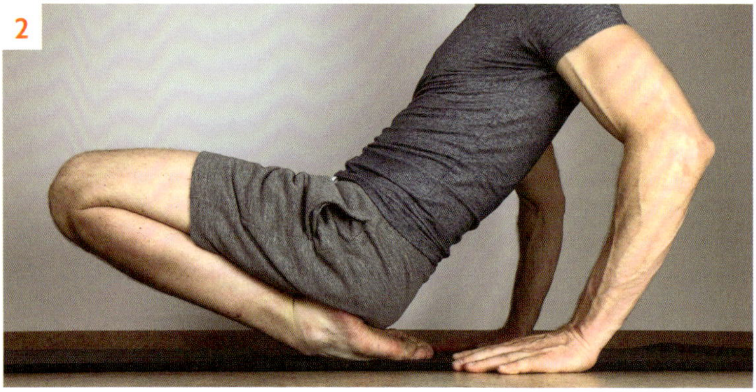

- Sie sind nun in der maximalen Plantarflexion in den Fußgelenken.
- Führen Sie in der maximalen Streckung im Fußgelenk kurze Wiederholungen aus.

Variante 2:

Beispielbeschreibung für den linken Fuß

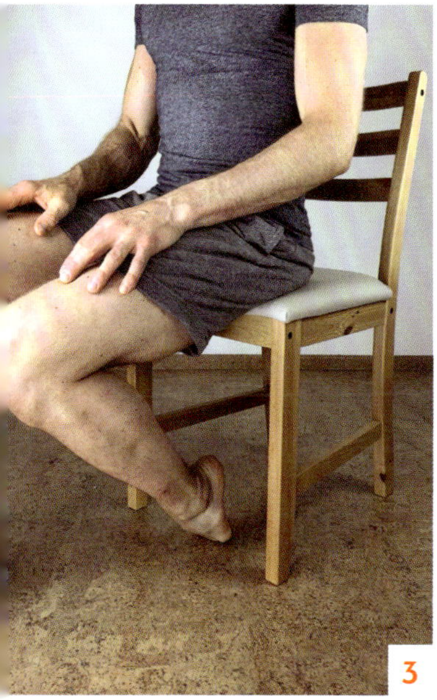

3

- Setzen Sie sich auf die vordere Hälfte eines Stuhls. Stützen Sie sich mit den Händen an der Sitzfläche oder auf den Oberschenkeln ab.
- Schieben Sie den linken Fuß unter den Stuhl, sodass die Rückseite des linken Fußes Bodenkontakt hat. Den rechten Fuß stellen Sie auf, um sich zu stabilisieren.
- Drücken Sie nun den linken Fuß verstärkt in die Streckung, indem Sie Druck auf den Boden ausüben. [3] Der linke Fuß soll sich dabei nicht anspannen. Versuchen Sie, passiv die Streckung zu verstärken.
- Führen Sie in der maximalen Plantarflexion des linken Fußgelenks kurze Wiederholungen aus.
- Wiederholen Sie die Übung mit dem rechten Fuß.

ÜBUNGSINFOS: Allgemein

- apmG ***Variante 1:*** Es ist normal, wenn Ihnen die Variante 1 nicht gelingt, denn diese Übung ist schwer. Versuchen Sie dennoch (immer wieder), mit einigen Wochen Abstand, die Variante 1 erneut durchzuführen. Es ist die effektivste Übung für die Streckung der Fußgelenke. Und mit der Zeit wird Ihnen diese Übung mit hoher Wahrscheinlichkeit gelingen.

51 Fußaußenkante hochziehen/ Pronation

apmG Für die Pronation im Fußgelenk wird **keine amG** durchgeführt.

Beispielbeschreibung für den rechten Fuß

- Stellen Sie die Außenkante Ihres rechten Fußes auf ein dünnes Buch.
- Stehen Sie stabil. Ihre Hauptbelastung ist auf dem linken Bein.
- Versuchen Sie nun, *vorsichtig* die Innenkante Ihres rechten Fußes auf den Boden zu bringen. [1] [2] Wählen Sie die Dicke des Buchs so, dass Sie mit der Innenkante Ihres rechten Fußes nur durch maximale Pronation im rechten Fußgelenk den Boden erreichen können.

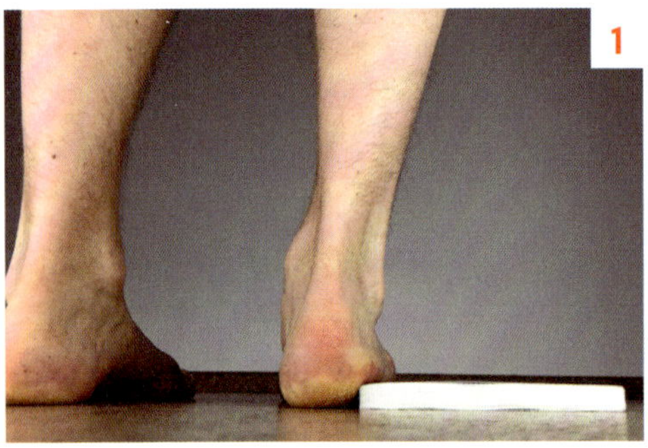
1

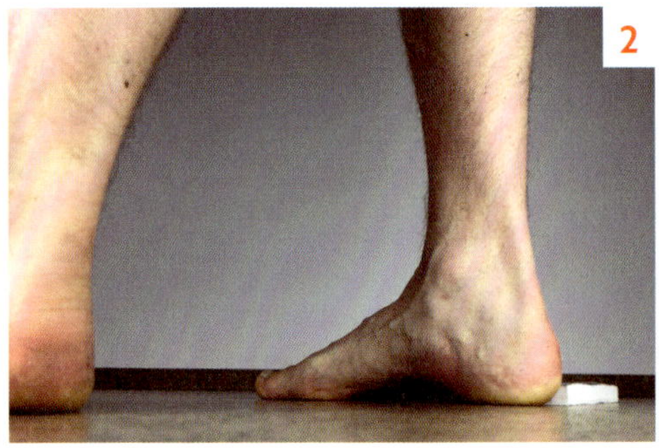
2

- Das rechte Kniegelenk muss stets gestreckt bleiben.
- Führen Sie in der maximalen Pronation des rechten Fußes kurze Wiederholungen aus.
- Wiederholen Sie die Übung mit dem linken Fuß.

ÜBUNGSINFOS: Allgemein

- apmG Die Pronation im Fußgelenk ist auch bei optimaler Beweglichkeit eine sehr kleine Bewegung. Tasten Sie sich langsam an die richtige Dicke des Buchs, das Sie für diese Übung nutzen wollen, heran. Überschätzen Sie sich nicht und bringen Sie während der Übung nur minimales Gewicht auf den beübten Fuß.

52 Fußinnenkante hochziehen/ Supination

apmG Für die Supination im Fußgelenk wird **keine amG** durchgeführt.

Beispielbeschreibung für den rechten Fuß

- Stellen Sie die Innenkante Ihres rechten Fußes auf ein dünnes Buch.
- Stehen Sie stabil. Ihre Hauptbelastung ist auf dem linken Bein.
- Versuchen Sie nun, *sehr vorsichtig* die Außenkante Ihres rechten Fußes auf den Boden zu bringen. [1] [2] Wählen Sie die Dicke des Buchs so, dass Sie mit der Außenkante Ihres rechten Fußes nur durch maximale Supination im rechten Fußgelenk den Boden erreichen können.

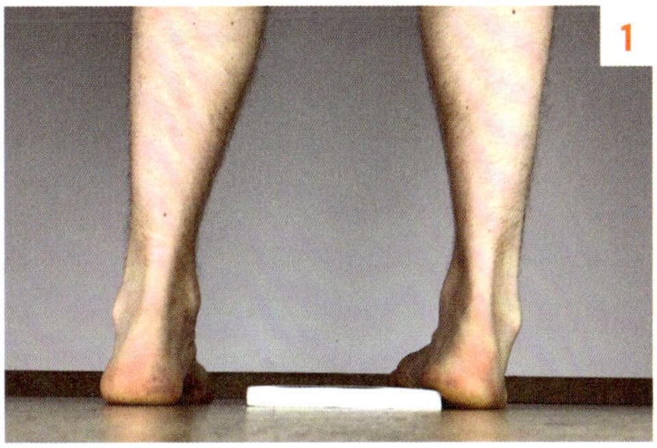

1

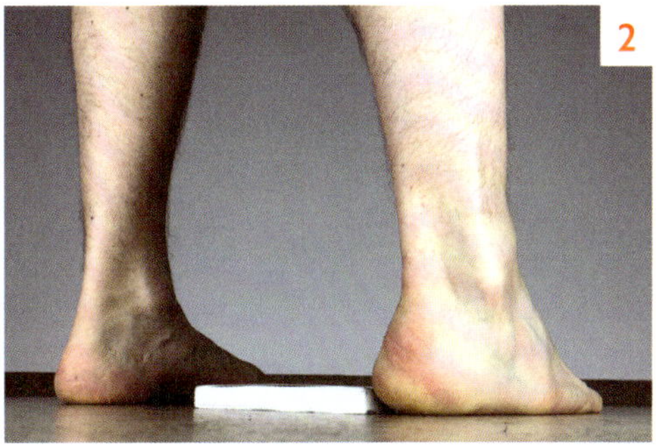

2

- Das rechte Kniegelenk muss stets gestreckt bleiben.
- Führen Sie in der maximalen Supination des rechten Fußes kurze Wiederholungen aus.
- Wiederholen Sie die Übung mit dem linken Fuß.

ÜBUNGSINFOS: Allgemein

- **apmG** Die Supination im Fußgelenk ist auch bei optimaler Beweglichkeit eine sehr kleine Bewegung. Tasten Sie sich langsam an die richtige Dicke des Buchs, das Sie für diese Übung nutzen wollen, heran. Überschätzen Sie sich nicht und bringen Sie während der Übung nur minimales Gewicht auf den beübten Fuß.

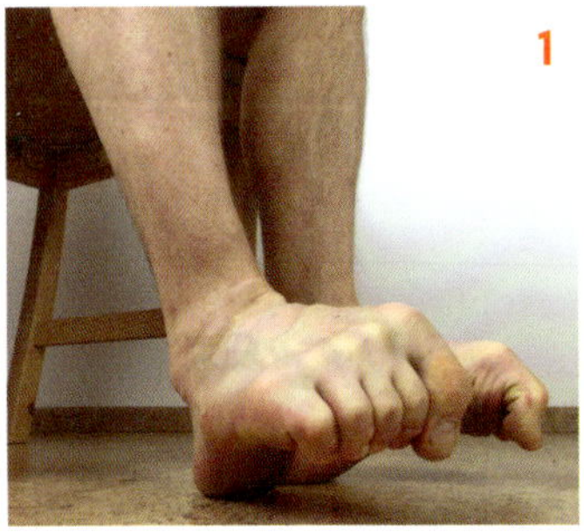

1

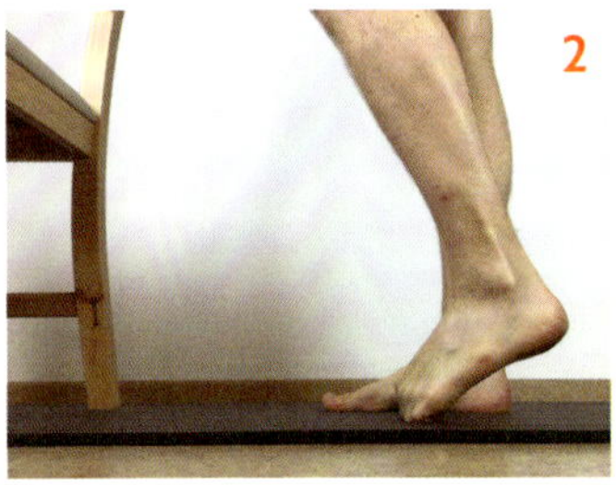

2

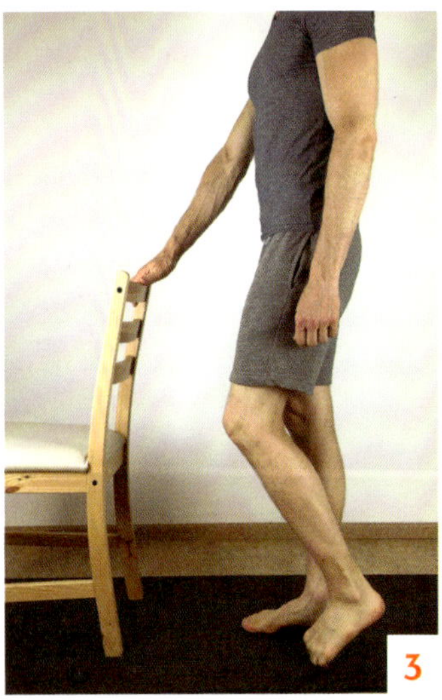

3

53 Beugung der Zehengelenke

amG

- Setzen Sie sich auf einen Stuhl.
- Nun beugen Sie mit beiden Füßen gleichzeitig alle Zehen maximal. [1] Versuchen Sie, mit den Füßen eine Faust zu machen.
- Führen Sie in der aktiven maximalen Beugung der Zehengelenke kurze Wiederholungen aus.

apmG

Variante 1:

Beispielbeschreibung für den linken Fuß

- Stellen Sie sich hin und stabilisieren Sie sich leicht mit einer Hand.
- Die Hauptbelastung liegt auf dem rechten Bein.
- Beugen Sie nun Ihren linken Fuß so, dass die Zehenrückseiten Bodenkontakt haben. [2]
- Nun bewegen Sie den linken Fuß hin und her, sodass es zu einer maximalen Beugung der Zehengelenke kommt. [3] [4]

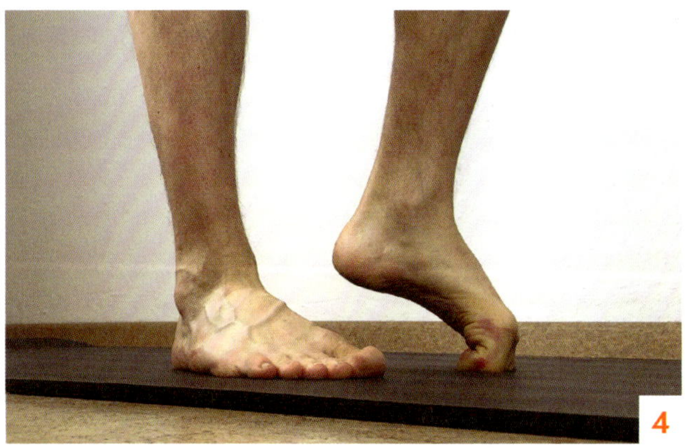

4

- Bewegen Sie den linken Fuß etwa 20 Sekunden in der maximalen Beugung der Zehengelenke.
- Wiederholen Sie die Übung für den rechten Fuß.

Variante 2:

Beispielbeschreibung für den linken Fuß

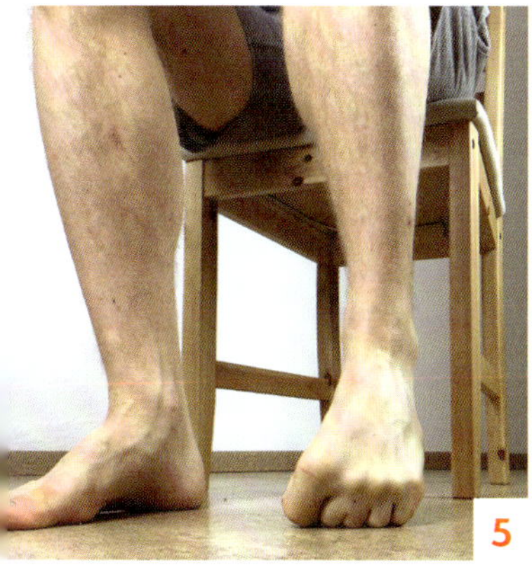

5

- Setzen Sie sich auf die vordere Hälfte eines Stuhls.
- Den linken Fuß schieben Sie leicht unter den Stuhl, sodass die Zehenrückseiten Bodenkontakt haben. Der rechte Fuß ist aufgestellt.
- Nun bewegen Sie den linken Fuß so hin und her, dass es zu einer maximalen Beugung der Zehengelenke kommt. [5]
- Bewegen Sie den linken Fuß etwa 20 Sekunden in der maximalen Beugung der Zehengelenke.
- Wiederholen Sie die Übung für den rechten Fuß.

Variante 3:

Beispielbeschreibung für den linken Fuß

- Setzen Sie sich auf eine Couch (oder auch Ihr Bett).
- Bewegen Sie nun mit den Händen jede einzelne Zehe nacheinander in die maximale Beugung (hier am Beispiel der großen und der zweiten Zehen). [6] [7]

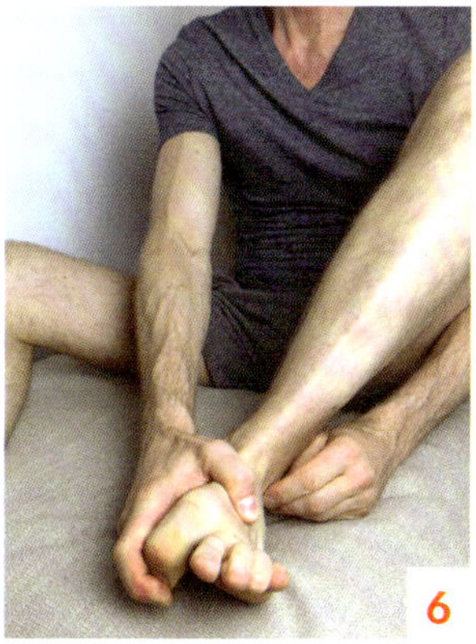

6

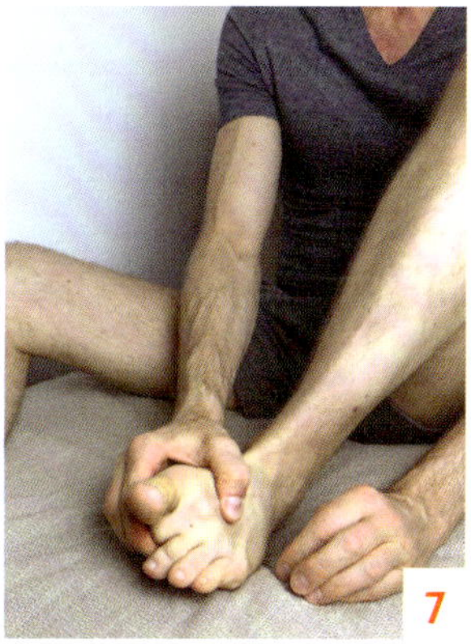

7

- Führen Sie in der maximalen Beugung der Zehengelenke kurze Wiederholungen aus.

Die ARTHROSTIC-Übungen

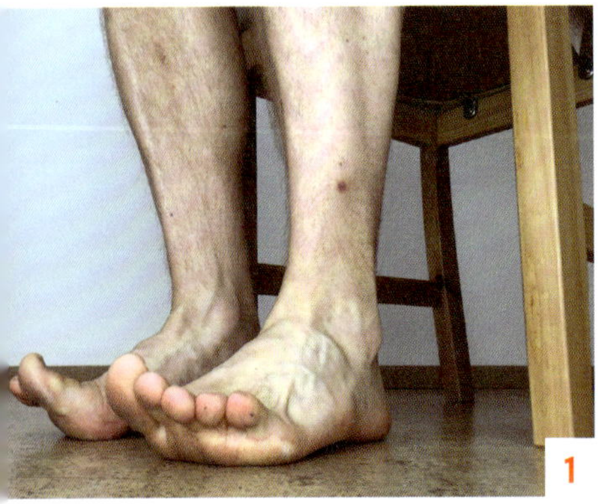

1

54 Streckung der Zehengelenke

amG

- Setzen Sie sich auf einen Stuhl. Beide Füße stehen flach auf dem Boden.
- Ziehen Sie nun die Zehenspitzen beider Füße maximal nach oben. [1] Die Fußballen müssen am Boden bleiben.
- Führen Sie in der aktiven maximalen Streckung der Zehengelenke kurze Wiederholungen aus.

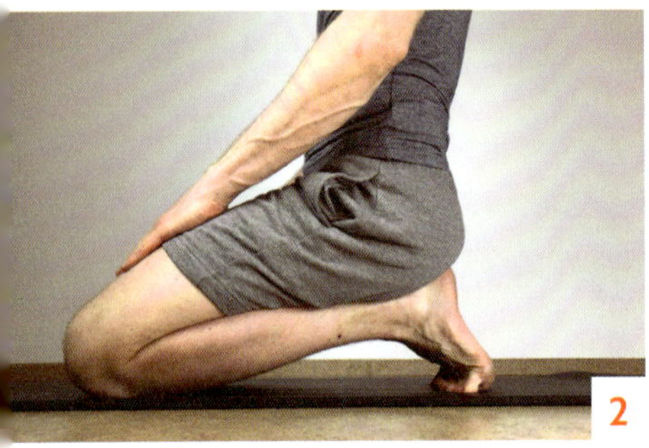

2

apmG

Variante 1:

- Begeben Sie sich in den Fersensitz.
- Stellen Sie sich dabei auf die Fußspitzen. [2]
- Bewegen Sie nun die Füße hin und her, um in jeder Zehe eine maximale Streckung zu erreichen.
- Bewegen Sie die Füße in der maximalen Streckung der Zehengelenke etwa 20 Sekunden hin und her.

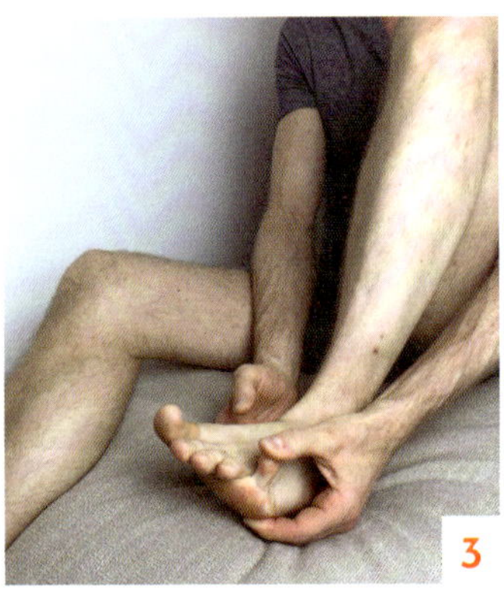

3

Variante 2:

Beispielbeschreibung für den linken Fuß

- Setzen Sie sich auf eine Couch (oder auch Ihr Bett).
- Strecken Sie nun jede Zehe einzeln maximal mit Hilfe Ihrer Hände (hier am Beispiel der vierten Zehe). [3]
- Führen Sie in der maximalen Streckung jeder Zehe fünf bis zehn kurze Wiederholungen aus.
- Führen Sie die Übung mit dem rechten Fuß aus.

55 Spreizung der Zehengelenke

apmG Für die Spreizung der Zehengelenke werden **keine amG** ausgeführt.

Beispielbeschreibung für den linken Fuß

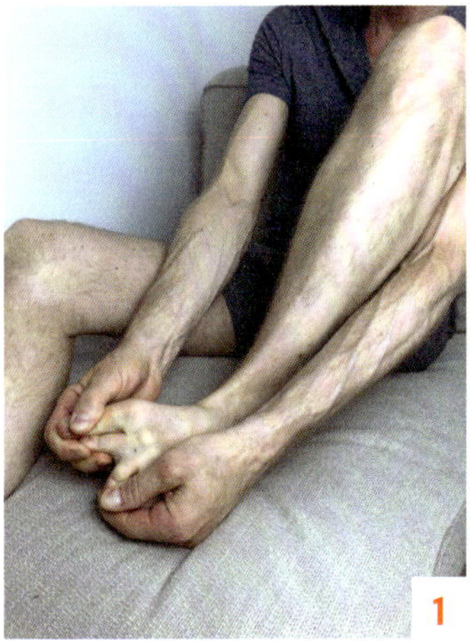
1

- Setzen Sie sich auf eine Couch (oder auch Ihr Bett).
- Greifen Sie mit Zeigefinger und Daumen der linken Hand eine Zehe und mit Zeigefinger und Daumen der rechten Hand die danebenliegende Zehe.
- Spreizen Sie nun die Zehen maximal auseinander (hier am Beispiel der zweiten und dritten Zehe). [1]
- Führen Sie die maximale Spreizung der Zehengelenke mit allen Zehen und mit kurzen Wiederholungen aus.
- Führen Sie die Übung mit dem rechten Fuß aus.

ÜBUNGSINFOS: Allgemein

- Der Beweglichkeit der einzelnen Zehengelenke wird wenig Beachtung geschenkt. Daher kommt es oft zu Einschränkungen. Diffuse Schmerzen in den Füßen werden häufiger, damit verbunden ist ein enormer Verlust an Lebensqualität. Eine eindeutige Ursache bleibt oft ungeklärt. Der Erhalt der Beweglichkeit Ihrer Zehen kann helfen, Fußbeschwerden vorzubeugen. Führen Sie die maximalen Gelenkbewegungen für Ihre Zehen gewissenhaft durch.

Komplementärbewegungen

Jede Komplementärbewegung hat eine sehr gute Wirkung auf die Beweglichkeit des ganzen Körpers und zudem auf die Aktivierung von Muskel-Faszien-Ketten. Auch wenn bestimmte Bewegungsziele angesetzt sind, ist bei den Komplementärbewegungen stets der gesamte Körper involviert.

Am Anfang werden Sie wahrscheinlich einige Bewegungsabläufe der Komplementärbewegungen nicht optimal ausführen können. Das ist normal. Lassen Sie die Übungen in keinem Fall aus. Folgen Sie dem Bewegungsablauf einfach so gut, wie es Ihnen möglich ist. Mit den Wochen und Monaten werden sich Ihre Beweglichkeit und damit die Bewegungsausführungen verbessern. Der menschliche Körper passt sich permanent an, und so ist sogar nach Jahren noch mit scheinbar spontanen Verbesserungen zu rechnen.

1

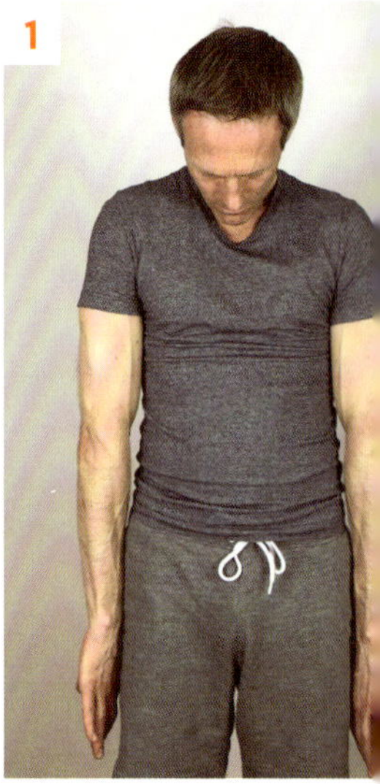

1. Handflächen außen

Bewegungsziel: aktive Mobilisation des Schultergürtels, der Schultergelenke sowie der Ein- und Auswärtsdrehung der Hände, Aktivierung von Muskel-Faszien-Ketten

- Stellen Sie sich aufrecht hin. Die Füße stehen etwa schulterbreit.
- Die Arme sind entspannt neben dem Körper.
- Nun senken Sie den Kopf und drehen Sie die Schultern und Hände maximal nach innen. Ziehen Sie zusätzlich den Schultergürtel nach vorn. [1] Bei optimaler Einwärtsdrehung der Hände und der Schultergelenke zeigen die Handflächen nach außen oder sogar nach außen/vorn.
- Nun heben Sie den Kopf und drehen Sie die Schultern und Hände maximal nach außen. Ziehen Sie den Schultergürtel nach hinten und richten Sie Ihren Brustkorb auf. [2] Bei optimaler Auswärtsdrehung der Hände und der Schultergelenke zeigen die Handflächen wieder nach außen.
- Führen Sie die Übung langsam und kontrolliert aus und drehen Sie 20-mal nach innen und nach außen.

2

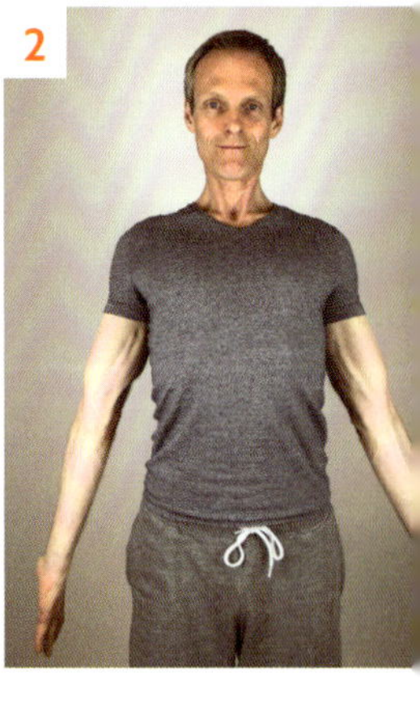

2. Körperdrehung zum Türrahmen

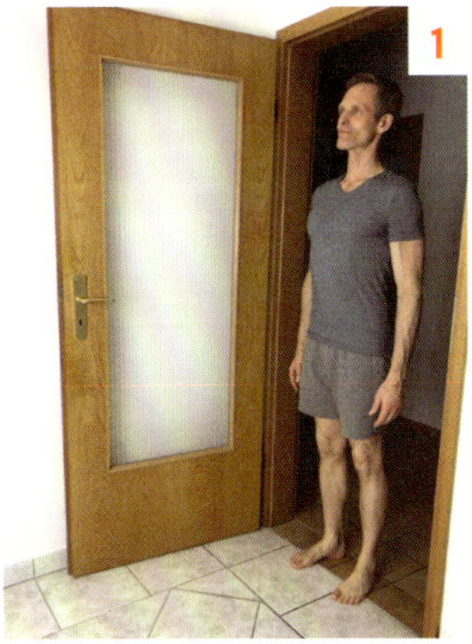
1

Bewegungsziel: Ganzkörper-Mobilisation in die Drehung, Aktivierung von Muskel-Faszien-Ketten

- Stellen Sie sich in die Mitte des Türrahmens. [1]
- Nun gehen Sie zwei Schritte vorwärts, sodass Sie etwa 1 m vom Türrahmen entfernt stehen. [2] Der Türrahmen befindet sich hinter Ihnen.
- Stehen Sie aufrecht. Die Füße stehen 15–20 cm auseinander.
- Nun drehen Sie sich in aufrechter Position maximal nach rechts. [3] Zur Orientierung versuchen Sie, den linken Teil des Türrahmens zu sehen.

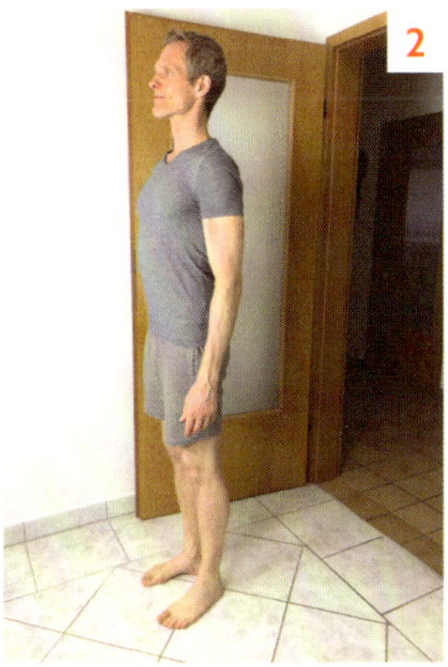
2

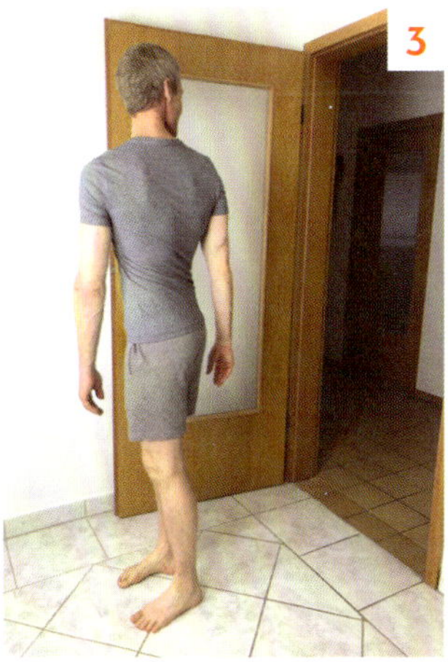
3

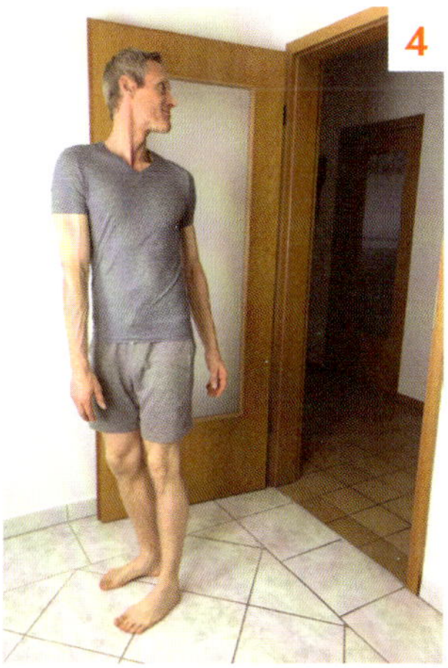
4

- Halten Sie diese Position für etwa 1 Sekunde.
- Nun drehen Sie sich maximal nach links [4] und versuchen, den rechten Teil des Türrahmens zu sehen.
- Führen Sie zu jeder Seite zehn Wiederholungen durch.

3. Blick nach oben

Bewegungsziel: Rumpf- und Halswirbelsäulenmobilisation in die Streckung, Streckung der Hüftgelenke, Aktivierung der hinteren und vorderen Muskel-Faszien-Ketten

- Stellen Sie sich aufrecht hin. Die Füße stehen eng beieinander.
- Nun schieben Sie das Becken nach vorn. Gleichzeitig lehnen Sie den Oberkörper und den Kopf maximal zurück. [1]

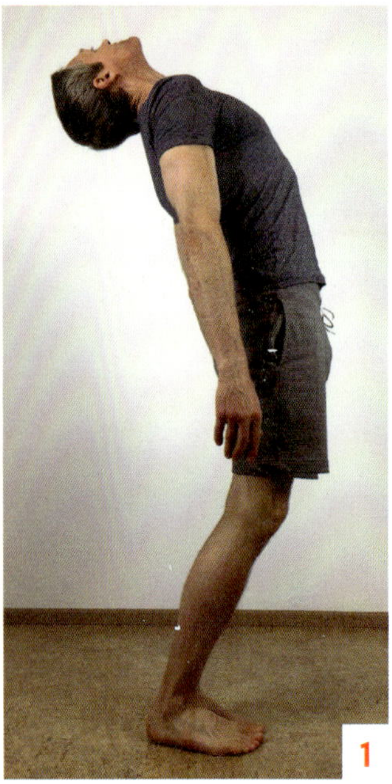
1

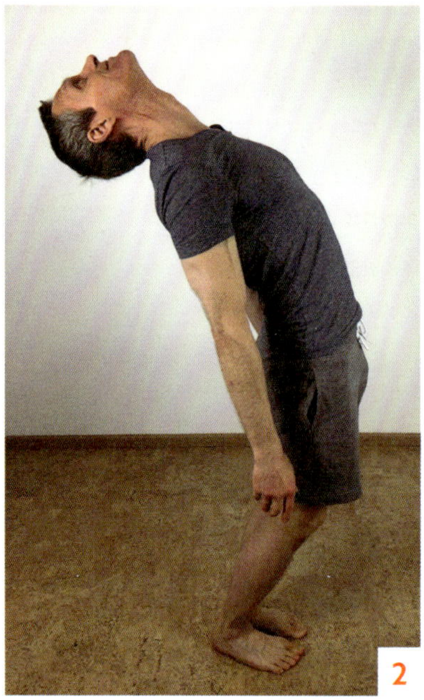
2

- Sie schauen nach oben oder sogar nach oben-hinten. [2]
- Die Arme bleiben locker neben dem Körper. Bleiben Sie etwa 1 Sekunde in dieser Position.
- Führen Sie die Übung stets langsam und kontrolliert durch. Hören Sie auf Ihren Körper und spüren Sie, wie groß Ihr persönlicher Bewegungsumfang ist. Anfangs kann Ihnen diese Bewegung schwerfallen.
- Gehen Sie zurück in die Startposition und wiederholen Sie die Übung 20-mal.

4. Kopf zu den Knien

Bewegungsziel: Mobilisation der Hüftbeugung und der gesamten Wirbelsäule in die Beugung

- Setzen Sie sich auf die Vorderkante einer niedrigen Sitzgelegenheit, zum Beispiel auf eine Couch, sodass die Oberschenkel frei stehen. Die Füße stehen auf.
- Die Füße und die Kniegelenke stehen zusammen.
- Nun versuchen Sie, mit der Stirn die Kniegelenke zu berühren. [1]
- Gelingt Ihnen dies zunächst nicht, stellen Sie die Beine etwas weiter auseinander und versuchen Sie, mit der Stirn abwechselnd das rechte und das linke Kniegelenk zu berühren. [2]

1

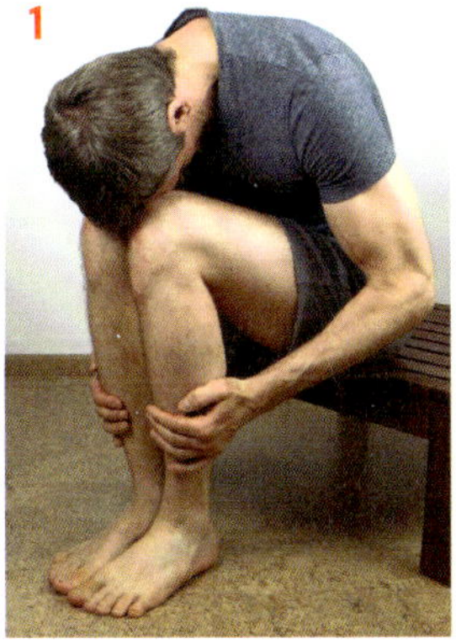

2

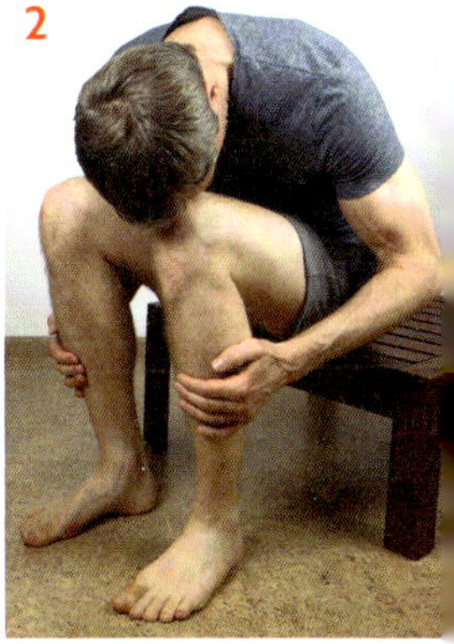

- Wenn Ihnen diese Übung leicht gelingt, verschlingen Sie die Beine ineinander, einmal liegt das rechte und mal das linke Bein oben. [3] [4] Berühren Sie dann das oben liegende Knie mit der Stirn.

3

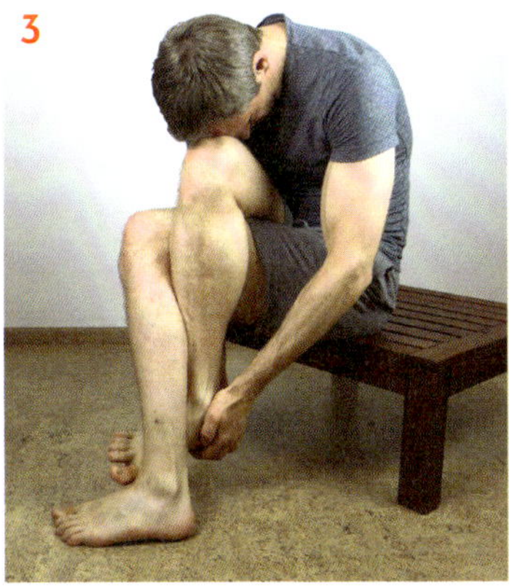

4

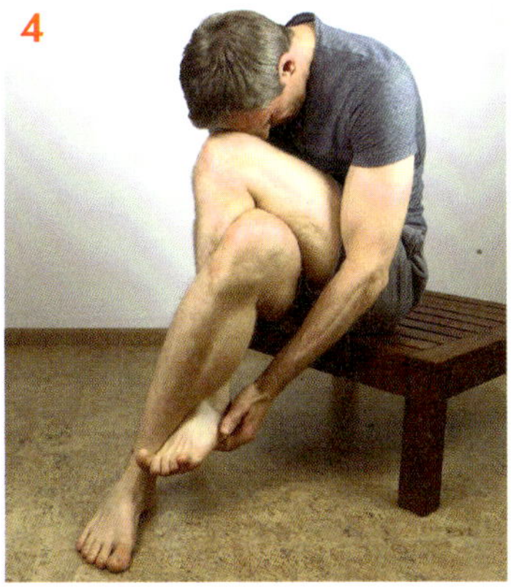

- Führen Sie insgesamt 20 Wiederholungen durch.

5. Tiefe Hocke

mit Hüftbewegungen, Positionswechsel der Füße und Überkopfbewegung der Arme

Die tiefe Hocke ist eine der wichtigsten Beweglichkeitsübungen überhaupt. Während sie im asiatischen und afrikanischen Raum eine normale Arbeitsposition ist, haben wir sie in den industrialisierten Ländern verlernt. Für jeden von uns war die tiefe Hocke selbstverständlich. Gesunde Kleinkinder nutzen zum Spielen oder zum Aufheben von Dingen die tiefe Hocke. Dieses Bewegungsmuster ist angeboren.

Zunächst wird erklärt, wie die tiefe Hocke aussehen sollte. Für die meisten Menschen ist eine korrekte tiefe Hocke mittlerweile eine Herausforderung.

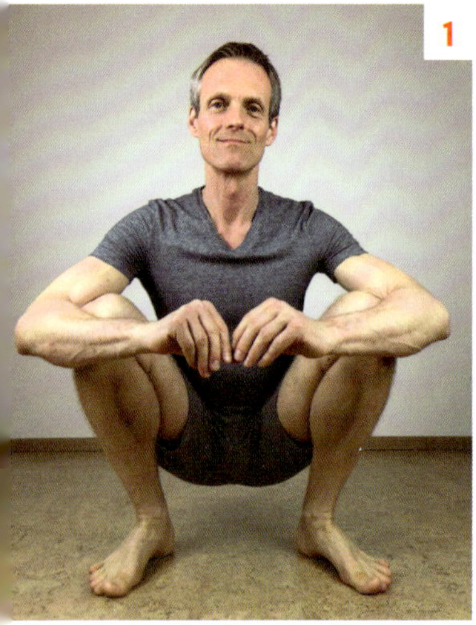

1

- Füße: Die Füße stehen flach auf dem Boden. Die Fersen werden nicht abgehoben. Sie stehen nicht auf den Zehenspitzen.
- Kniegelenke: Die Kniegelenke sind komplett gebeugt. Das Gesäß ist so dicht wie möglich am Boden.
- Hüftgelenke: Die Hüftgelenke sind maximal oder fast maximal gebeugt.
- Wirbelsäule: Besonders der untere Anteil der Lendenwirbelsäule ist in der tiefen Hocke etwas gekrümmt. Auf die Brustwirbelsäule können Sie aktiv Einfluss nehmen. Wird die tiefe Hocke als Arbeitsposition genutzt, ist der Oberkörper für Arbeiten vor dem Körper meist stärker gerundet. Doch im Beweglichkeitstraining sollten die Brustwirbelsäule bzw. der Oberkörper aufrecht oder nur leicht gekrümmt sein. [1]
- In den meisten Fällen scheitert eine tiefe Hocke an nicht ausreichend beweglichen Sprunggelenken. Um die Fersen auch in der tiefen Hockposition am Boden zu lassen, ist eine gute Beweglichkeit (genau die Dorsalextension) in den Sprunggelenken Voraussetzung. Um sich langsam an eine ausreichende Beweglichkeit für die tiefe Hocke heranzutasten, stellen Sie Ihre Fersen zunächst auf eine Erhöhung, zum Beispiel ein gerolltes Handtuch. [2] Reduzieren Sie die Erhöhung über die Wochen und Monate, und Ihre Sprunggelenke werden sich anpassen.

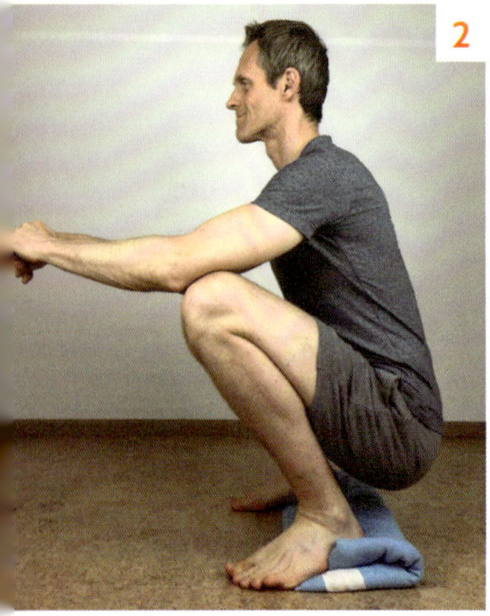

2

Die tiefe Hocke als Komplementärbewegung wird in vier Varianten trainiert. Führen Sie die tiefe Hocke in dieser Reihenfolge durch.

Die tiefe Hocke mit Hüftbewegungen in die Spreizung

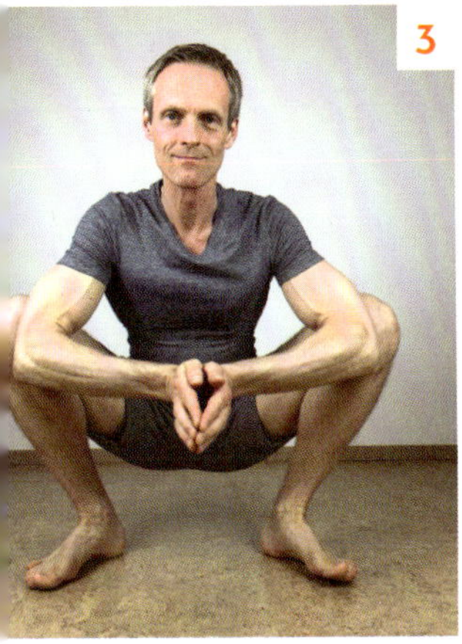
3

Bewegungsziel: Mobilisation der Hüftgelenke

- Gehen Sie in die tiefe Hocke.
- Falten Sie die Hände.
- Gehen Sie nun mit den Ellbogen von innen an die Kniegelenke und drücken Sie die Beine auseinander. [3]
- Diese Bewegung soll rhythmisch federnd ausgeführt werden. Das heißt, Sie drücken die Beine etwas auseinander und lassen wieder locker.
- Führen Sie diese Komplementärbewegung 30 bis 60 Sekunden durch.

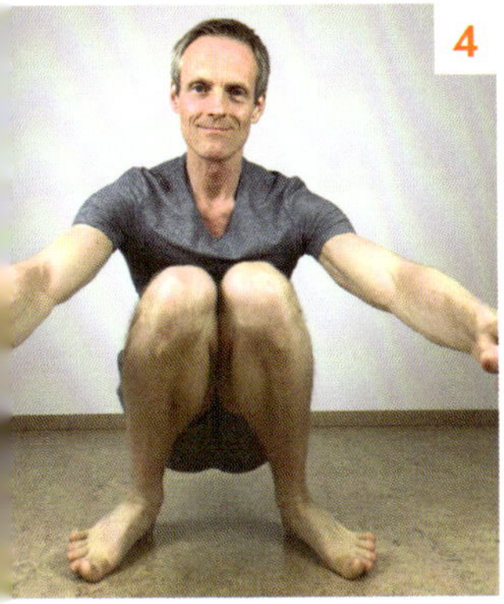
4

Die tiefe Hocke mit Hüftbewegungen in die Adduktion, die Beine zusammenführen

Bewegungsziel: Mobilisation der Hüftgelenke

- Gehen Sie in die tiefe Hocke. Die Füße stehen hüftbreit auseinander.
- Nun bewegen Sie die Kniegelenke aufeinander zu. Im Idealfall berühren sich die Beine. Gehen Sie zurück in die Ausgangsstellung. [4]
- Führen Sie diese Komplementärbewegung 10- bis 15-mal aus.

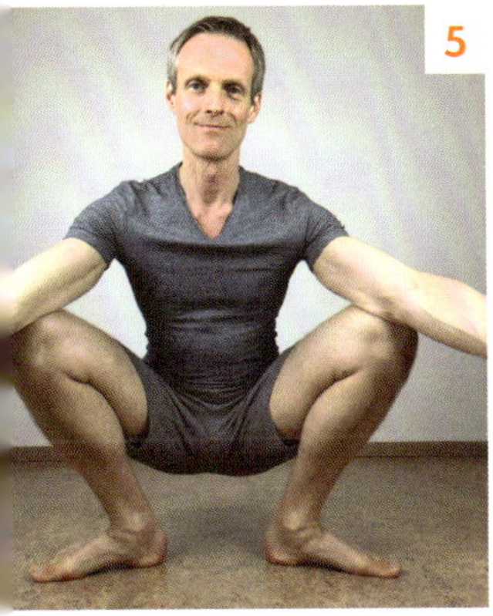
5

Die tiefe Hocke mit Änderung der Fußpositionen

Bewegungsziel: Mobilisation der Kniegelenke und Hüftgelenke

- Im Stand zeigen Ihre Fußspitzen leicht nach außen.
- Nun gehen Sie in die tiefe Hocke. [5] Führen Sie die Bewegung *sehr langsam* aus und spüren Sie nach, ob Sie die Kniegelenke komplett beugen können. Ansonsten stellen Sie die Fußspitzen weiter nach innen.
- Halten Sie diese Position 10 Sekunden und wiederholen Sie die Komplementärbewegung mit drei Durchgängen.

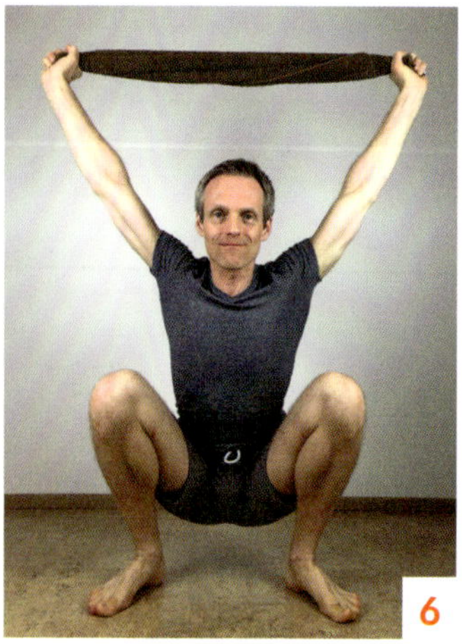

6

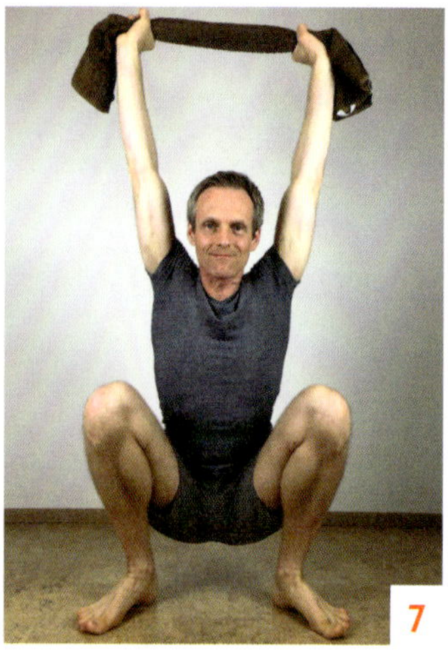

7

Die tiefe Hocke mit Überkopfbewegung der Arme

Bewegungsziel: Mobilisation und Kräftigung der Brustwirbelsäule in die Streckung sowie Mobilisation und Kräftigung der Schultern, des Schultergürtels und der aufrichtenden Muskel-Faszien-Ketten. Diese Übung hat eine herausragend gute Wirkung auf die Aufrichtung der Brustwirbelsäule.

- Halten Sie ein Handtuch an den äußeren Enden über dem Kopf. Die Ellbogen sind komplett gestreckt.
- Nun gehen Sie in die tiefe Hocke. Halten Sie die Arme weiterhin über dem Kopf. [6]
- Bleiben Sie in dieser Position 10 Sekunden und wiederholen Sie die Komplementärbewegung mit drei Durchgängen.
- Je enger Sie das Handtuch mit den Händen greifen, desto schwieriger wird die Überkopfhaltung der Arme. [7] Mit der Zeit funktioniert die Übung eventuell auch nur durch Ineinandergreifen der Hände. [8] [9] Das ist dann die schwerste Form der Übungsausführung.

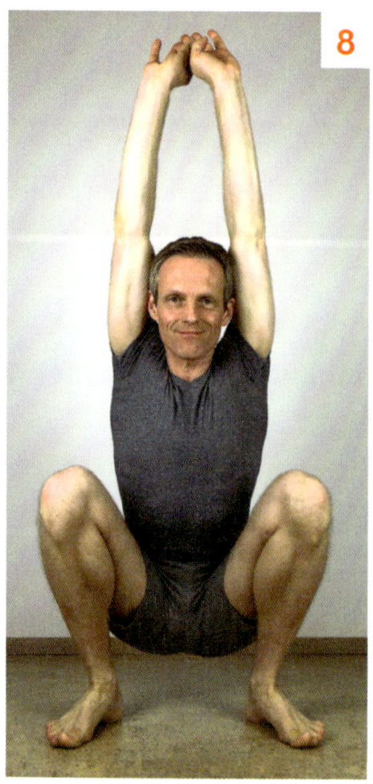

8

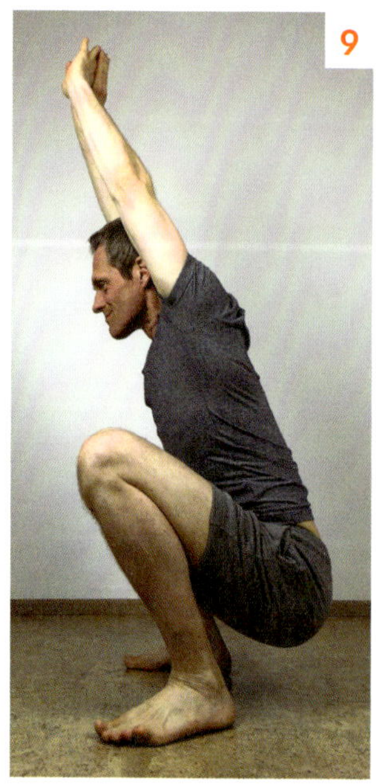

9

6. Rückenlage, Arme zurück

Bewegungsziel: Mobilisation der Brustwirbelsäule und der Schultergelenke in die Aufrichtung

- Begeben Sie sich in die Rückenlage. Die Beine sind aufgestellt, die Kniegelenke sind etwa 90 Grad gebeugt.
- Die Arme liegen 90 Grad vom Körper abgewinkelt, auch die Ellbogen sind 90 Grad gebeugt. [1]
- Die Lendenwirbelsäule hat möglichst Bodenkontakt, ein Hohlkreuz sollte nicht entstehen.

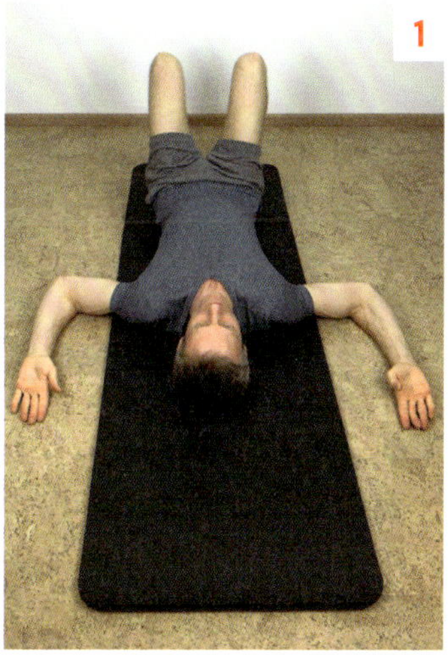

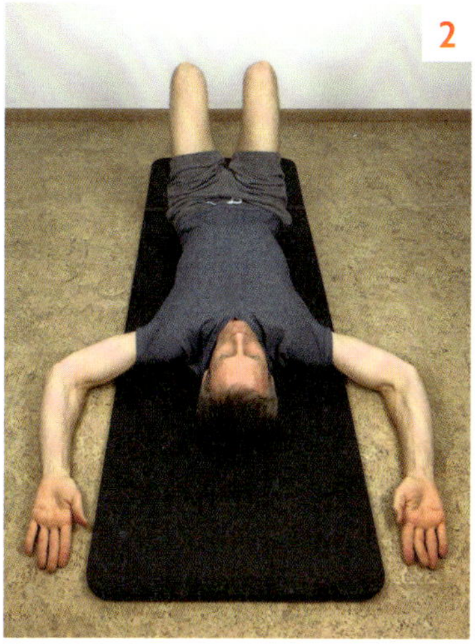

- Nun schieben Sie die Arme kopfwärts. [2] Die Arme sollen dabei den Bodenkontakt nicht verlieren.
- In der Endposition sollen die Arme mit komplett gestreckten Ellbogengelenken möglichst dicht am Kopf liegen. [3]
- Schieben Sie die Arme zurück in die Startposition.
- Bewegen Sie die Arme langsam und kontrolliert und konzentrieren Sie sich auf den Bewegungsablauf.
- Führen Sie 20 Wiederholungen durch.

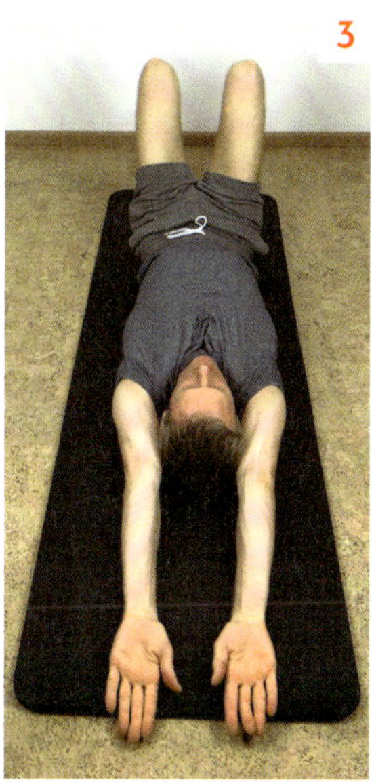

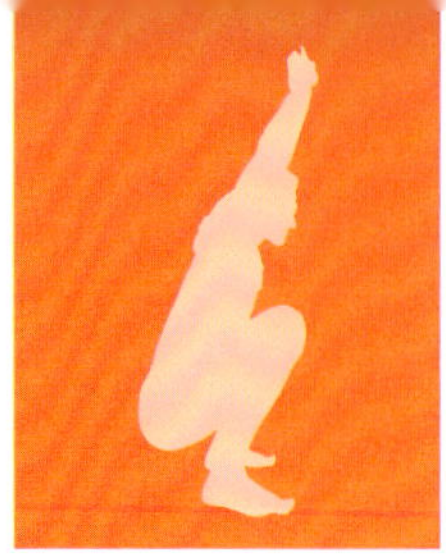

Das ARTHROSTIC-Programm

Das ARTHROSTIC-Programm wird ausschließlich durch Bilder dargestellt. Auf den folgenden Seiten finden Sie die einzelnen Übungstage jeweils in einer Bilderserie zusammengefasst. Meist werden die Übungen nur mit einem Bild dargestellt, auch wenn in der Übungsbeschreibung zwei oder mehr Bilder zu sehen sind. Die Bilder dienen lediglich als Gedankenstütze und zur Orientierung, in welcher Reihenfolge Sie die Übungen ausführen. Durch die Bilderserie der einzelnen Übungstage soll eine möglichst schnelle Visualisierung des Übungstages erreicht werden. Über jedem Bild steht die Seite im Buch, auf der die Übung beschrieben wird. Anfänglich werden Sie sicherlich oft nachschauen müssen, um sich an die korrekte Übungsausführung zu erinnern. Doch mit der Zeit werden Sie nur die Seite des entsprechenden Tages im ARTHROSTIC-Programm aufschlagen und wissen sofort bei der Betrachtung der Bilder, was zu tun ist. Da einige Übungen verschiedene Varianten mit unterschiedlichem Schwierigkeitsgrad haben, wurde für die einzelnen Tage zunächst ein mittlerer Schwierigkeitsgrad gewählt. Bei einigen Übungen ist es die Variante 1, bei anderen sogar die Variante 3. Wenn Ihnen eine Variante zu leicht oder zu schwer erscheint, schlagen Sie bei den entsprechenden Übungen nach und wählen Sie die Variante, die Ihrem Leistungsniveau entspricht.

TAG 1: Komplementärbewegungen

Handflächen außen: S. 130

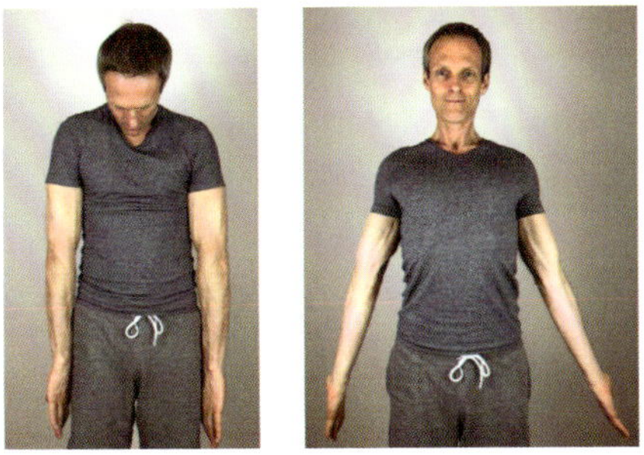

Körperdrehung zum Türrahmen: S. 131

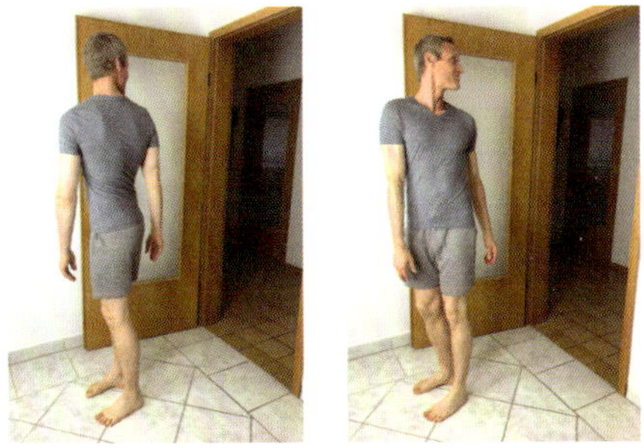

Blick nach oben: S. 132

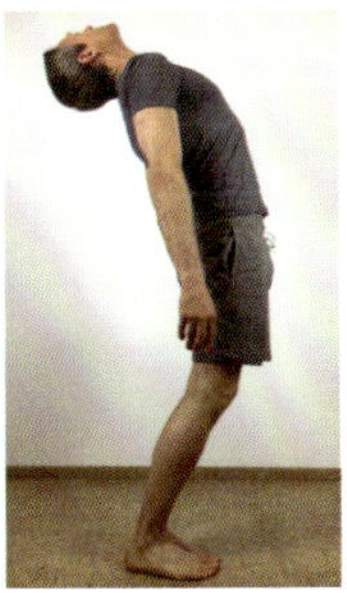

Kopf zu den Knien: S. 133

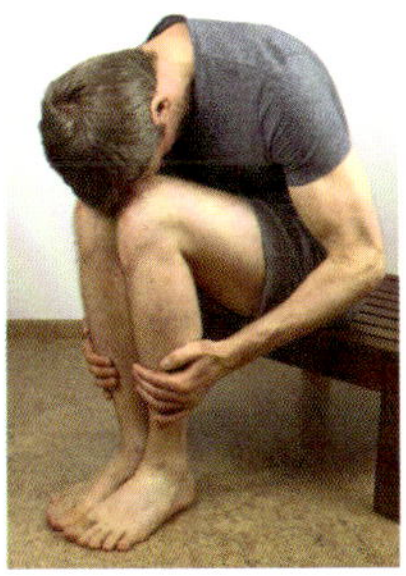

Tiefe Hocke: S. 134–136

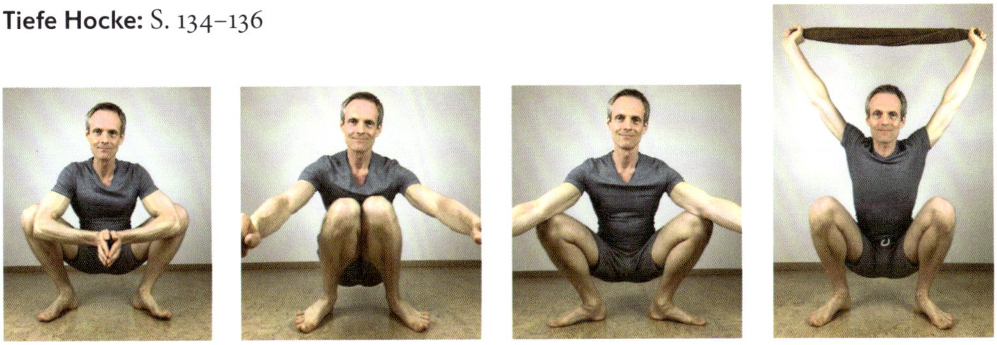

Rückenlage, Arme zurück: S. 137

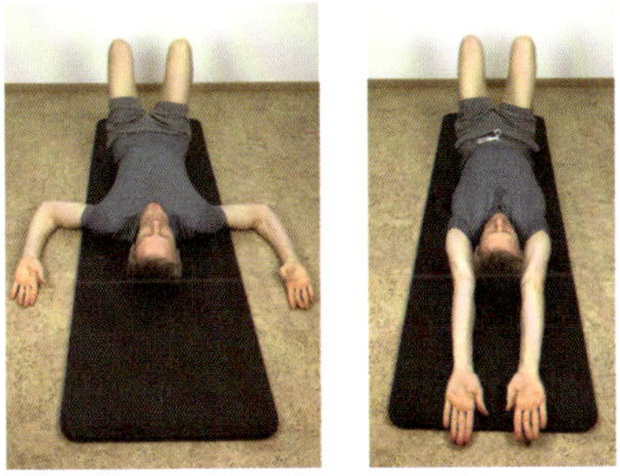

TAG 2: Arme und Hände

15 S. 67

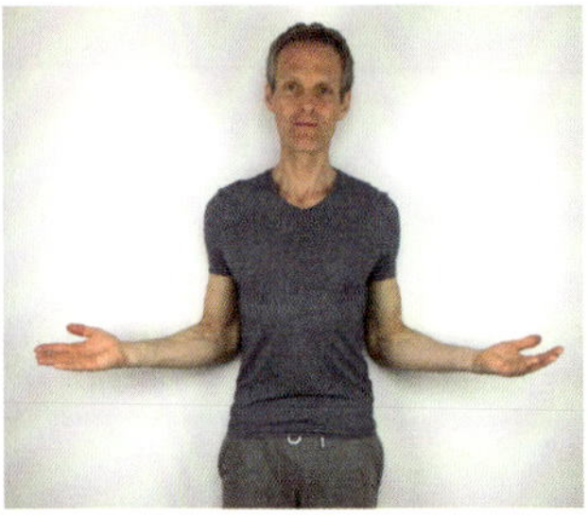

16 S. 69

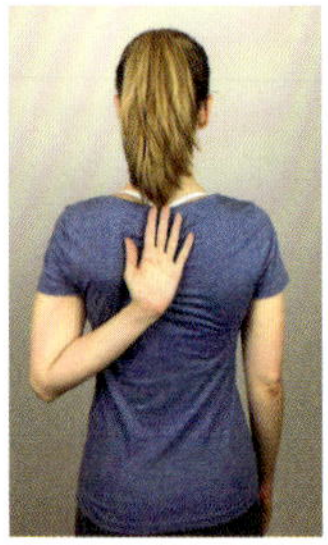

17 S. 72–73

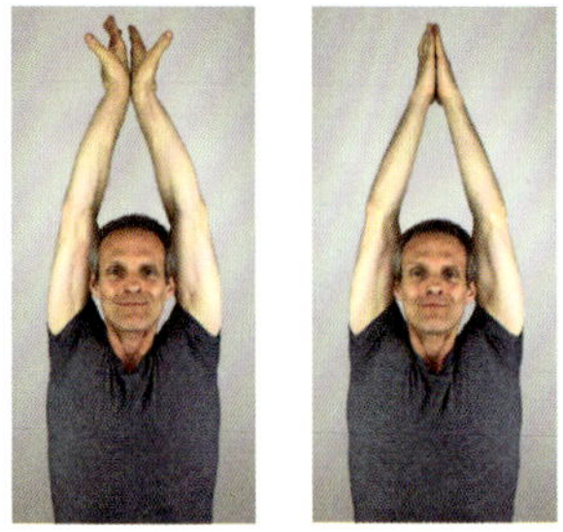

19 S. 76

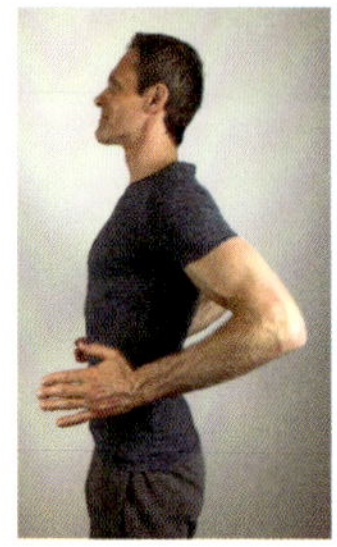

20 S. 77

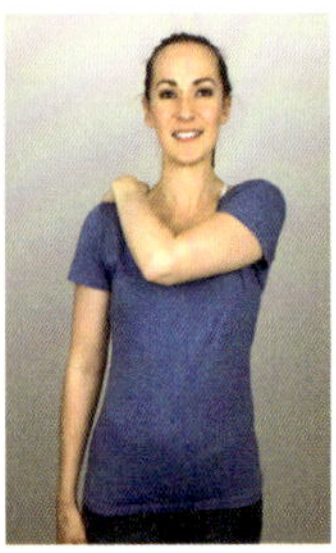

21 S. 78

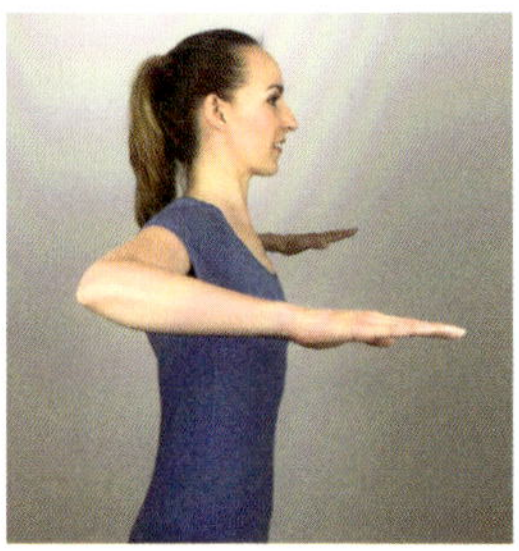

22 S. 79

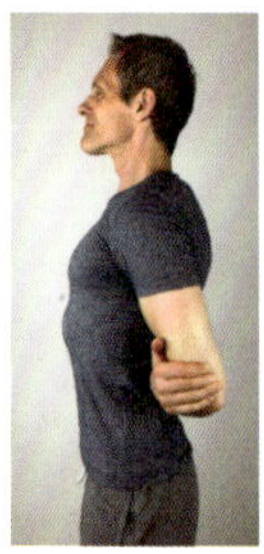

23 S. 80

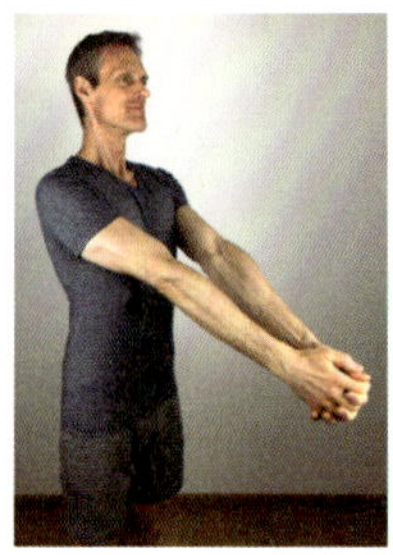

24 S. 81

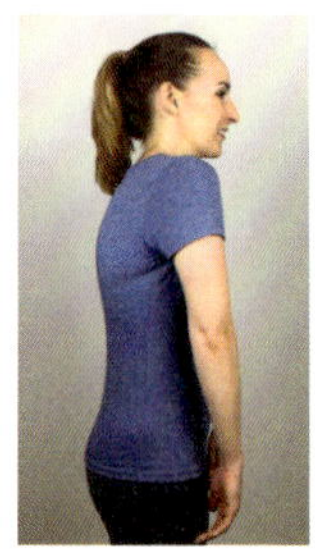

25 S. 81

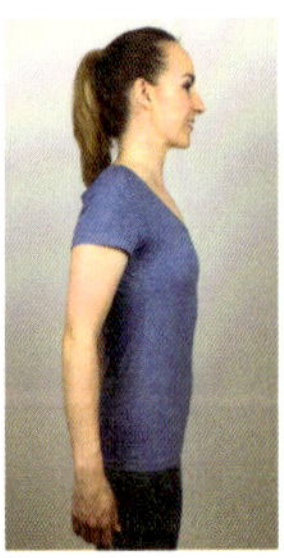

26 S. 82

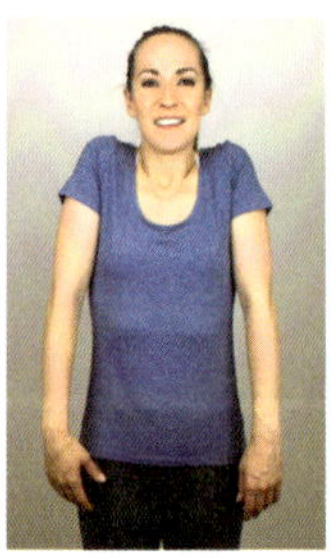

27 S. 82

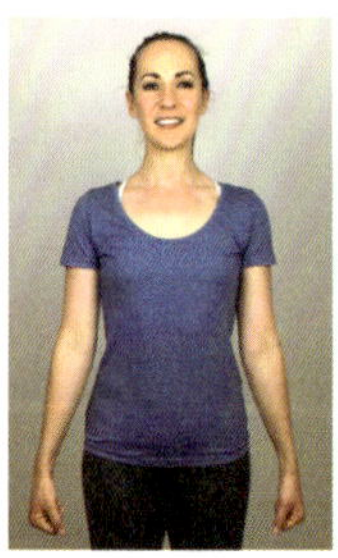

28 S. 83

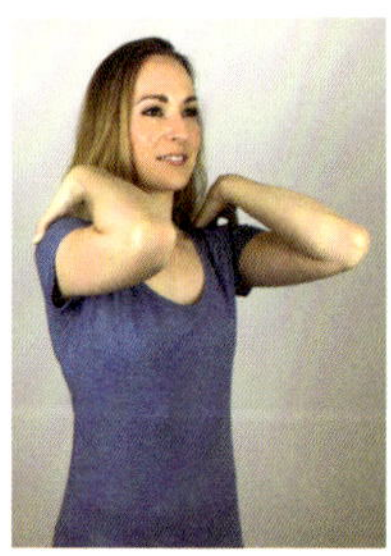

29 S. 84

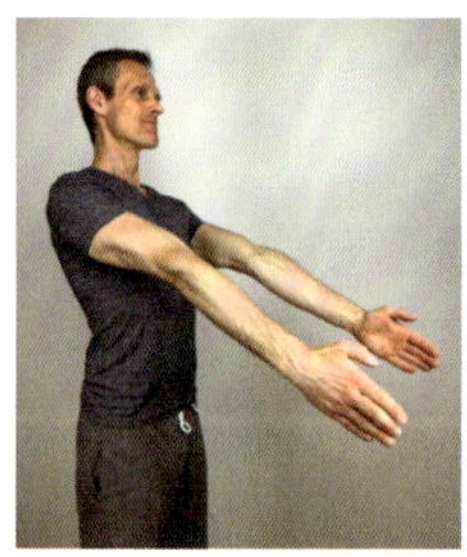

30 S. 85

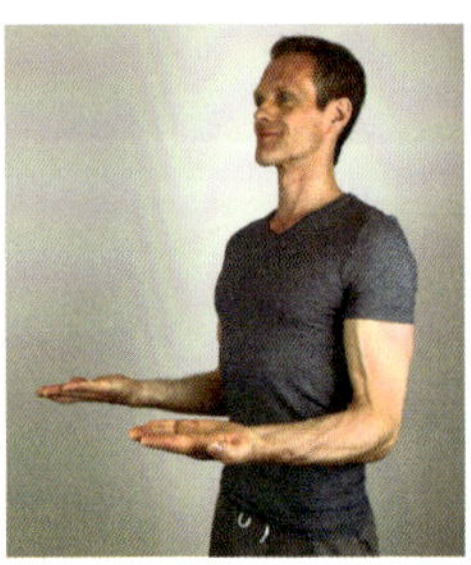

31 S. 88

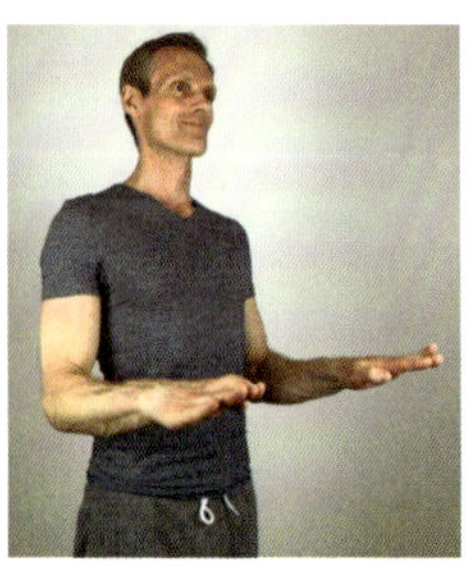

32 S. 90

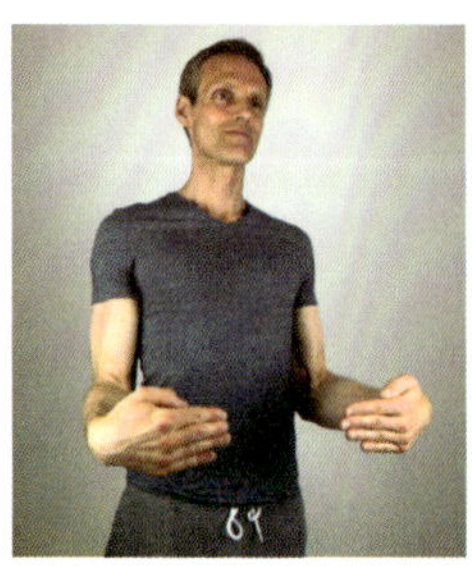

33 S. 93

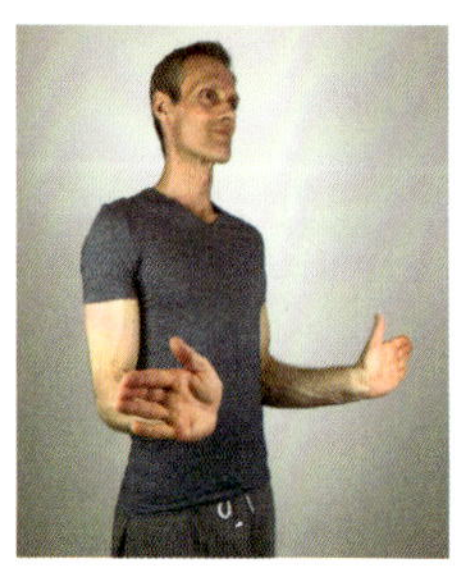

34 S. 94

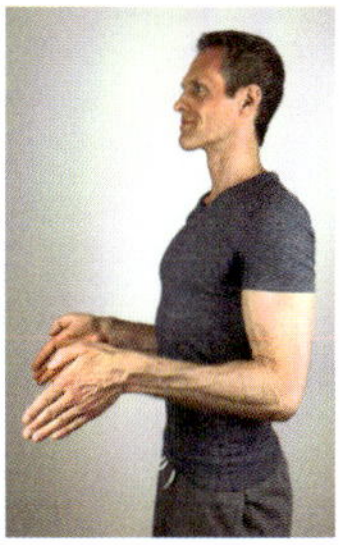

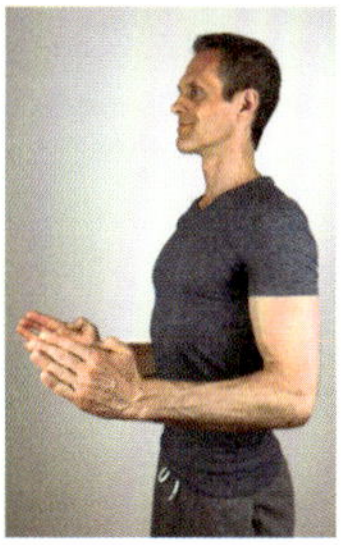

35 S. 95–96

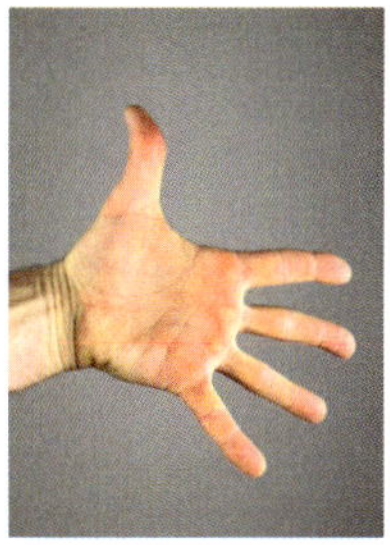

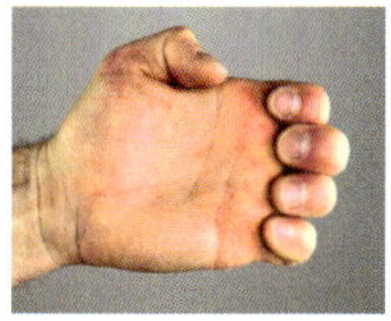

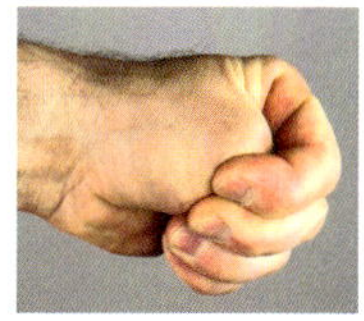

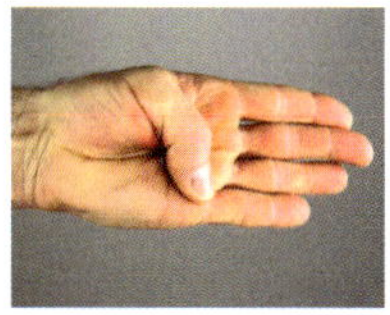

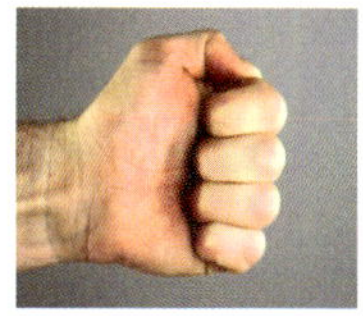

17 S. 74

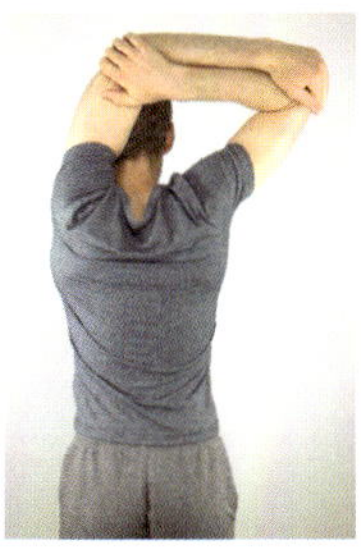

18 S. 75

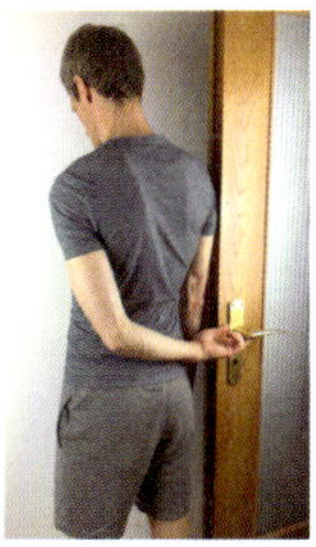

20 S. 77

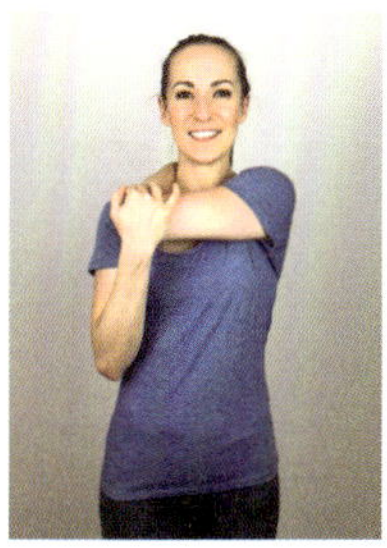

28 S. 83

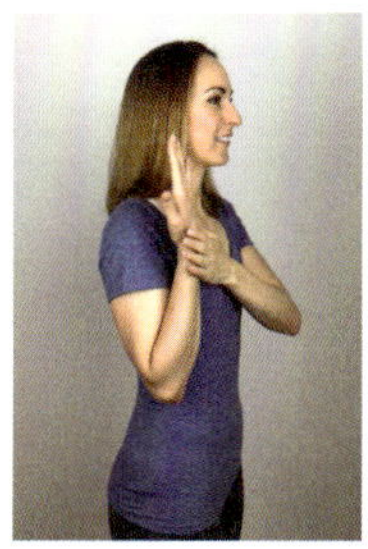

30 S. 86

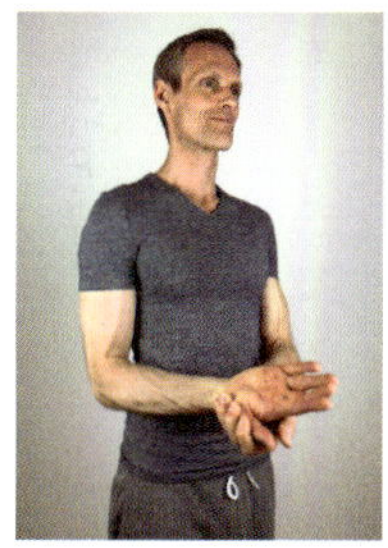

31 S. 89

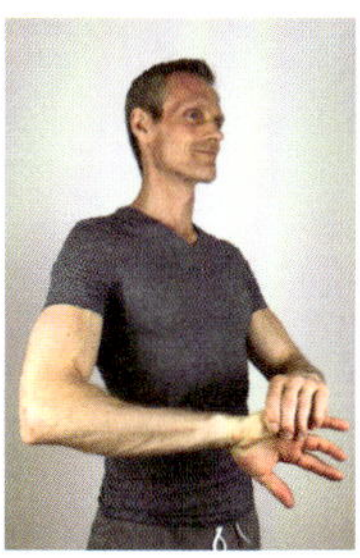

32 S. 91

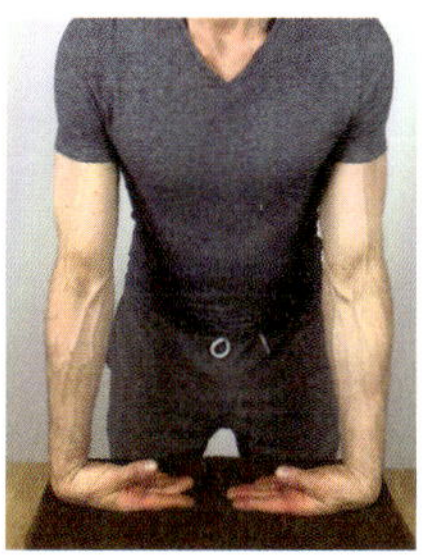

33 S. 93

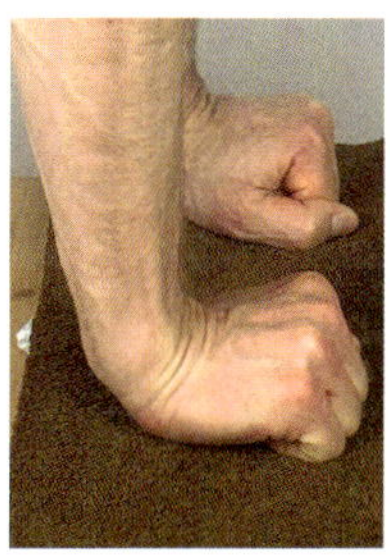

36 Wichtig: alle Daumen- und Fingergelenke

S. 97

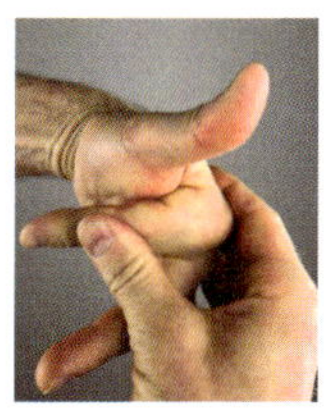

S. 98

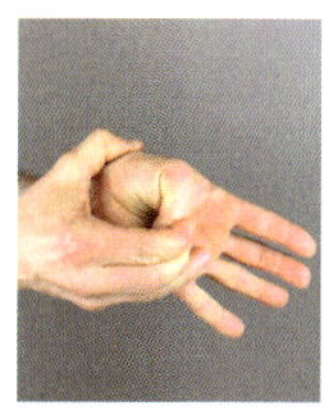

S. 99

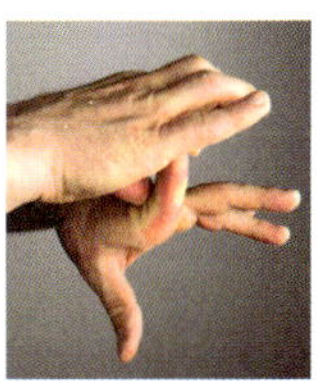

S. 100

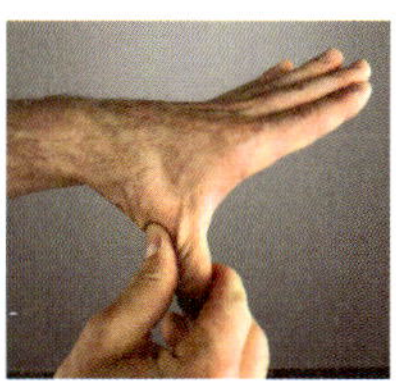

S. 101

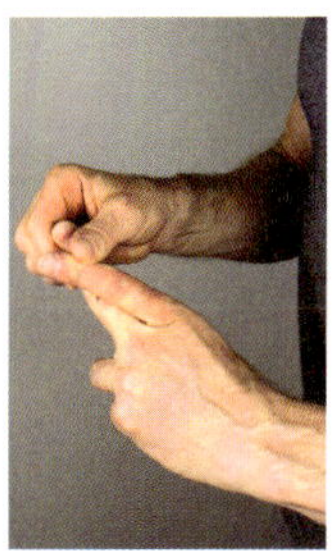

S. 102

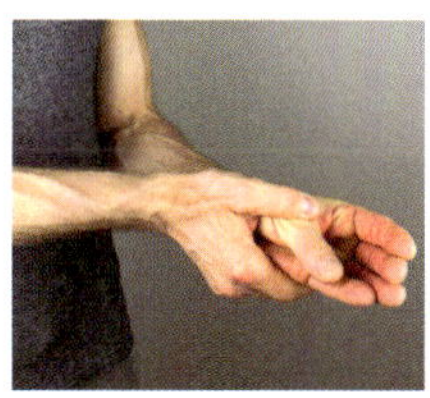

S. 103

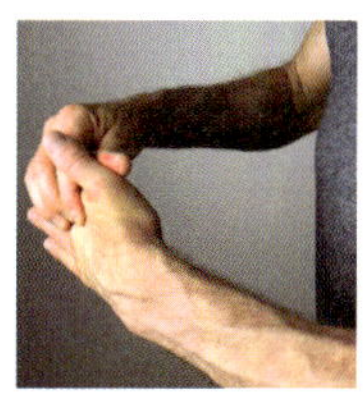

TAG 3: Kopf und Wirbelsäule

1 S. 54–55

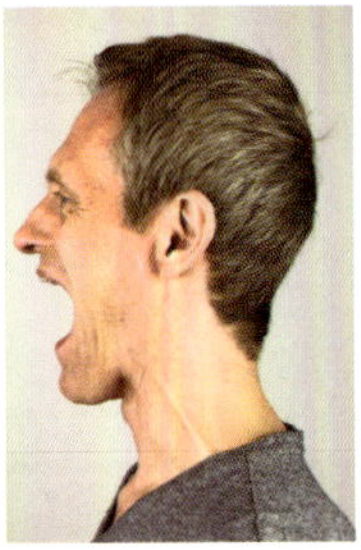
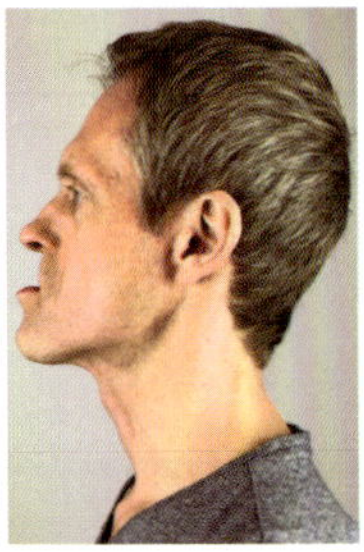
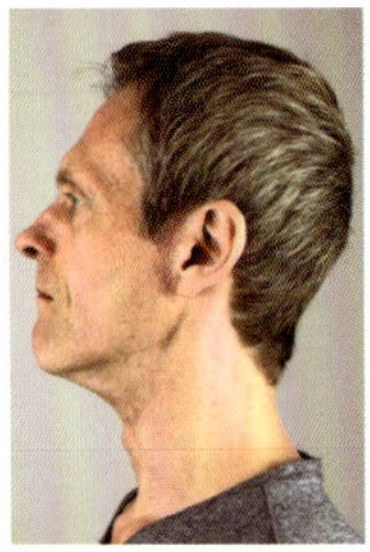
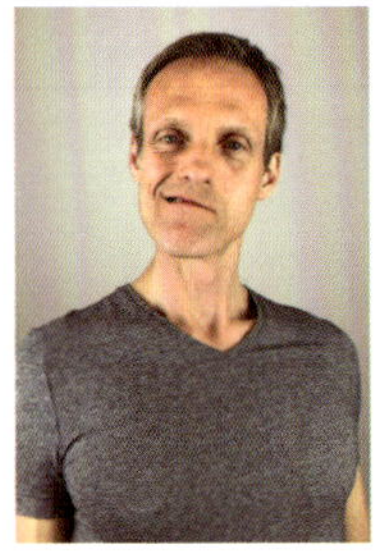

4 S. 56

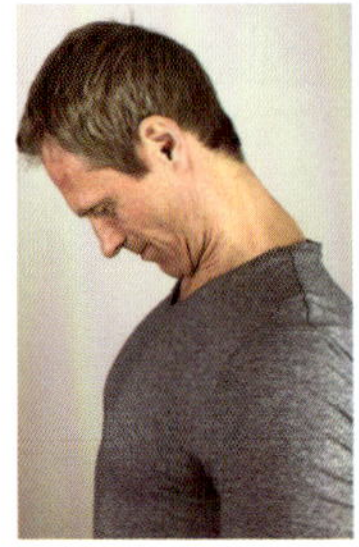

5 S. 56

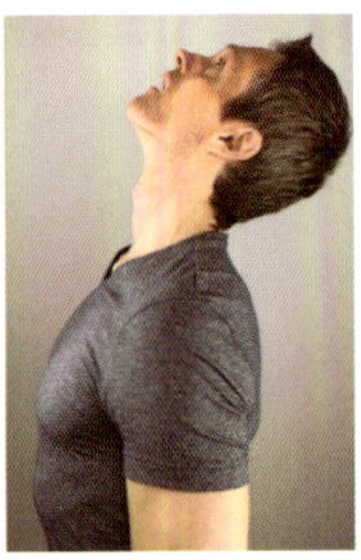

6 S. 57

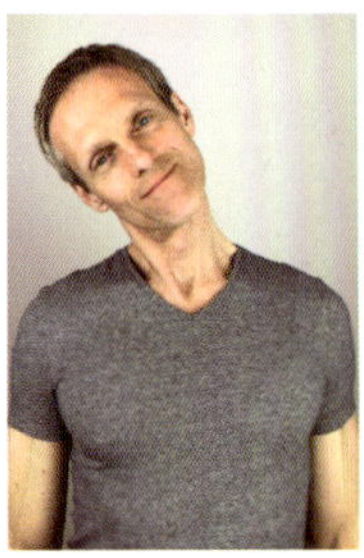

7 S. 57

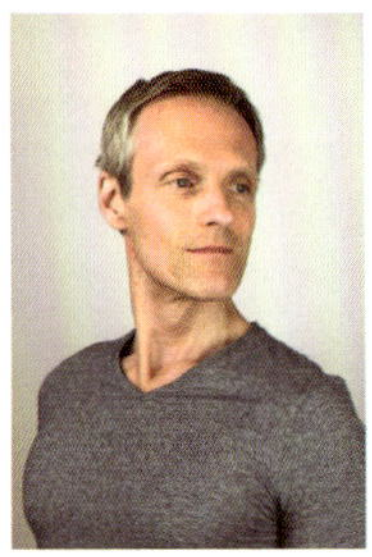

10 S. 60

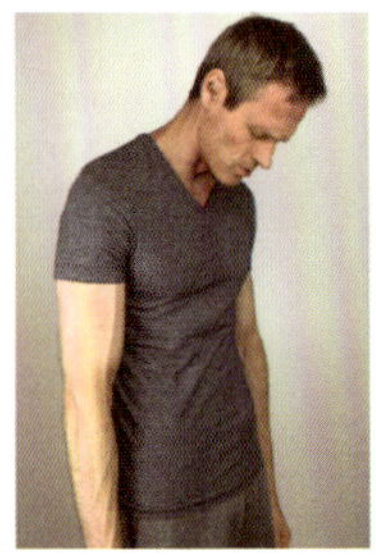
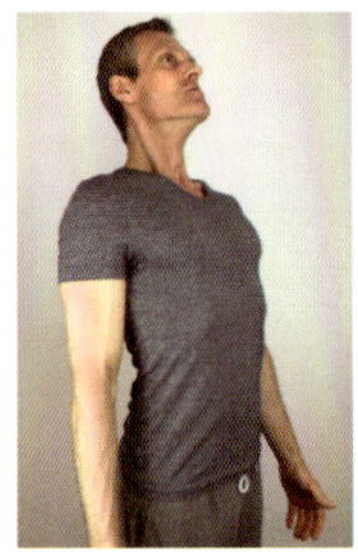

14 S. 66

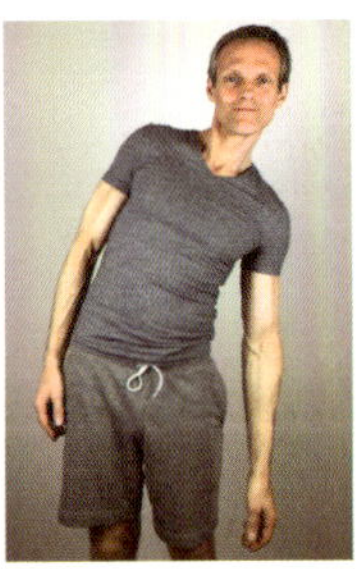

8 S. 58

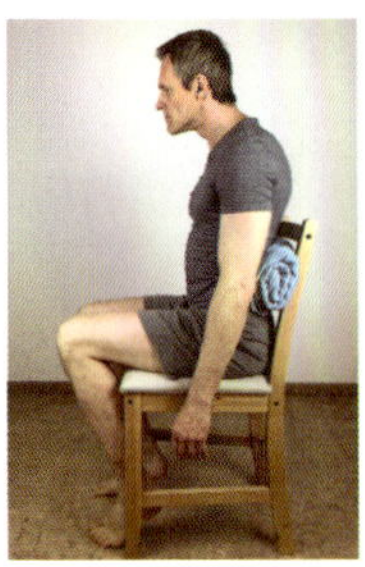

11 S. 61

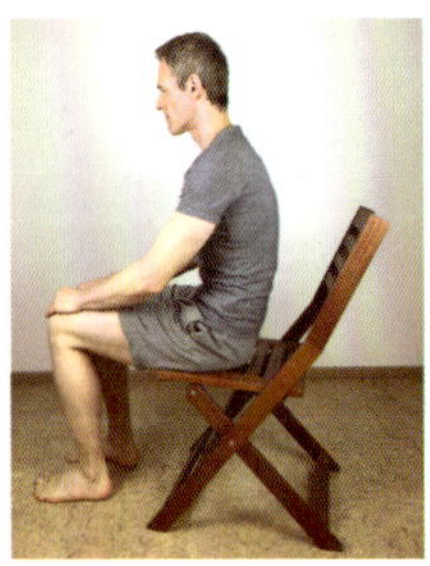

12 S. 62

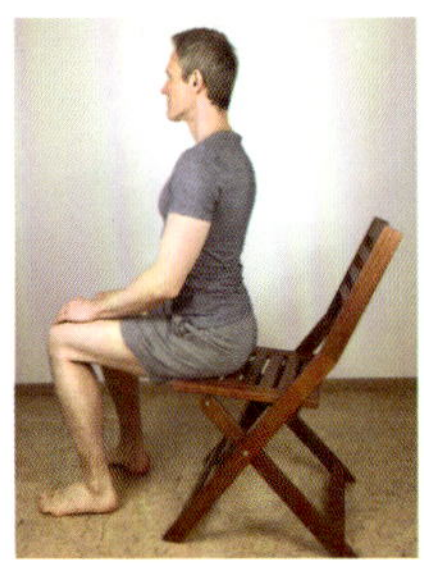

13 S. 64

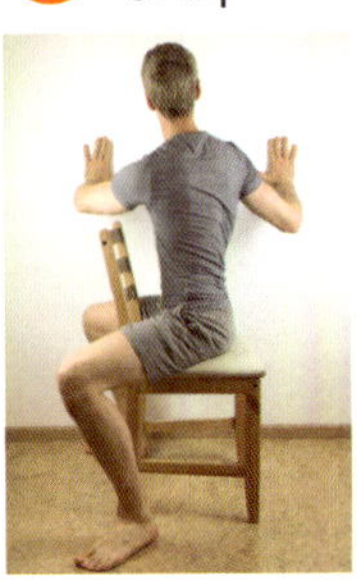

43 S. 113

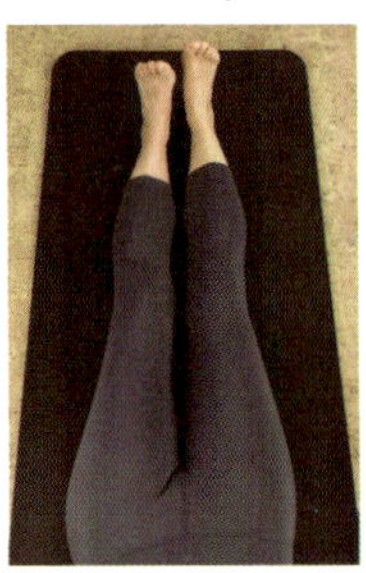

9 S. 58

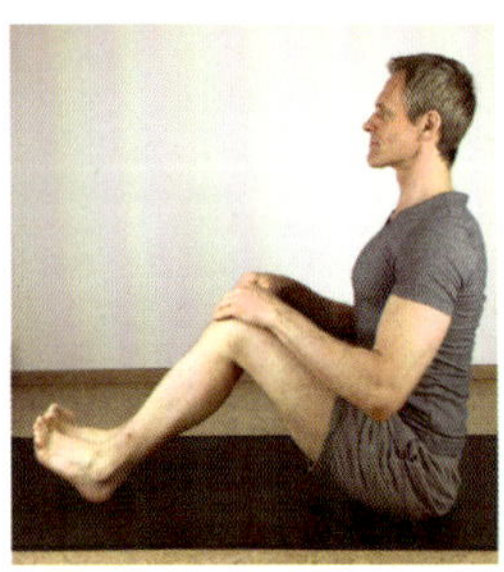

44 S. 114

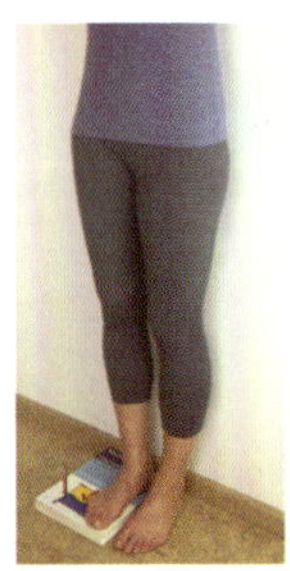

TAG 4: Beine und Füße

37 S. 104

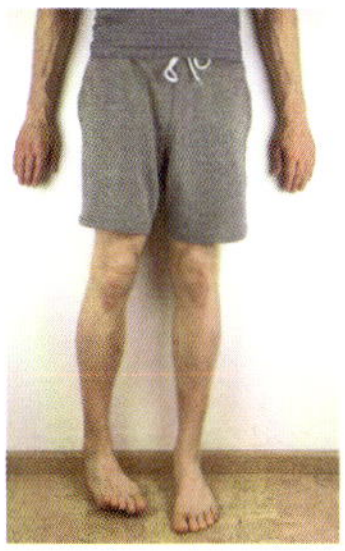

38 S. 106

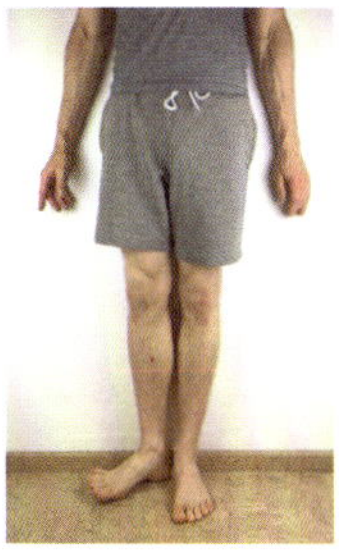

41 S. 110

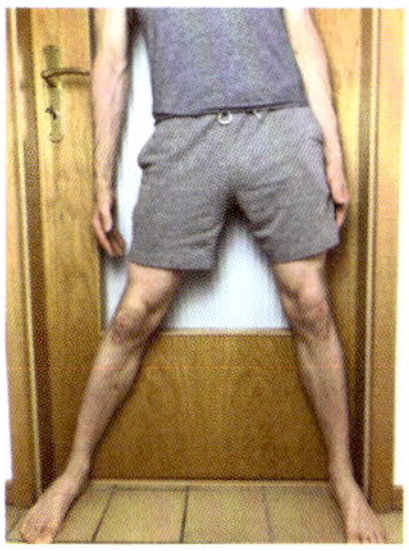

42 S. 112

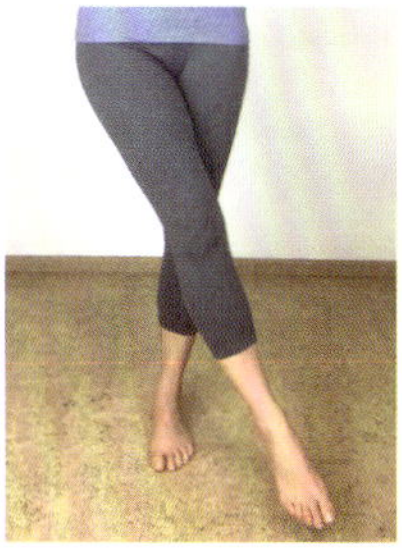

46 S. 116

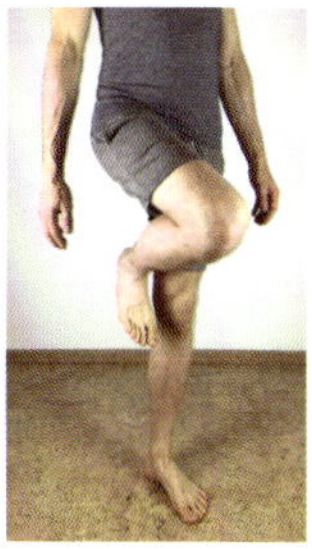

53 S. 126

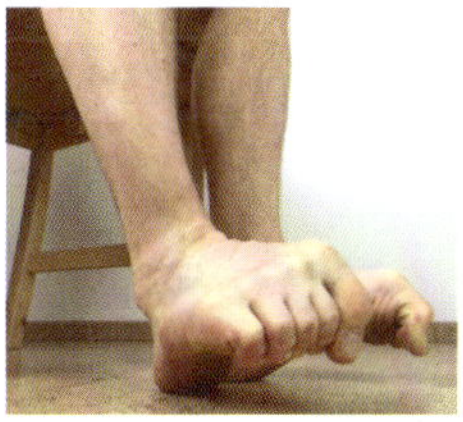

54 S. 128

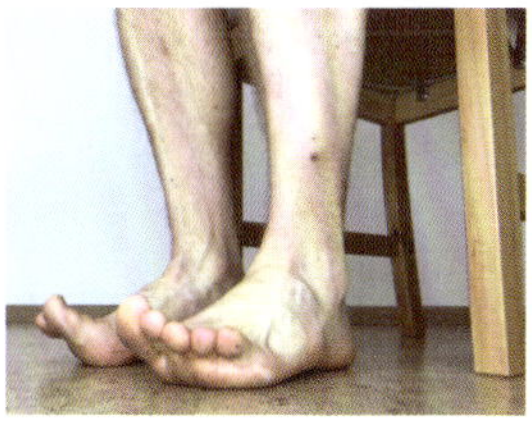

39 S. 107

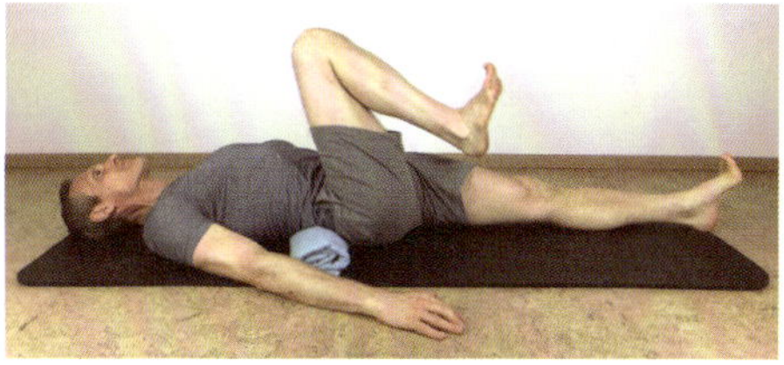

45 S. 115

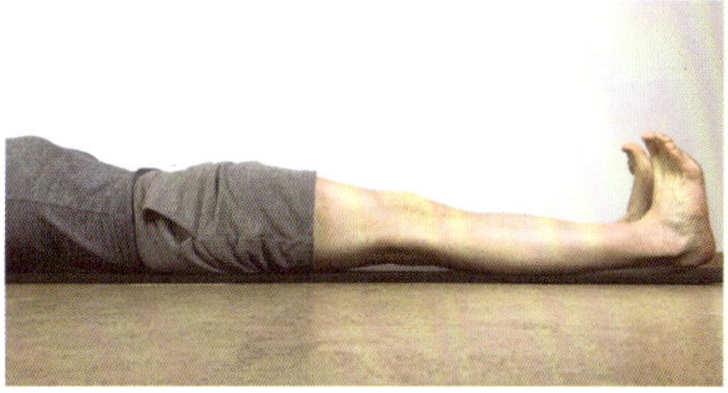

47 S. 119

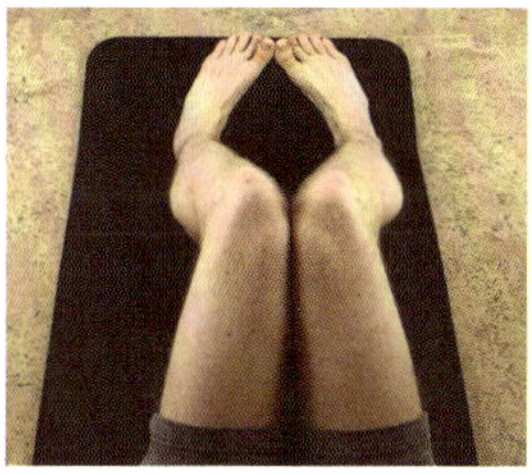

48 S. 120

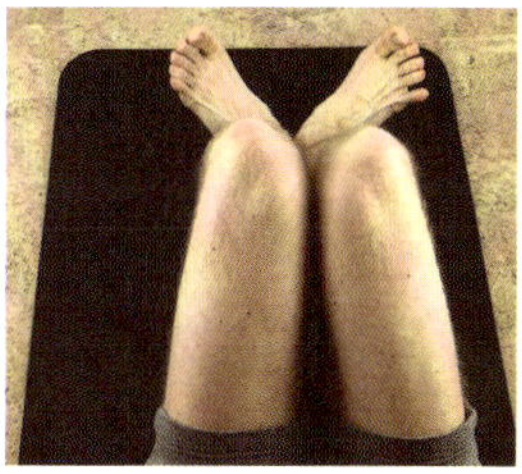

50 S. 122

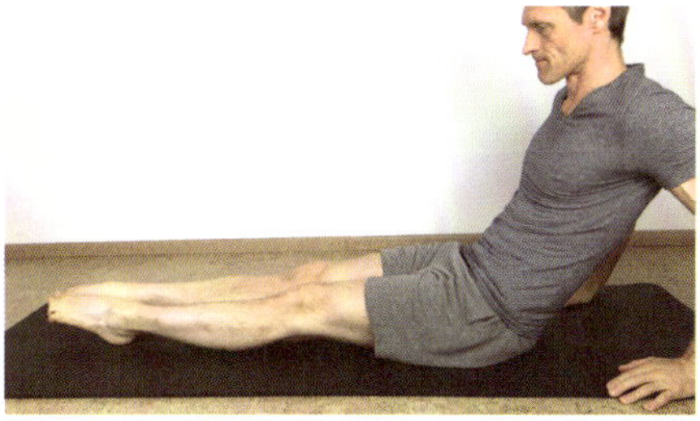

42 S. 112

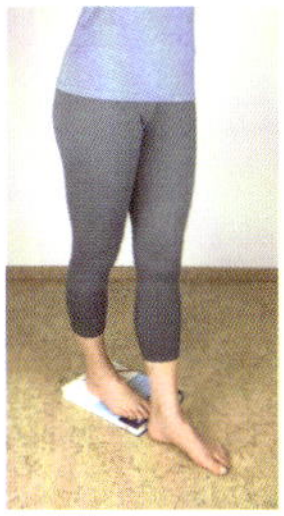

49 S. 121

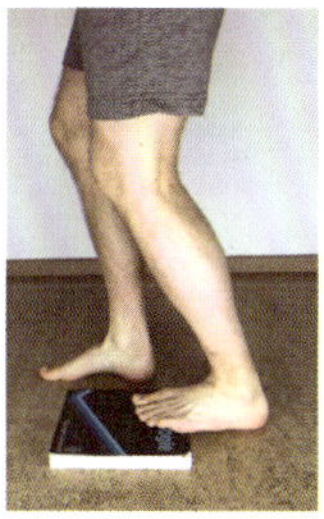

51 S. 124

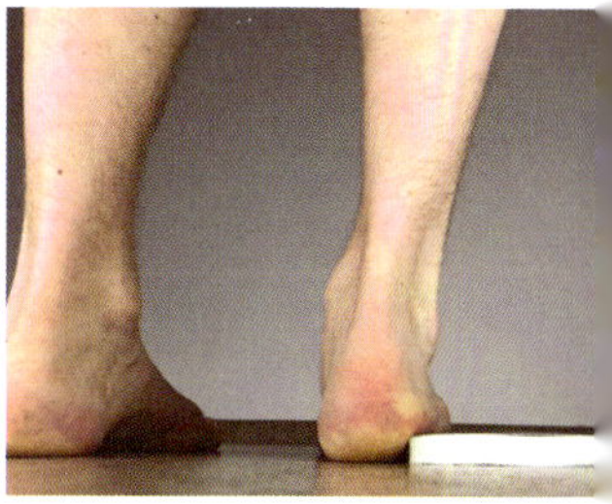

52 S. 125

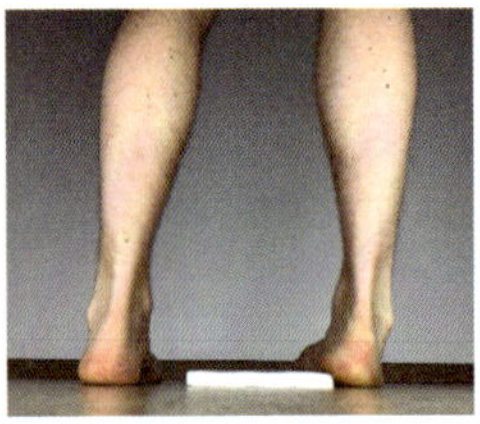

53 S. 126

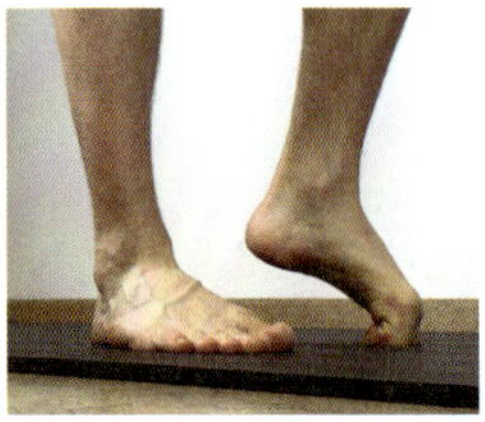

40 S. 109

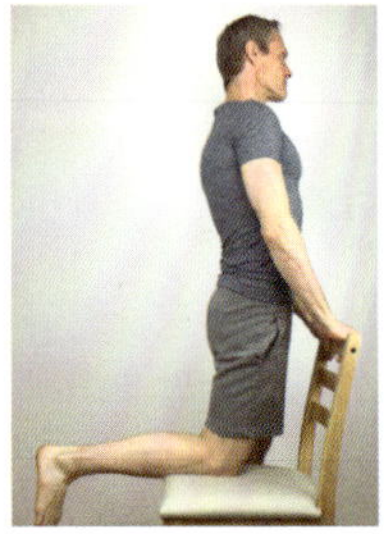

50 S. 123

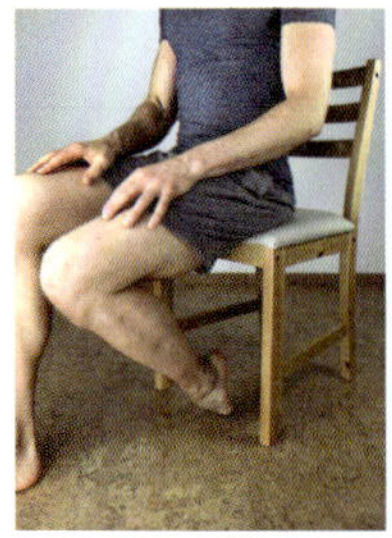

46 S. 117

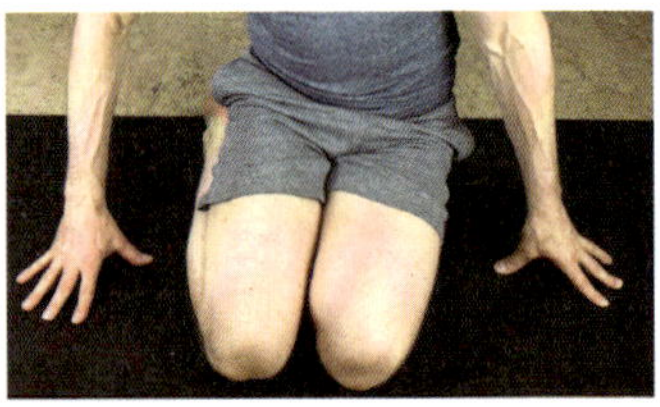

37 S. 104–105

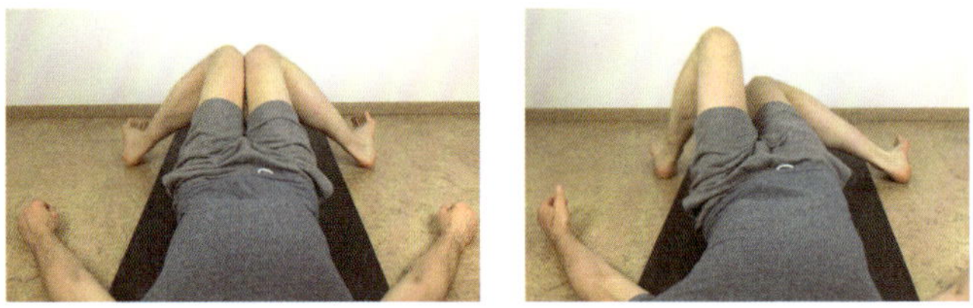

38 S. 106

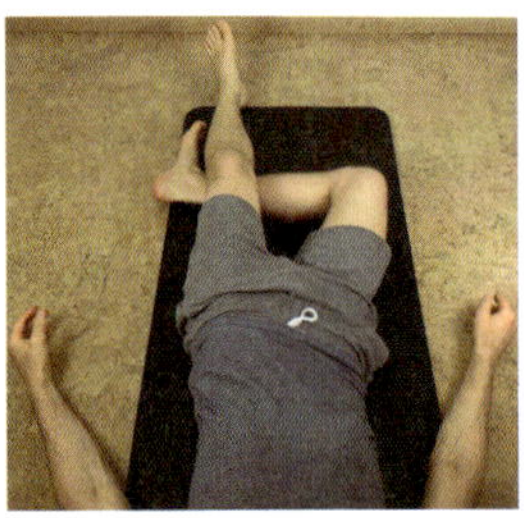

41 S. 111

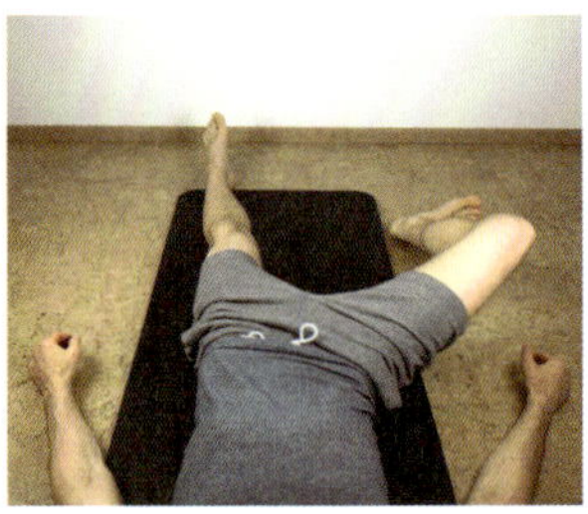

39 S. 107

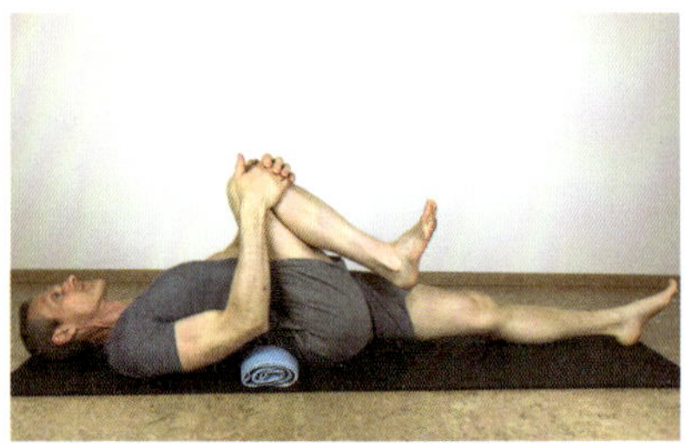

54 S. 128

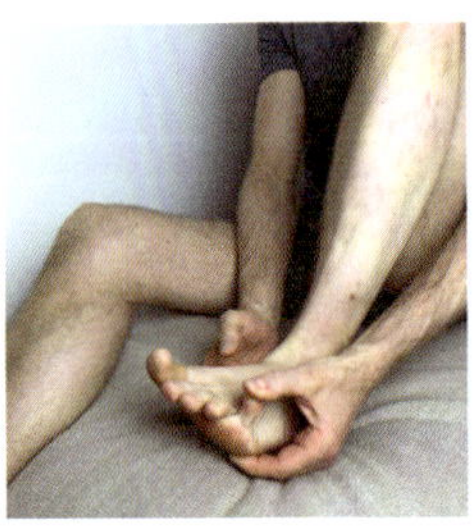

55 S. 129

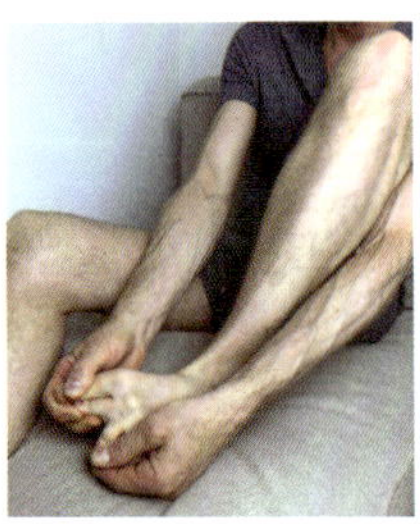

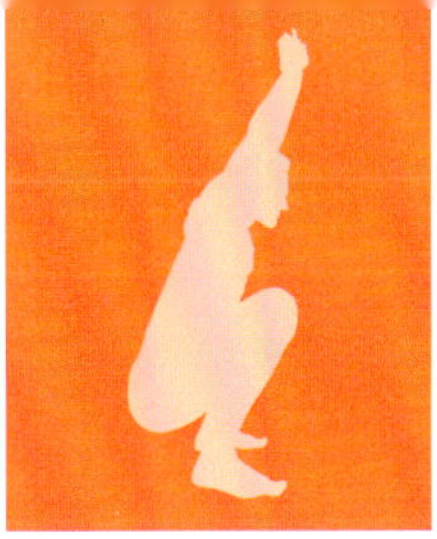

Bewegung und Ernährung

Unser Körper befindet sich im ständigen Prozess von Ab- und Aufbau. Dabei findet immer eine Anpassung an die äußeren Umstände statt. Der moderne Mensch ist evolutionär betrachtet noch jung, und so haben wir mit unseren urzeitlichen Vorfahren noch viele Gemeinsamkeiten. Insbesondere die inneren Prozesse haben sich quasi nicht verändert.

Wofür unser Körper geschaffen wurde Genau genommen eignet sich unser Körper für die heutigen Lebensumstände nicht, denn Bewegung ist weitgehend unnötig geworden. Während vor 3000 Jahren ein Leben ohne körperlich abwechslungsreiche Arbeit undenkbar war, ist dies in der zivilisatorischen Gesellschaft Normalität. In der evolutionären Anpassung an neue Umstände sind 3000 Jahre nur ein Augenzwinkern. Unser Körper braucht nach wie vor das, wofür er ursprünglich geschaffen wurde.

Bewegung als Schlüsselreiz Jedes Gewebe braucht einen spezifischen Schlüsselreiz, um gesund zu bleiben. So verlieren Astronauten durch die Schwerelosigkeit an Knochensubstanz. Die Belastung, die mangels Schwerkraft fehlt, ist notwendig, um die Knochen gesund zu erhalten. Ohne diesen Schlüsselreiz, wird der Knochen schwach und brüchig. Ist der Astronaut der Schwerkraft wieder ausgesetzt, passt sich der Knochen erneut an und wird wieder stabil. Langzeitfolgen sind jedoch nicht auszuschließen. Diese Schlüsselreize sind natürlich. Muskeln brauchen Spannung, um stark und gesund zu bleiben, Faszien brauchen dynamisch-elastische Bewegungen und auch unser Nervensystem braucht Anforderungen an die Koordination und das Gleichgewicht, um nicht an Leistung zu verlieren. Unser Gehirn braucht ebenfalls Aufgaben. Wer stets nur dasselbe tut, verliert definitiv an intellektueller Flexibilität.

Der Schlüsselreiz für unseren Körper ist Bewegung Das Leben im Komfort hat seinen Preis. Immer weniger Schlüsselreize führen dazu, dass körperliche Beschwerden auftreten. Zwar ist die Lösung inzwischen jedem bewusst: Bewegung! Doch ein täglicher Spaziergang oder die regelmäßige Gartenarbeit sind leider nicht genug. Denn um jedes Gewebe über seinen Schlüsselreiz zu erreichen, muss die Bewegung abwechslungsreich sein.

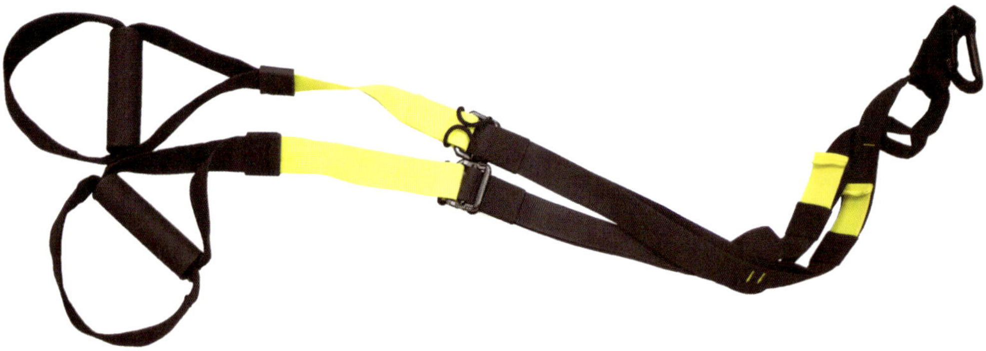

Sling-Trainer

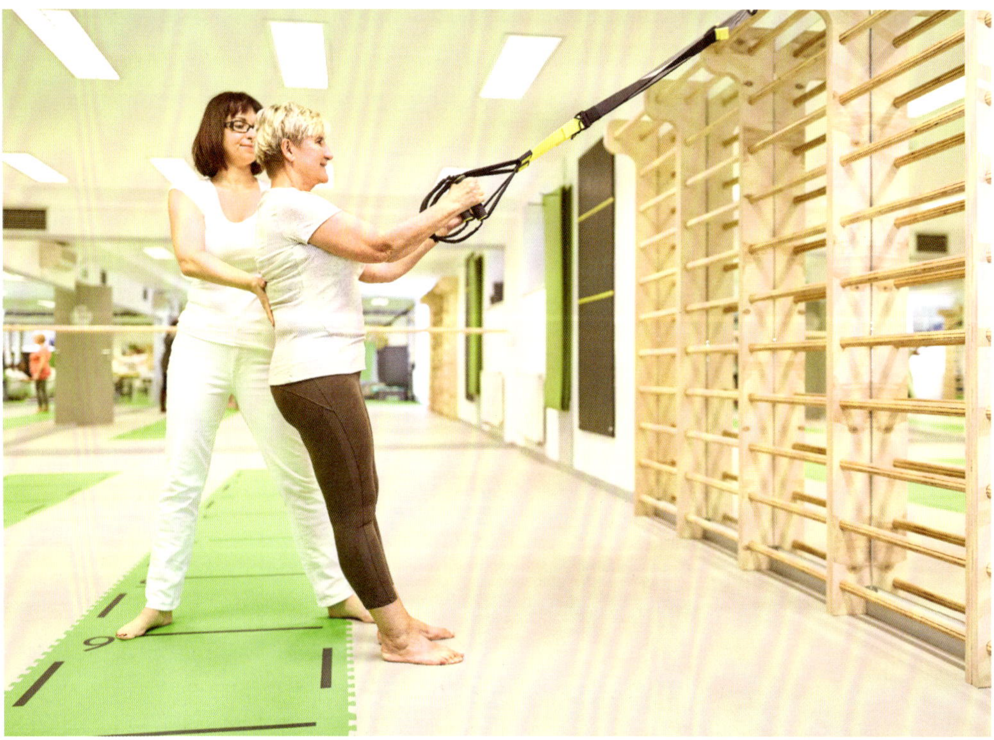

ARTHROSTIC ist nur ein Teil vom Ganzen ARTHROSTIC ist kein komplettes Fitnessprogramm. Es wurde gezielt entwickelt, um Ihre Gelenke gesund zu erhalten und um Ihnen zu helfen, Gelenkbeschwerden selbstständig zu behandeln.

Kraft, Ausdauer, Koordination, Beweglichkeit Diese vier Faktoren müssen für eine solide körperliche Gesundheit erfüllt werden:

1. Kraft: Trainieren Sie mindestens einmal pro Woche Ihre Muskeln durch ein anstrengendes Krafttraining. Suchen Sie sich ein gutes Fitnessstudio mit kompetenter Anleitung. Aber auch zu Hause gibt es die Möglichkeit, Ihre Kraft zu trainieren, z. B. mit einem Sling-Trainer. Dank der enormen Anpassungsmöglichkeit an das individuelle Leistungsniveau ist ein Sling-Trainer ebenfalls hervorragend für Seniorentraining geeignet.
2. Ausdauer: Trainieren Sie 2- bis 3-mal pro Woche 20 bis 30 Minuten am Stück Ihre Ausdauer. Ein schneller Spaziergang kann hier schon ausreichend sein. Sie brauchen nicht außer Atem zu geraten, sollten aber schon ordentlich ins Schwitzen kommen.
3. Koordination: Fordern Sie Ihre Koordination und Ihr Gleichgewicht. Spaziergänge auf unbefestigten Wegen und der tägliche Einbeinstand sind nur Beispiele.
4. Beweglichkeit: ARTHROSTIC und dynamisches Faszientraining sind hier gefragt. Bewusst passen die Bewegungskonzepte von meinem Buch »Fasziale Schwungbewegungen« und ARTHROSTIC perfekt zueinander. Sie sind optimal für gesunde Beweglichkeit.

Das richtige Körpergewicht Der BMI ist meiner Meinung nach eine sehr eingeschränkte Methode, um ein normales und gesundes Körpergewicht festzulegen. Deshalb werde ich darauf an dieser Stelle nicht weiter eingehen. Um das richtige Körpergewicht zu ermitteln, muss der Mensch im Ganzen gesehen werden. Zudem sind Gewichtsschwankungen von zentraler Bedeutung. Wessen Gewicht über Jahrzehnte, beginnend mit der späten Jugend, konstant bleibt (± 5–10 kg), hat meist sein gesundes Individualgewicht. Dabei können die Schwankungen sehr groß sein. Ein 50-jähriger Mann kann bei 1,85 m Größe sowohl mit 60 kg als auch mit 110 kg kerngesund sein. Voraussetzung ist natürlich, dass er einen gesunden und dynamischen Eindruck macht bzw. regelmäßig sportlich aktiv ist, die medizinischen Werte stimmen und er dieses Gewicht »schon immer« hatte. Konstante Gewichtszunahme, aber auch -abnahme über Jahre sollte man stets kritisch beobachten. Doch selbst dann müssen immer der Allgemeinzustand, die Fitness und die Agilität bzw. die körperliche Dynamik bewertet werden. Generell sollte man das Körpergewicht nicht dramatisieren.

Bewusste Ernährung Wie Bewegungsmangel ist auch falsche Ernährung ein wichtiges Thema der zivilisatorischen Lebensweise. So leben wir in Deutschland in einer absoluten Überflussgesellschaft. Ausreichend Nahrung stellt selbst bei Menschen mit minimalem Einkommen kaum ein Problem dar. Und wieder wird es uns leicht gemacht. Fast Food, vorgekochte Nahrungsmittel und Fertiggerichte sind kostengünstig und überall erhältlich. Ein Mangel an Nährstoffen ist über die Jahre vorprogrammiert. Doch ebenso wie beim Fitnessbewusstsein geht der Trend in eine andere Richtung. Es wird wieder mehr mit frischen Nahrungsmitteln gekocht. Ebenso erfahren Bioprodukte einen wahren Boom und sind inzwischen zu erschwinglichen Preisen erhältlich. Und das ist auch gut so und genau genommen nur logisch. Vielen Menschen wird klar, dass Fleisch von kranken Tieren aus der Massenproduktion und mit Pestiziden behandeltes Obst und Gemüse tatsächlich schädlich sein müssen.

Sie treffen die Entscheidung Beim Sport und bei gesunder Ernährung ist meist Zeitmangel das entscheidende Gegenargument. Doch sind Sie da wirklich ehrlich zu sich selbst? Es ist nur eine Frage der Organisation und vor allem der Routine. Was anfänglich Disziplin erfordert, wird mit den Wochen und Monaten zur Selbstverständlichkeit. Wie die morgendliche Körperpflege werden Sie auch das morgendliche Bewegungsprogramm nicht mehr infrage stellen. Und beim gesunden Kochen mit frischen Produkten gibt es zahlreiche schnelle und abwechslungsreiche Rezeptideen. Schnell werden Sie Ihre Lieblingsrezepte finden, die Ihnen mit kleinen Variationen immer wieder schmecken und die Sie sich mit der Zeit wie selbstverständlich zubereiten werden.

Gesundheit ist kein Geschenk. Sie ist eine Investition, die sich lohnt. Und damit ist nicht der Kostenfaktor gemeint. Investieren Sie ein wenig Ihrer Zeit. Sie treffen die Entscheidung!

Wie ich mich selbst therapierte

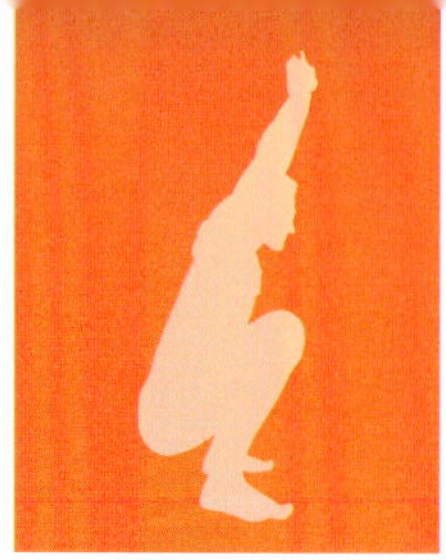

Bereits 2016 reifte die Idee der maximalen Gelenkbewegungen. Doch damals war ich zunächst Feuer und Flamme für mein erstes Buch »Fasziale Schwungbewegungen«. Im Oktober 2018 war schließlich die Arbeit daran abgeschlossen, und ich griff die Thematik der maximalen Gelenkbewegungen erneut auf. Zudem hatte ich noch etwas auf meiner To-do-Liste, womit ich meine Neugier befriedigen wollte.

Erfahrungswerte 2011 trat bei einer scheinbar unbedeutenden Bewegung ein lautes Krachen in meinem linken Kniegelenk auf. Sofort bekam ich im Knie ein Gefühl von Instabilität, außerdem ließ es sich nicht mehr strecken. Damals lebte und arbeitete ich auf einer spanischen Urlaubsinsel mit nur eingeschränkten medizinischen Einrichtungen. Weil mein Knie beinahe schmerzfrei war und es zudem nicht zu einer Schwellung kam, beschloss ich zunächst, den Verlauf zu beobachten. Der Zustand des Knies besserte sich zunehmend, doch es war nicht mehr wie früher. Ich konnte Sport treiben, jedoch mit deutlichen Einschränkungen. Es blieb ein Gefühl von Instabilität. Auf der Suche nach neuen Zielen kehrte ich 2015 nach Hamburg zurück. Kurz nach meiner Rückkehr traten erneut akute Probleme mit meinem linken Kniegelenk auf.

Was war mit meinem Knie? Ich ging zum Orthopäden, und der schickte mich in die MRT. Ich hatte eine Baker-Zyste, eine starke Sehnenverkalkung und Arthrose. Und zwar den typischen Knorpelschaden (Arthrose) hinter der Kniescheibe (retropatellar), Grad 2–3, und Grad 2 im sogenannten femoralen (auch patellaren) Gleitlager, einer Art Schiene für die Kniescheibe am Oberschenkelknochen.

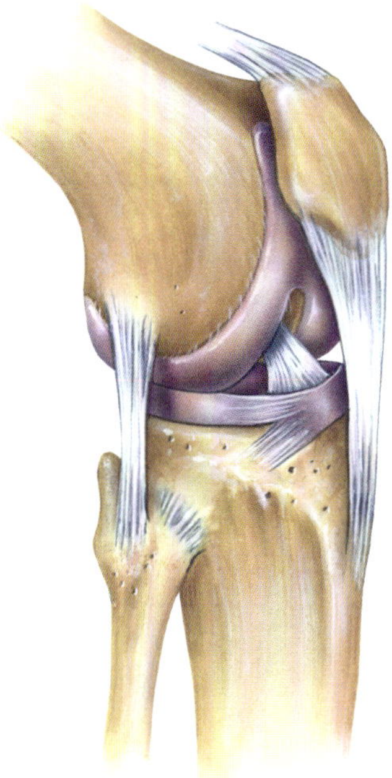

1

Sie sehen das Kniegelenk von der Seite [1], von hinten [2] und von vorn [3]. In der Vorderansicht wurde die Kniescheibe entfernt. Gut zu erkennen ist das Gleitlager am Oberschenkelknochen, in dem die Kniescheibe bei Bewegung entlanggleitet.

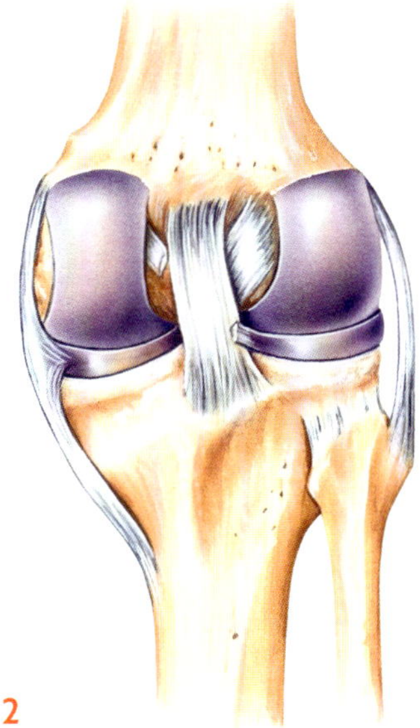

2

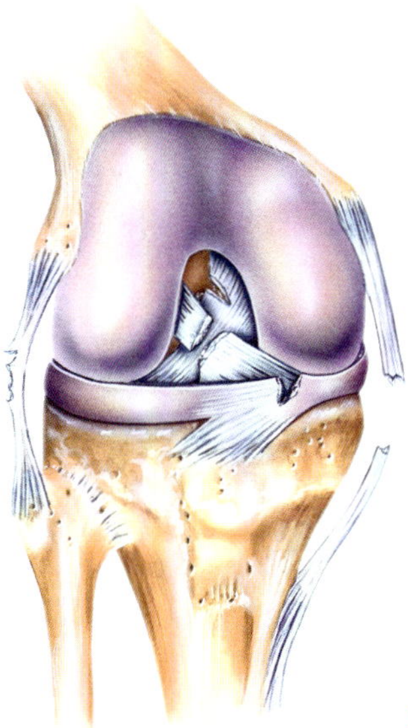

3

Tatsächlich war ich mit dem Ergebnis gar nicht unzufrieden, denn ein von mir befürchteter Schaden (z. B. Meniskusriss) war ja zum Glück nicht vorhanden.

Sehr geehrte Kolleginnen und Kollegen,

wir berichten über folgende(n) Patientin/Patient: Herr STEFAN WEGENER (*18.01.1974)

Untersuchungskürzel: MR1-EX
Untersuchungsdatum: 30.03.2015 /PLXX /SI
Druckdatum: 30.03.2015
Archivierungsdatum: 02.07.2016

Klinisch seit 1,5 Wochen Instabilitätsgefühl und diffuse Schmerzsymptomatik des linken Kniegelenkes ohne Trauma.

MRT Kniegelenk links
(T1, T2 fs 3D, T2 sag; PDW fs cor u. tra; Sd 1,5; 3 mm; cp extremity)
(EBM 34450: 1213 Pkte.)
Beurteilung: Umschriebene Chondromalazie Grad II/III retropatellar medial im Randbereich. Chondromalazie Grad II mittig im femoralen Gleitlager der Patella mit oberflächlichen Signalinhomogenitäten ohne tiefgreifende Defekte. Wenig Gelenkerguss. Übrige Knorpelflächen intakt. Kleine Baker-Zyste. Menisci, Bandapparat und knöcherne Strukturen unauffällig. Fibroostose im Ansatz der Quadrizepssehne am Patellaoberpol. Subkutan präpatellar ovale Strukturveränderung mit Signalminderung: Z.B. subkutane narbige Fibrosierung. Keine frische Läsion.

Es wurde besser Dadurch motiviert, begann ich langsam und vorsichtig, mich wieder zunehmend sportlich zu betätigen. Mein Knie wollte ich dabei objektiv beurteilen und gegebenenfalls meine Aktivitäten wieder reduzieren. Doch der Zustand meines Knies wurde laufend besser. Das ist tatsächlich nicht ungewöhnlich. Denn die Arthrose selbst ist nicht schmerzhaft. Schmerzen entstehen in den gelenkumgebenden Strukturen (Faszien bzw. Kapsel, Bänder). Es gibt viele Patienten mit Arthrose, die weitgehend beschwerdefrei sind. Die Baker-Zyste und die Sehnenverkalkung hätten mir allerdings Probleme bereiten können. Zudem war ich mir auch nicht sicher, ob ich den Verlauf meiner Arthrose möglicherweise negativ beeinflusste.

Der Ursprung von den faszialen Schwungbewegungen und ARTHROSTIC Nach meiner langen Zeit im Ausland war meine Wissbegier groß, und ich besuchte zahlreiche Fortbildungen. Faszien waren mein großer Favorit. Und auch heute noch glaube ich, dass Faszien ein sehr wichtiger therapeutischer Schlüssel in der Manuellen Medizin sind. Doch das nur am Rande. Um meinem Knie zu helfen, stabiler, aber auch elastischer zu werden, entwickelte ich gezielte Schwungbewegungen für das Fasziensystem, anfangs tatsächlich nur für die Beine,

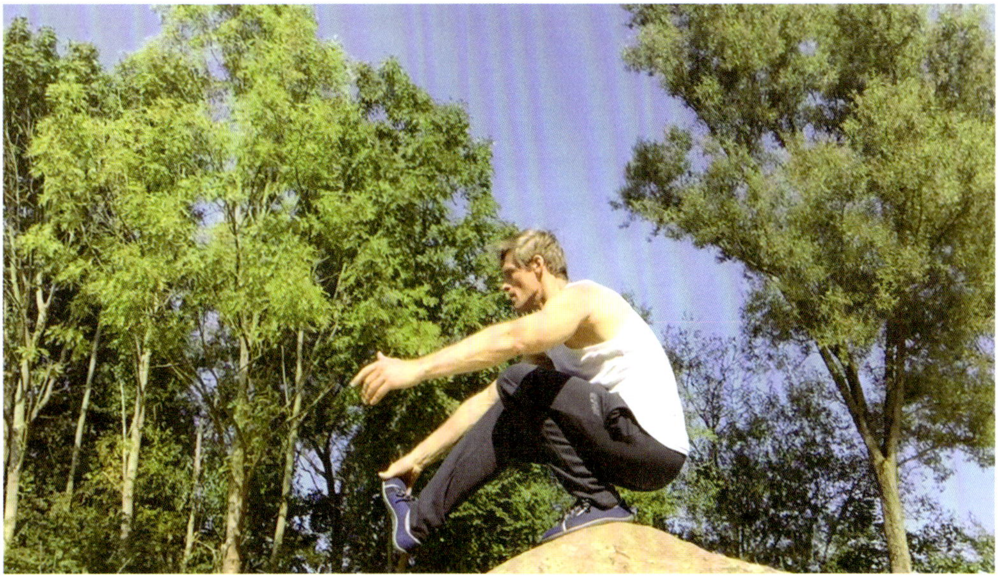

Dieses Bild stammt vom September 2016. Nie hätte ich es für möglich gehalten, jemals wieder so trainieren zu können. Bis heute zählen einbeinige tiefe Kniebeugen zu meiner Trainingsroutine für die Beinkraft.

später dann auch für die Arme und den Rumpf. Zudem war ich bereits damals davon überzeugt, dass ich mein Knie in alle natürlichen Bewegungsrichtungen maximal mobilisieren musste – wie ich es auch als Physiotherapeut bei einem Patienten mit vergleichbaren Beschwerden tun würde. Also mobilisierte ich mein Kniegelenk durch einfache, selbst durchführbare Übungen. Dabei erfand ich natürlich nicht das Rad neu. Eine Beugung im Kniegelenk ist und bleibt eine Beugung im Kniegelenk. Allerdings achtete ich darauf, dass ich Übungen wählte, bei denen ich stets das Bewegungsmaximum erreichte.

Ich war sehr zufrieden Mitte 2016 war mein Kniegelenk tatsächlich beschwerdefrei. Das fühlte sich toll an. Ich konnte mit meinem Kniegelenk alles machen, was ich früher machen konnte, genau genommen sogar noch mehr. Während früher mein Fokus auf dem Krafttraining lag, stand nun die Beweglichkeit im Vordergrund. Und obwohl ich seit meinem 13. Lebensjahr mehrmals pro Woche Sport treibe, bin ich heute beweglicher, als ich es mit 18 Jahren war.

Private Forschung Subjektiv ging es meinem Kniegelenk prima. Doch wie war es objektiv? Ich war neugierig und ließ dreieinhalb Jahre nach der ersten MRT privat erneut eine MRT durchführen. Den schriftlichen Befund bekam ich zugeschickt. Und ich war sehr überrascht. Zugegeben, sogar ein wenig euphorisch. Meine Zyste hatte sich deutlich verkleinert, und aus der starken war eine leichte Sehnenverkalkung geworden. Doch das wirklich Überraschende war mein Knorpelschaden. Denn nach diesem Befund hatte sich dieser ebenfalls verbessert. Das ist tatsächlich sehr ungewöhnlich. Normalerweise ist der Gelenkknorpel nicht regenerativ. Aus der Arthrose hinter der Kniescheibe wurde scheinbar Grad 1–2 (zuvor Grad 2–3). Und zudem stand dort der Satz: kein Knorpelschaden im patellaren (femoralen) Gleitlager (zuvor Grad 2).

Sehr geehrter Herr Wegener,

nachfolgend berichte ich über Ihre Untersuchungsergebnisse in unserer Praxis vom 10.10.18.

Indikation/Klinische Angaben: Statuserhebung.

MRT des linken Kniegelenkes nativ:
Zur Technik: Protonendichte mit Fettsättigung transversal, coronar und sagittal. Coronare und sagittale T1-Wichtung.

Befund:
Innen- und Außenmeniskus sowie Kreuz- und Kollateralbänder regelrecht. Knorpelbelag der Hauptkompartimente regelrecht. Der retropatellare Knorpelbelag weist im Bereich der medialen Facette und am First einzelne erst- bis zweitgradige Chondropathien auf (axiale PD Serie 2/Bild 11). Keine Chondropathie des patellaren Gleitlagers. Die Patella steht regelrecht geformt in ihrem Gleitlager. Patellofemorale Ligamente regelrecht. Milde distale, mit einer beginnenden Ansatzverkalkung einhergehende Quadrizepssehnentendinose. Minimaler Reizerguss suprapatellar betont. Diskret verdickte Plica suprapatellaris. Leichte proximale Patellarsehnentendinose. Bursen und muskulärer Weichteilmantel regelrecht.

Beurteilung:
Initiale retropatellare erst- bis zweitgradige Chondropathie. Plica suprapatellaris. Minimaler Reizerguss peripatellar betont. Distale Quadrizepssehnentendinose, minimale proximale Patellarsehnentendinose. Binnenstrukturen im Hauptkompartiment sowie Kreuz- und Kollateralbänder regelrecht.

Die Bilder werden mitgegeben.

Ich war skeptisch Ich betrachtete das Ergebnis mit reichlich Skepsis und beschloss eine zweite Meinung einzuholen.

Mit den MRT-Bildern auf CD und den schriftlichen Befunden ging ich also zu einem Orthopäden mit Kniespezialisierung. Ich sagte ihm, wie sehr mich das neue Ergebnis überraschte und dass ich sehr neugierig auf seine objektive Meinung war. Der Arzt war sehr nett. Er las die Befunde, und wir betrachteten die alten und dann die neuen MRT-Bilder. Er sagte zunächst, es handle sich um verschiedene MRT-Geräte, was den Vergleich erschwere. Bei dem Knorpelschaden hinter der Kniescheibe sah er keine Verbesserung. Doch beim patellaren Gleitlager schaute er mich nachdenklich an: »Na ja, Herr Wegener, das ist tatsächlich besser geworden. Darüber könnten Sie glatt einen Vortrag halten.«

Der richtige Weg Tatsächlich ist eine objektive Verbesserung von Arthrose sehr ungewöhnlich, doch wahrscheinlich auch kein medizinisches Wunder. Tatsächlich glaube ich sogar, dass dieses Ergebnis bei fast jedem möglich ist. Und ich bin mir sicher: Schonung ist der falsche Weg. Arthrose-Patienten müssen sich bewegen. Also: Handeln Sie. Werden Sie aktiv.

Und – denken Sie in Ruhe über meine Erfahrung nach.

Ich wünsche Ihnen viel Spaß und Erfolg mit ARTHROSTIC!

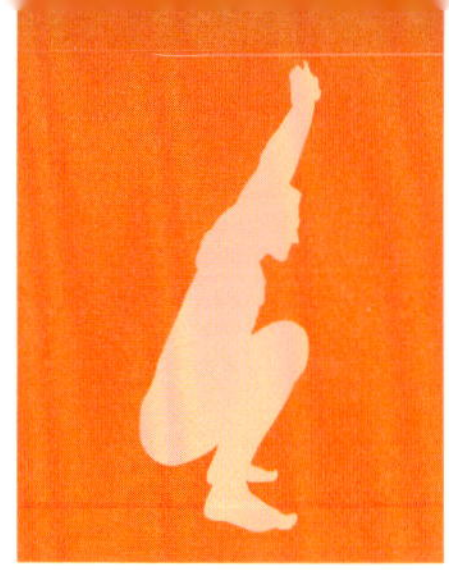

Literatur und Quellen

Kapandji, Adalbert I./Stefan Rehart (Hg.): Funktionelle Anatomie der Gelenke – Schematisierte und kommentierte Zeichnungen zur menschlichen Biomechanik, 6. Auflage, Stuttgart 2016

Liebscher-Bracht, Roland/Petra Bracht: Die Arthrose-Lüge, 11. Auflage, München 2017

Meinert, Patrick, mit Johanna Bayer: Mobility – Das große Handbuch, München 2018

Wegener, Stefan: Fasziale Schwungbewegungen – Das neue Bewegungskonzept für gesunde Faszien, München 2019

Quellennachweis von Seite 25: Sitzung der Deutschen Gesellschaft für Innere Medizin, »Was ist neu in 2018?«, Mannheim, 14.4.2018, Prof. Dr. Thomas Pap, Münster: »Arthrose – noch immer ein Stiefkind der Forschung?«, Filmbericht in »W wie Wissen« auf daserste.de.

Zudem nutzte ich ergänzend Online-Portale wie Wikipedia.

WICHTIG: ARTHROSTIC will die moderne Medizin nicht ersetzen, es steht vielmehr für eine konstruktive und fruchtbare Zusammenarbeit zwischen Physiotherapeuten und Ärzten. Alle Übungen wurden mit großer Sorgfalt entwickelt und getestet. ARTHROSTIC ist für Sie, liebe Leser, als Hilfe gedacht, um gezielt und aktiv einen Teil Ihrer Gesundheit selbstständig in die Hand zu nehmen. Und ARTHROSTIC wird Ihnen helfen. Doch ARTHROSTIC ist auch kein Wundermittel. Führen Sie alle Übungen ruhig, aufmerksam und genau nach Anleitung durch. Es dürfen keine stärkeren oder bleibenden Schmerzen entstehen. Ihr Körper passt sich langsam an, deshalb kann es Monate dauern, bis Sie bei einigen Übungen Erfolge sehen. Übertriebener Ehrgeiz wird Sie nicht schneller zum Ziel führen. Der Verlag und der Autor übernehmen keine Haftung für negative Auswirkungen, die direkt oder indirekt im Zusammenhang mit den Übungen von ARTHROSTIC entstanden sein können.

Danksagung

Ich kenne keine familiären Verpflichtungen. Alles beruht auf liebevoller Freiwilligkeit. Stets kann ich mich meinen Ideen widmen und mich ungebremst kreativ entfalten. Ich bedanke mich von Herzen bei Mama, Margot und Papa sowie Julia und meinem Bruderherz.

Samantha Harris-Hughes ist eine liebe Freundin. Sie ist Musicaldarstellerin und Pilates-Trainerin. Sofort war sie bereit, sich als Model zur Verfügung zu stellen. Sammy, thank you so much!!!

Unsere Gespräche geben mir immer wieder wichtige, richtungsweisende Impulse. Ich bedanke mich bei meinem besten Freund Sebastian von Düring-Weckler.